Goentje-Gesine Marquardt

Irinotecan und Oxaliplatin

Goentje-Gesine Marquardt

Irinotecan und Oxaliplatin

Vergleich der Verträglichkeit zwischen älteren und jüngeren Patienten mit kolorektalem Karzinom

Südwestdeutscher Verlag für Hochschulschriften

Impressum/Imprint (nur für Deutschland/only for Germany)
Bibliografische Information der Deutschen Nationalbibliothek: Die Deutsche Nationalbibliothek verzeichnet diese Publikation in der Deutschen Nationalbibliografie; detaillierte bibliografische Daten sind im Internet über http://dnb.d-nb.de abrufbar.
Alle in diesem Buch genannten Marken und Produktnamen unterliegen warenzeichen-, marken- oder patentrechtlichem Schutz bzw. sind Warenzeichen oder eingetragene Warenzeichen der jeweiligen Inhaber. Die Wiedergabe von Marken, Produktnamen, Gebrauchsnamen, Handelsnamen, Warenbezeichnungen u.s.w. in diesem Werk berechtigt auch ohne besondere Kennzeichnung nicht zu der Annahme, dass solche Namen im Sinne der Warenzeichen- und Markenschutzgesetzgebung als frei zu betrachten wären und daher von jedermann benutzt werden dürften.

Coverbild: www.ingimage.com

Verlag: Südwestdeutscher Verlag für Hochschulschriften GmbH & Co. KG
Heinrich-Böcking-Str. 6-8, 66121 Saarbrücken, Deutschland
Telefon +49 681 37 20 271-1, Telefax +49 681 37 20 271-0
Email: info@svh-verlag.de

Zugl.: Hamburg, Universität Hamburg, Dissertation, 2011

Herstellung in Deutschland (siehe letzte Seite)
ISBN: 978-3-8381-3322-5

Imprint (only for USA, GB)
Bibliographic information published by the Deutsche Nationalbibliothek: The Deutsche Nationalbibliothek lists this publication in the Deutsche Nationalbibliografie; detailed bibliographic data are available in the Internet at http://dnb.d-nb.de.
Any brand names and product names mentioned in this book are subject to trademark, brand or patent protection and are trademarks or registered trademarks of their respective holders. The use of brand names, product names, common names, trade names, product descriptions etc. even without a particular marking in this works is in no way to be construed to mean that such names may be regarded as unrestricted in respect of trademark and brand protection legislation and could thus be used by anyone.

Cover image: www.ingimage.com

Publisher: Südwestdeutscher Verlag für Hochschulschriften GmbH & Co. KG
Heinrich-Böcking-Str. 6-8, 66121 Saarbrücken, Germany
Phone +49 681 37 20 271-1, Fax +49 681 37 20 271-0
Email: info@svh-verlag.de

Printed in the U.S.A.
Printed in the U.K. by (see last page)
ISBN: 978-3-8381-3322-5

Copyright © 2012 by the author and Südwestdeutscher Verlag für Hochschulschriften GmbH & Co. KG and licensors
All rights reserved. Saarbrücken 2012

Inhaltsverzeichnis

Abkürzungsverzeichnis VI
1 Einleitung 1
   1.1 Ältere Patienten („Elderly People") 1
      1.1.1 Definition 1
      1.1.2 Physiologischer Alterungsprozess 2
         1.1.2.1 Altersbedingte Veränderungen der Pharmakokinetik 3
         1.1.2.2 Altersbedingte Veränderungen der Pharmakodynamik 5
      1.1.3 Pharmakotherapie älterer Patienten 6
   1.2 Irinotecan 7
      1.2.1 Struktur und Stabilität 7
      1.2.2 Pharmakokinetik und Biotransformation 8
      1.2.3 Pharmakodynamik 10
      1.2.4 Klinisches Profil 11
   1.3 Oxaliplatin 14
      1.3.1 Struktur und Stabilität 14
      1.3.2 Pharmakokinetik und Biotransformation 15
      1.3.3 Pharmakodynamik 18
      1.3.4 Klinisches Profil 19
   1.4 Kolorektale Karzinome 23
      1.4.1 Definition 23
      1.4.2 Epidemiologie 25
      1.4.3 Ätiologie und Pathogenese 25
      1.4.4 Symptome 27
      1.4.5 Klassifikation nach UICC 27
      1.4.6 Therapie 30
         1.4.6.1 Therapieschemata 31
         1.4.6.2 Begleitmedikation 33
      1.4.7 Ältere Patienten und KRK 34
2 Fragestellung 37
3 Patienten und Methoden 39
   3.1 Datenerhebung 39
   3.2 Studiendesign 39
      3.2.1 Einschlusskriterien 39
      3.2.2 Erhobene Parameter 40

3.2.2.1 Patientenstatus	40
3.2.2.2 Therapiestatus	41
3.2.2.3 Toxizitätsstatus (Nebenwirkungen)	41
3.3 Verwendete Instrumente zur Datenerhebung	**44**
3.3.1 Geriatrisches Assessment	44
3.3.2 NCI CTCAEv3.0	44
3.3.3 EORTC QLQ C30	47
3.4 Studiendurchführung	**49**
3.4.1 Patientenrekrutierung	49
3.4.2 Ort und Zeitraum der Datenerhebung	49
3.5 Datenauswertung	**52**
3.5.1 Scoring EORTC QLQ-C30	52
3.5.2 Auswertung Geriatrisches Assessment	55
3.5.3 Erhebung des Interaktionspotentials	56
3.5.4 Applizierte Dosis	57
3.5.5 Statistische Methoden	58
3.5.5.1 Prüfung auf statistische Unabhängigkeit	58
3.5.5.2 Prüfung auf Zusammenhänge	58
3.5.5.3 Verlauf der Toxizitäten	59
4 Ergebnisse Teil 1: Irinotecan	**60**
4.1 Patientencharakteristik Irinotecangruppe	**60**
4.2 Daten zur Verträglichkeit von Irinotecan	**63**
4.2.1 Fallbeschreibungen	63
4.2.2 Applizierte Dosis	75
4.2.2.1 Maximale kumulative Höchstdosis	75
4.2.2.2 Dosisreduktionen	76
4.2.3 Unerwünschte Arzneimittelwirkungen (Toxizitäten)	76
4.2.3.1 Maximale Toxizität pro Patient	76
4.2.3.2 Verlauf der Toxizitäten	77
4.2.4 Globale Lebensqualität im Verlauf der Chemotherapie	77
4.2.5 Interaktionen	78
5 Diskussion Teil 1: Irinotecan	**81**
5.1 Verträglichkeit Irinotecan	**81**
5.1.1 Applizierte Dosis, Therapiedauer und Lebensqualität	81
5.1.2 Maximale Toxizität pro Patient	84
5.1.3 Anwendung bei älteren Patienten	84
5.1.4 Irinotecan in der adjuvanten Therapie des KRK	85

5.1.5 Klinische Relevanz des Interaktionspotentials 85
6 Ergebnisse Teil 2: Oxaliplatin **88**
6.1 Daten zur Verträglichkeit von Oxaliplatin 88
  6.1.1 Therapieabbrüche 90
  6.1.2 Applizierte Dosis (Patienten unter 65 J. vs. über 65 J.) 91
    6.1.2.1 Maximale kumulative Höchstdosis 91
    6.1.2.2 Verlauf der kumulativen Dosis 93
    6.1.2.3 Dosisreduktionen 95
    6.1.2.4 Verlauf der Dosisreduktionen 97
  6.1.3 Unerwünschte Arzneimittelwirkungen (Toxizitäten) 100
    6.1.3.1 Maximale Toxizität pro Patient 100
    6.1.3.2 Maximale Toxizität pro Patient (unter 65 J. vs. über 65 J.) 101
    6.1.3.3 Zusammenhang zwischen maximaler Toxizität und Patientenalter 103
    6.1.3.4 Verlauf der Toxizitäten 104
    6.1.3.5 Verlauf der Toxizitäten (unter 65 J. vs. über 65 J.) 104
    6.1.3.6 Zusammenhang zwischen dem Verlauf der Nebenwirkungen und dem Patientenalter 116
    6.1.3.7 Einflussfaktoren auf die Neurotoxizität 116
      6.1.3.7.1 Nierenfunktion und Neurotoxizität 116
      6.1.3.7.2 Zusammenhang kumulative Dosis-Neurotoxizität 117
  6.1.4 Lebensqualität der Oxaliplatin-Patienten 118
    6.1.4.1 Globale Lebensqualität 118
      6.1.4.1.1 Globale Lebensqualität (unter 65 J. vs. über 65 J.) 118
      6.1.4.1.2 Abhängigkeit der globalen Lebensqualität vom Alter 121
      6.1.4.1.3 Abhängigkeit der globalen Lebensqualität vom geriatrischen Assessment 122
      6.1.4.1.4 Zusammenhang zwischen dem Schweregrad der symptomatischen Toxizität und der globalen Lebensqualität.. 123
    6.1.4.2 Ergebnisse Funktionsskalen (unter 65 J. vs. über 65 J.) 124
    6.1.4.3 Ergebnisse Symptomskalen / Single Items (unter 65 J. vs. über 65 J.) 129
  6.1.5 Entwicklung des geriatrischen Status der älteren Patienten 133
    6.1.5.1 Abhängigkeit des Verlaufs der Toxizitäten von dem geriatrischen Status der Patienten 133
7 Diskussion Teil 2: Oxaliplatin **137**
7.1 Verträglichkeit Oxaliplatin 137
  7.1.1 Applizierte Dosis 137

III

7.1.2	Toxizitäten	138
7.1.2.1	Maximale Toxizität pro Patient	138
7.1.2.2	Maximale Toxizität pro Patient getrennt nach Altersgruppen	139
7.1.2.3	Verlauf der Toxizitäten während der CTx	143
7.1.2.4	Verlauf der Toxizitäten während der CTx getrennt nach Altersgruppen	145
7.1.2.4.1	Methodik der Auswertung der Verläufe der Schweregrade	148
7.1.2.5	Oxaliplatin bei älteren Patienten	150
7.1.3	Lebensqualität der Oxaliplatin-Patienten	153
7.1.3.1	Bedeutung der Ergebnisse des EORTC QLQ-C30	153
7.1.3.2	Bedeutung der Unterschiede der Ergebnisse des EORTC QLQ-C30 zwischen den Altersgruppen	160
7.1.3.3	Zusammenhang zwischen Lebensqualität und geriatrischem Status	161
7.1.3.4	Zusammenhang zwischen Lebensqualität und Toxizität	161
7.1.4	Prädiktive Marker	162
7.1.4.1	Nierenfunktion und Neurotoxizität	162
7.1.4.2	Geriatrischer Status	163

8 Zusammenfassung ... **164**

9 Summary ... **166**

10 Literaturverzeichnis ... **168**

Abbildungsverzeichnis ... **186**

Tabellenverzeichnis ... **190**

Anlage A Patientenaufklärung ... **193**

Anlage B Einverständniserklärung ... **195**

Anlage C Dokumentationsbogen für Irinotecanpatienten ... **196**

Anlage D Dokumentationsbogen für Oxaliplatinpatienten ... **199**

Anlage E Dokumentationsbogen Geriatrisches Assessment ... **202**

Anlage F EORTC QLQ-C30 ... **208**

Anlage G Verlauf der Nebenwirkungen der Langzeit-Irinotecan-Patienten ... **209**

Anlage H Verläufe der Toxizitäten und der Lebensqualität der Oxaliplatin-Patienten dargestellt mittels linearer Regression ... **211**

Anlage I: Modellgüte der linearen Regression der Verläufe der Toxizitäten der Oxaliplatin-Patienten ... **213**

Anlage J Korrelationen zwischen dem Patientenalter und den

Verlaufsparametern (Intercept, Slope) der Schweregrade der Toxizitäten der Oxaliplatin-Patienten 214

Anlage K Korrelation zwischen dem Geriatrischen Assessment vor Beginn der CTx und den Parametern der Globalen Lebensqualität (LQ) der Oxaliplatin-Patienten 216

Anlage L: Korrelationen zwischen der Globalen Lebensqualität (LQ) der Oxaliplatin-Patienten und den Schweregraden der symptomatischen Toxizitäten im Verlauf der CTx 217

Anlage M Ergebnisse der t-Tests der Vergleiche der Parameter (Intercept, Slope) der linearen Regression des Verlaufes der UAW zwischen leicht gebrechlichen und nicht gebrechlichen Oxaliplatin-Patienten 218

Anlage N Kumulative Oxaliplatin-Dosen (mg/m^2 KOF) während der CTx 220

Anlage O Im Beobachtungszeitraum im HKK eingesetzte Fertigarzneimittel 221

Abkürzungsverzeichnis

5-FU	5-Fluorouracil
ABDA	Bundesvereinigung Deutscher Apothekerverbände
ALT	Alanin-Aminotransferase
AP	Alkalische Phosphatase
ASCO	American Society of Clinical Oncology
AST	Aspartat-Aminotransferase
ATC	Anatomisch-therapeutisch-chemische Klassifikation
AUC	Area under the curve
AZ	Allgemeinzustand
Bili	Bilirubin
BMI	Body Mass Index
CTCAE	Common Terminology Criteria for Adverse Events
CTx	Chemotherapie
d	Tag
DACH	Diaminocyclohexan
DLT	dosislimitierende Toxizität
EORTC	European Organisation for Research and Treatment of Cancer
EORTC QLQ-C30	European Organisation for Research and Treatment of Cancer Quality of Life Questionnaire-C30
FAM	Fertigarzneimittel
GIT	Gastrointestinaltrakt
Hb	Hämoglobin
HKK	Heidekreis Klinikum GmbH
HWZ	Halbwertszeit
ICD-10	International Statistical Classification of Diseases and Related Health Problems
INN	International Nonproprietary Names
IUPAC	International Union of Pure and Applied Chemistry
KOF	Körperoberfläche
KRK	kolorektales Karzinom
Leu	Leukozyten
LQ	Lebensqualität
MASCC	Multinational Association of Supportive Care in Cancer
MDRD-Formel	Modification of Diet in Renal Disease-Formel

Abkürzungsverzeichnis

mKRK	metastasiertes kolorektales Karzinom
NCI	National Cancer Institute
NCI CTCAEv3.0	National Cancer Institute Common Terminology Criteria for Adverse Events version 3.0
NSAID	Non steroidal anti-inflammatory drugs
NW	Nebenwirkung
pd	pharmakodynamisch
PIM	potentiell inadäquate Medikamente
pk	pharmakokinetisch
PNP	periphere Polyneuropathie
RCTx	Radiochemotherapie
RKI	Robert Koch-Institut
SAE	Serious adverse event
SIOG	Société Internationale d'Oncologie Gériatrique
Thro	Thrombozyten
Topo-I	Topoisomerase I
UAW	unerwünschte Arzneimittelwirkung
UGT1A1	UDP-Glucuronyltransferase 1A1
UICC	Union internationale contre le cancer
WHO	World Health Organization

1 Einleitung

Die vorliegende Arbeit handelt von Häufigkeit und Schweregrad typischer unerwünschter Arzneimittelwirkungen (UAW) der Zytostatika Irinotecan und Oxaliplatin bei der Therapie des kolorektalen Karzinoms. Insbesondere wird das Auftreten dieser UAW, die auch als Toxizitäten bezeichnet werden, in der Patientengruppe über 65 Jahre gegenüber jüngeren Patienten analysiert. Im folgenden Kapitel werden daher die besonderen Aspekte älterer Patienten, die Wirkstoffe Irinotecan und Oxaliplatin sowie das kolorektale Karzinom (KRK) kurz vorgestellt.

1.1 Ältere Patienten („Elderly People")

1.1.1 Definition

In der Literatur gibt es verschiedene Angaben, ab welchem Alter Patienten als „älter" bezeichnet werden sollten [1]. Das Renteneintrittsalter von 65 Jahren hat sich weitestgehend als „cut off" durchgesetzt [2, 3]. Diese Altersgrenze wurde auch in der folgenden Arbeit genutzt. Folglich werden Patienten über 65 Jahre in der weiteren Arbeit als „ältere Patienten" bezeichnet.

Diese Definition bezieht sich jedoch lediglich auf das chronologische Lebensalter und sagt nichts über den individuellen Gesundheitszustand eines Menschen aus. Die Gruppe der älteren Patienten ist aber bezüglich ihrer körperlichen und funktionellen Leistungsfähigkeit sehr heterogen mit hohen interindividuellen Unterschieden [4]. Die Geriatrischen Fachgesellschaften haben daher eine Definition des „Geriatrischen Patienten" herausgegeben, die sich vorwiegend auf den Gesundheitsstatus des Einzelnen bezieht: Ein geriatrischer Patient ist demnach primär durch Multimorbidität, gefolgt von höherem Lebensalter (meist über 70 Jahre) gekennzeichnet oder durch höheres Alter ($\geq$ 80 Jahre) in Verbindung mit erhöhter Vulnerabilität („Frailty") [5]. Ausschlaggebend ist also nicht das alleinige numerische Alter, sondern der Gesamtzustand des Patienten. Um diesen einzuschätzen wird ein *Comprehensive Geriatric Assessment* (CGA) durchgeführt. CGA ist ein multidimensionaler interdisziplinärer Prozess und ermöglicht die verschiedenen Ebenen der Gesundheit (physische, psychische, soziale Dimension und sozialer Status) eines Patienten abzubilden [6]. Dies führt zu individuell auf den Einzelnen abgestimmten therapeutischen Interventionen, die evidenzbasiert die Morbidität und Mortalität älterer Patienten signifikant senken [7].

Die Durchführung eines CGA wird von der *International Society of Geriatric Oncology* (SIOG) für ältere Krebspatienten empfohlen [8]. Das CGA ermöglicht Voraussagen zu Morbidität und Mortalität von Krebspatienten [9, 10]. Es kann außerdem als Hilfsmittel im klinischen Entscheidungsprozess dienen, z.B. bei der Frage, welche Krebspatienten trotz vorangeschrittenen Lebensalters operiert werden sollten, oder welche älteren Patienten von einer Chemotherapie (CTx) profitieren [11, 12]. Durch ein CGA werden unerkannte Probleme bei älteren Krebspatienten aufgedeckt und vereinzelt Prognosen zur Verträglichkeit der CTx möglich [13-15].

1.1.2 Physiologischer Alterungsprozess

Mit zunehmendem Lebensalter treten physiologische Veränderungen des Körpers auf. Diese sind nicht mit einer Erkrankung gleichzusetzen, können ohne Vorliegen von Erkrankungen auftreten oder unabhängig von eventuell parallel bestehenden Grunderkrankungen verlaufen [5, 16].

Obwohl diese Manifestationen des Alterns weitreichend bekannt sind, ist der dem Alterungsprozess zugrundeliegende biologische Mechanismus nicht abschließend erforscht [17]. Es ist jedoch nachgewiesen, dass das Altern ein interindividuell sehr unterschiedlicher Prozess ist, so dass anhand des chronologischen Lebensalters alleine keine Voraussage gemacht werden kann über den funktionellen Status eines Patienten (siehe auch 1.1.1) [3, 18].

Zahlreiche Organsysteme sind von diesen altersbedingten Veränderungsprozessen betroffen. Es kommt unter anderem zu:

- Verringerung der Muskelmasse,
- Verringerung der hämatopoetischen Reserve,
- Rückgang der sensorischen Fähigkeiten,
- Einschränkung der Lungenfunktion,
- Abnahme der Motilität und Durchblutung des Darms,
- Abnahme der Motilitäts- und Sekretionsleistung des Magens [19, 20].

Diese Veränderungen des Körpers können die medikamentöse Therapie älterer Menschen beeinflussen, indem sie potentiell sowohl die Pharmakokinetik und Pharma-kodynamik, als auch die Toleranz gegenüber einer Arzneimitteltherapie verändern. Desweiteren haben ältere Patienten ein erhöhtes Risiko für Komorbiditäten und damit verbunden für Polypharmazie [21]. Polypharmazie wiederum erhöht das Risiko für UAW und Arzneimittelinteraktionen [20].

1.1.2.1 Altersbedingte Veränderungen der Pharmakokinetik

Absorption

Oral eingenommene Wirkstoffe müssen aus dem Gastrointestinaltrakt (GIT) absorbiert werden. Mit zunehmendem Lebensalter sind die Durchblutung und die Peristaltik des GIT vermindert, die Magensäuresekretion reduziert und die Magenentleerung verzögert [17, 20]. Diese altersbedingten Veränderungen der Physiologie des GIT können die Pharmakokinetik oral applizierter Medikamente beeinflussen. Die Abnahme der Absorptionsgeschwindigkeit gilt dabei als wahrscheinlichste Veränderung der Pharmakokinetik [17, 20].

Distribution

Nach der Absorption des Arzneistoffes in den Blutstrom kann dieser frei im Plasma oder gebunden an Plasmaproteine vorliegen. Der ungebundene Wirkstoffanteil ist pharmakologisch wirksam. Er wird vom Plasma aus in verschiedene Gewebe verteilt (Distribution) und übt an der Zielstruktur seinen pharmakologischen Effekt aus.
Der Alterungsprozess geht mit einer Abnahme der Produktion von Plasmaproteinen einher. Die Albuminkonzentration im Blut ist bei Senioren um 10% reduziert. Folglich steigt der ungebundene Anteil von Wirkstoffen mit hoher Eiweißbindung wie z.B. Diazepam und Phenytoin bei Älteren an. Dies kann zu einer erhöhten Toxizität führen. Eine erhöhte Exposition (AUC) infolge reduzierter Plasmaproteinbindung wurde für Arzneistoffe nachgewiesen, die in der Leber metabolisiert werden, einer hohen Plasmaeiweißbindung unterliegen und i.v. appliziert werden, wie z.B. Doxorubicin, Propofol, Midazolam und Propranolol.
Das Verhältnis zwischen Körperwasser und Körperfett verändert sich ebenfalls mit zunehmendem Alter: Der Körperfettanteil nimmt um 20-40% zu, während

der Wasseranteil um 10-15% abnimmt. Dies beeinflusst das Verteilungsvolumen verschiedener Arzneistoffe. Somit ist es wahrscheinlich, dass die Konzentration wasserlöslicher Substanzen ansteigt, ebenso wie die Eliminationshalbwertszeit lipophiler Wirkstoffe [17, 20].

Metabolismus
Der Arzneistoff unterliegt im Körper verschiedenen Um- und Abbauprozessen (Metabolismus). Diese verfolgen das Ziel, die Ausscheidung des Wirkstoffes zu verbessern. Hauptsächlich geschieht dies in der Leber. Die Lebergröße und – durchblutung sind im Alter um ca. 40% reduziert und somit auch der Arzneistoffmetabolismus in der Leber. Daraus resultieren höhere Plasmaspiegel hepatisch eliminierter Substanzen mit dem Risiko erhöhter Toxizität [17, 20]. Substanzen, die einem ausgeprägten First-Pass-Effekt unterliegen, können bei älteren Patienten eine erhöhte Bioverfügbarkeit aufweisen [3]. Paracetamol ist ein Bespiel für einen hepatisch metaboli-sierten Wirkstoff, der bei Älteren eine erhöhte Exposition aufweist [22].

Elimination
Zahlreiche Arzneistoffe werden über die Niere aus dem Körper ausgeschieden (Elimination). Die renale Ausscheidung ist von der Glomerulären Filtrationsrate abhängig. Diese nimmt ab dem 40. Lebensjahr um ca. 1% pro Jahr ab [20]. Diese altersbedingte Abnahme der renalen Elimination wird als die wichtigste Veränderung der Pharmakokinetik von Arzneistoffen bei Hochaltrigen angesehen [17]. Die Ausscheidung von Arzneistoffen über die Niere kann bei Älteren um 50-70% reduziert sein [20]. Somit ist besondere Vorsicht geboten, wenn renal eliminierte Wirkstoffe wie z.B. Hydrochlorothiazid älteren Patienten verschrieben werden. Dies gilt insbesondere auch für Arzneistoffe mit enger therapeutischer Breite wie z.B. Digoxin und Lithium, sowie für nephrotoxische Substanzen wie z.B. nicht-steroidale Antirheumatika (NSAID). Die Nierenfunktion und ggf. Plasmaspiegel der Wirkstoffe mit enger therapeutischer Breite sollten bei Senioren überprüft werden, um Toxizität zu vermeiden. Zur Abschätzung der Nierenfunktion hat sich die Berechnung der Kreatinin-Clearance etabliert. Dabei muss jedoch beachtet werden, dass die Kreatininproduk-tion im Alter aufgrund reduzierter Muskelmasse abnimmt [17]. Verschiedene mathe-matische For-

meln, wie z.B. die MDRD-Formel und die Cockroft-Gault-Formel stehen zur Abschätzung der Kreatinin-Clearance zur Verfügung. Keine dieser Formeln gibt jedoch die Kreatinin-Clearance bei Älteren optimal wieder [23].

Wichtige physiologische Veränderungen im Alter und deren potentielle Auswirkungen auf die Pharmakokinetik sind in Tabelle 1.1 zusammengefasst [24].

Tabelle 1.1: Physiologische Veränderungen der Patienten im Alter und deren potentielle Auswirkungen auf die Pharmakokinetik von Arzneistoffen

physiologische Veränderungen mit zunehmenden Alter	potentielle Folge für die Pharmakokinetik von Arzneistoffen
Zunahme	
des Fettgewebsanteils	größeres Verteilungsvolumen lipophiler Substanzen
Abnahme	
der Serumalbuminkonzentration	erhöhter Anteil des ungebundenen, frei bioverfügbaren Wirkstoffs bei Substanzen mit hoher Plasmaeiweißbindung
des Gesamtkörperwassers	Abnahme des Verteilungsvolumens hydrophiler Substanzen
der Nierenfunktion	verminderte Ausscheidung renal eliminierter Substanzen
der Leberfunktion	verminderte Ausscheidung hepatisch eliminierter Substanzen

1.1.2.2 Altersbedingte Veränderungen der Pharmakodynamik

Auf pharmakodynamischer Ebene wären altersabhängige Veränderungen der Arzneimittel-Rezeptor-Interaktion oder der Signaltransduktion denkbar. So kann es zu einer Veränderung der Rezeptoranzahl, der Bindungskapazität und biochemischer Reaktionen kommen [25]. Diese sind jedoch wesentlich schwerer als die pharmako-kinetischen Veränderungen zu bestimmen [16, 26]. Bedingt durch diese Veränderungen kann das Ansprechen Älterer auf Arzneistoffe sowohl gesteigert als auch reduziert sein [20].
β_2-Sympathomimetika sind ein Beispiel für eine verminderte pharmakodynamische Wirkung bei Älteren. Es besteht ein Zusammenhang zwi-

schen dem β-adrenergen System und dem Alterungsprozess. So findet mit zunehmendem Lebensalter eine Downregulation der β-Rezeptoren statt. Damit verbunden lässt die bronchodilata-torische Wirkung von $β_2$-Sympathomimetika im Alter nach [3, 17].

Die pharmakodynamische Wirkung von Benzodiazepinen hingegen ist bei älteren Patienten gesteigert. Sie sind empfindlicher für die sedierenden Effekte dieser Wirkstoffgruppe [17, 20]. Ebenso setzt die narkotisierende Wirkung von Propofol bei Älteren gegenüber jüngeren Patienten bei geringeren Plasmakonzentrationen ein [27].

1.1.3 Pharmakotherapie älterer Patienten

Die zahlreichen physiologischen Veränderungen im Alter und ihre Folgen für die Pharmakokinetik und Pharmakodynamik von Arzneistoffen (s. Kapitel 1.1.2) haben zu einer Diskussion über die Arzneimitteltherapie älterer, bzw. geriatrischer Patienten geführt. Seit 2010 steht in Deutschland die PRISCUS-Liste zur Verfügung. Diese weist für Ältere potentiell inadäquate Arzneimittel (PIM) aus [28]. Die Besonderheiten der chemotherapeutischen Behandlung von KRK bei älteren Patienten werden in Kapitel 1.4.7 erläutert.

1.2 Irinotecan

Irinotecan (CPT-11) ist die internationale chemische Kurzbezeichnung (INN) des (+)-(S)-4,11-Diethyl-4,12-dihydro-4-hydroxy-3,14-dioxo-1H-pyrano-[3',4':6,7]indolizino-[1,2-b]chinolin-9-yl[1,4'-bipiperidin]-1'-carboxylats (IUPAC) (s. Abbildung 1.1). Die Summenformel lautet $C_{33}H_{38}N_4O_6$, die molare Masse beträgt 586,68 g/mol. Irinotecan ist ein Zytostatikum, ATC-Code L01XX19.

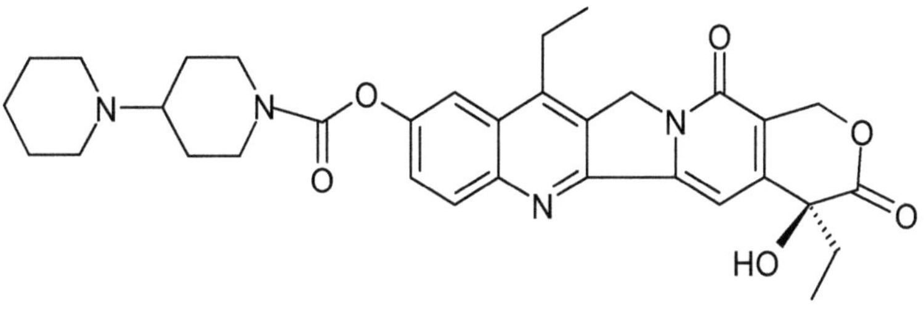

Abbildung 1.1: Chemische Struktur von Irinotecan.

1.2.1 Struktur und Stabilität

Irinotecan ist ein halbsynthetisches, wasserlösliches Derivat des Alkaloids Camptothecin und gehört pharmakologisch zu der Gruppe der Topoisomerase-Hemmstoffe. Camptothecin kommt natürlich in Blättern, Samen und Rinde des Baumes Camptotheca acuminata vor. Es wurde auf der Suche nach neuen, natürlich vorkommenden Substanzen mit anti-tumoraler Wirkung 1966 erstmalig isoliert und seine Struktur aufgeklärt [29].

Irinotecan wird als Fertigarzneimittel (FAM) < 25°C und lichtgeschützt gelagert und kann mit isotoner NaCl-Lösung 0,9% oder Glucose-Lösung 5% zur Infusion verdünnt werden. Der Kontakt mit alkalischen Lösungen muss unterbleiben, da Irinotecan sich unter deren Einfluss durch Lactonspaltung zu der inaktiven Carboxylatform umlagert [30].

1.2.2 Pharmakokinetik und Biotransformation

Irinotecan wird im Körper ubiquitär verteilt, ist liquorgängig und reichert sich in „dritten" Räumen wie Aszites und Pleuraerguss an [31].

Irinotecan ist ein Prodrug: unter Einfluss der Carboxylesterase wird in der Leber die Bipiperidincarboxylat-Gruppe abgespalten und es entsteht der wirksame Metabolit SN-38 (s. Abbildung 1.2). Irinotecan besitzt nur schwach zytotoxische Eigenschaften, SN-38 ist ein ca. 1000-fach stärkerer Hemmstoff der DNA-Topoisomerase I.

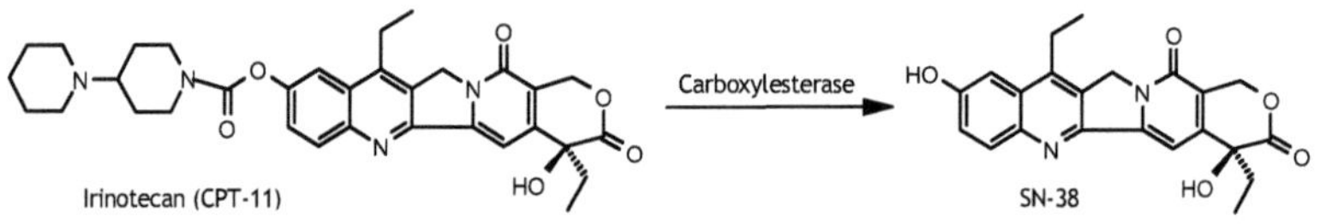

Abbildung 1.2: Umwandlung von Irinotecan zu SN-38.

Irinotecan wird in der Leber unter Beteiligung des Cytochrom P 450 3A4-Systems oxidativ zu zahlreichen Abbauprodukten metabolisiert. Das Hauptabbauprodukt APC, ein Glutaminsäurederivat, entsteht durch Oxidation des Piperidinringes. APC besitzt eine deutlich schwächere biologische Aktivität als SN-38. NPC ist ein weiterer Metabolit des Irinotecans, der unter CYP3A4-Einwirkung entsteht. Es handelt sich um ein primäres Aminderivat, welches durch Spaltung des Piperidinringes gebildet wird. Die biologische Aktivität von NPC und weiteren Metaboliten ist bisher wenig erforscht, im Allgemeinen werden diese Metaboliten jedoch als inaktiv betrachtet [32-34]. Die Metabolisierung von Irinotecan unter CYP3A4-Einwirkung ist in Abbildung 1.3 dargestellt.

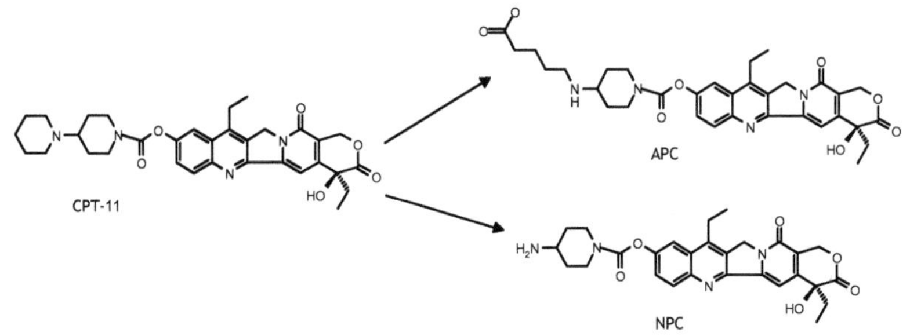

Abbildung 1.3: Oxidative Metabolisierung von Irinotecan (CPT-11) unter CYP3A4-Einwirkung zu APC und NPC.

Aufgrund des ausgeprägten hepatischen Metabolismus besteht ein Zusammenhang zwischen der Leberfunktion und der Irinotecan-Exposition: ein Anstieg des Serumbilirubins auf das 1,5-3-fache des Normwertes steigert die Irinotecan-Exposition nach intravenöser Infusion einer Dosis von 200 mg/m^2 Körperoberfläche (KOF) auf eine Exposition, die einer Dosis von 350 mg/m^2 KOF bei Patienten mit uneingeschränkter Leberfunktion entspricht [35].

Desweiteren führt die umfassende Cyp3A4-Metabolisierung zu einem Interaktionspotential mit anderen Arzneistoffen, die das Cyp3A4-System inhibieren oder induzieren. In verschiedenen Studien mit CYP3A4-induzierenden Antikonvulsiva (z.B. Carbamazepin, Phenytoin) kam es zu einer reduzierten Exposition gegenüber Irinotecan, SN-38 und SN-38-G und somit zu einer verminderten pharmako-dynamischen Wirkung [35-38]. Auch Johanniskraut, das ebenfalls ein potenter CYP3A4-Induktor ist, verändert den Metabolismus von Irinotecan und sollte spätestens 2 Wochen vor der ersten Irinotecan-Therapie abgesetzt werden. Johanniskraut ist für die gesamte Chemotherapiedauer kontraindiziert [35, 39]. Eine reduzierte AUC von Irinotecan, bzw. SN-38 wurde auch bei Rauchern beobachtet, auch hier wird eine Beteiligung des CYP3A4-Systems diskutiert [40]. Zusätzlich ist aber auch eine verstärkte Glucuronidierung und folglich gesteigerte Ausscheidung von Irinotecan und SN-38 in Folge des Rauchens als Erklärung für eine verringerte AUC denkbar [35, 40]. Die Kombination von CYP3A4-inhibierenden Substanzen wie z.B. Ketoconazol mit Irinotecan führt zu einer erhöhten Irinotecan-Exposition und ist somit ebenfalls kontraindiziert [41]. Unverändert bleiben hingegen Pharmakokinetik und Toxizität von Irinotecan in

Kombination mit Omeprazol, so dass diese Kombination sicher angewendet werden kann [42].

Irinotecan unterliegt einem bi- oder triphasischen Eliminationsmodell, sein aktiver Metabolit SN-38 wird biphasisch eliminiert. Die mittlere terminale HWZ von Irinotecan beträgt 14,2 h, die von SN-38 13,8 h. Beide Substanzen zeigen in vitro eine hohe Plasmaeiweißbindung (Irinotecan ca. 65%, SN-38 ca. 95%) [35]. Die Ausscheidung von Irinotecan und seinen Metaboliten erfolgt renal und biliär. Irinotecan wird zu ca. 50% unverändert mit Faeces und Urin eliminiert. SN-38 wird in der Leber durch die UDP-Glucuronosyl-Transferase 1A1 glucuronidiert und das SN-38-Glucoronid (SN-38-G) renal und biliär eliminiert. Wahrscheinlich findet auch eine Hydrolyse von SN-38-G im Darm statt [32, 35]. Im Blutplasma findet sich hauptsächlich unverändertes Irinotecan, gefolgt von APC, SN-38-G und SN-38, jedoch besitzt nur SN-38 eine signifikante zytotoxische Aktivität [35].

1.2.3 Pharmakodynamik

Irinotecan ist ein selektiver Topoisomerase-I–Hemmstoff und wirkt phasenspezifisch in der S-Phase des Zellzyklus. Die Topoisomerase–I (Topo-I) ist ein Enzym, das eine wichtige Rolle bei der DNA-Replikation spielt. Seine Aufgabe besteht in der Änderung der Topologie (Verdrillungsgrad) der DNA, um das Voranschreiten der Replikationsgabel an der DNA zu ermöglichen. Dazu durchtrennt Topo-I einen der beiden komplementären DNA-Stränge, entwindet die DNA kurzzeitig (Relaxation) und fügt den Strangbruch schließlich wieder zusammen. Irinotecan bindet an den Topo-I-DNA-Komplex, der sich während der Replikation bildet, stabilisiert diesen und verhindert den Wiederverschluss des DNA-Einzelstrangbruches. In Folge dessen entstehen Doppelstrangbrüche; der Prozess der Zellteilung wird gestoppt und Apoptose induziert, d.h. es kommt zum Zelltod [43, 44]. Abbildung 1.4 zeigt eine schematische Darstellung des Wirkmechanismus von Irinotecan.

Einleitung

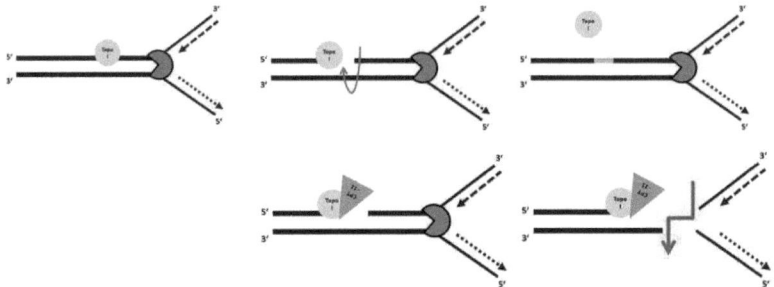

Abbildung 1.4: Schematische Darstellung der Funktion der Topoisomerase-I (obere Zeile) und des Wirkmechanismus des Irinotecans (CPT-11) (untere Zeile). Die Topoisomerase-I bindet an die DNA, durchtrennt einen Strang, entspiralisiert die DNA um diesen Drehpunkt, verschließt den Schnitt schließlich wieder und dissoziiert von der DNA. Bindet jedoch CPT-11, bzw. SN-38 an den DNA-Topoisomerase-I-Komplex, wird der Strangbruch nicht wieder verschlossen, die Topoisomerase-I kann nicht von der DNA dissoziieren, die Replikationsgabel wird blockiert und es kommt schließlich zum Doppelstrangbruch (modifiziert nach [45]).

1.2.4 Klinisches Profil

Indikation, Zulassung und therapeutischer Einsatz

Seit 1998 ist Irinotecan (Campto®, Pfizer) zur Behandlung des metastasierten KRK nach Versagen einer 5-FU-Therapie zugelassen. 1999 erfolgte die Zulassungserweiterung zur Erstlinientherapie beim metastasierten KRK. Die Anwendung erfolgt in der Erstlinientherapie:

- in Kombination mit 5-FU/Folinsäure mit oder ohne Bevacizumab (Avastin®, Roche),
- mit Capecitabin (Xeloda®, Roche) als Kombinationspartner mit oder ohne Bevacizumab,
- in Kombination mit Cetuximab (Erbitux®, Merck), sofern die Voraussetzungen zum Einsatz von Cetuximab (Patienten mit EGFR-exprimierendem KRK und k-RAS-Wildtyp) erfüllt sind.

In der Zweitlinientherapie wird Irinotecan:
- nach Versagen von 5-FU/Folinsäure als Monotherapie,
- nach Versagen einer Irinotecan- Monotherapie in Kombination mit Cetuximab angewendet [35, 46-48].

Die Dosierung der einzelnen Wirkstoffe richtet sich dabei nach dem verwendeten Therapieschema. Zahlreiche Schemata sind erprobt und im Einsatz [49-51]. Seit Mitte 2009 ist der Patentschutz in Deutschland abgelaufen und Irinotecan als Generikum von zahlreichen Firmen erhältlich.
Irinotecan wird neben den zugelassenen Indikationen in Studien zum Einsatz bei weiteren Tumorentitäten wie z.b. gastrointestinalen Tumoren, Lungen- und Ovarialkarzinom erprobt [31].

Toxizitätsprofil
Es kommt nicht zu einer kumulativen Toxizität. Irinotecan verursacht vor allem folgende Toxizitäten:

- hämatologische,
- gastrointestinale,
- akut cholinerge.

Bei den hämatologischen Nebenwirkungen ist vor allem die Neutropenie zu nennen. Neutropenie, bzw. febrile Neutropenie stellt die dosislimitierende Toxizität (DLT) des Irinotecans dar. Die febrile Neutropenie tritt in der Monotherapie bei etwa 6,2% der Patienten auf, in der Kombinationstherapie bei etwa 3,4% der Patienten. Neutropenie betrifft etwa 80% der Patienten sowohl in der Mono- als auch der Kombinationstherapie und verläuft dabei bei bis zu 20% in schwerer Form. Der Nadir der Neutrophilen ist nach einer medianen Zeitspanne von etwa 8 Tagen erreicht. Die Neutropenie ist reversibel und nach 22 Tagen vollständig abgeklungen. Weitere hämatologische Nebenwirkungen sind das Auftreten von Anämien und Thrombozyto-penien [52].

Die gastrointestinale Toxizität wird charakterisiert durch das Auftreten von schweren Diarrhoen. Dabei ist zwischen der akuten und der verzögerten Form der Diarrhoe zu unterscheiden. Die akute (frühe) Form, die bereits innerhalb der ersten 24 Stunden nach Irinotecan-Infusion auftritt, ist als cholinerge Reaktion zu verstehen (s.u.). Die verzögert einsetzende Diarrhoe beginnt später als 24 Stunden nach der Irinotecan-Infusion und kann bis zur nächsten Irinotecan-Therapie jederzeit einsetzen. Ein gehäuftes Auftreten der verzögerten Diarrhoe wurde ab Tag 5 beobachtet. Das Auftreten wässriger Stühle ist sofort mit Loperamid (initial 2-4 mg, dann 2 mg alle 2 h für mindestens 12 h, aber nicht länger als 24 h) zu behandeln und zwar bis 12 h nach dem letzten flüssigen

Stuhlgang. Zusätzlich muss sofort mit einem Ausgleich des Elektrolyt- und Flüssigkeitshaushaltes der Patienten begonnen werden, z.B. durch Trinken oraler elektrolythaltiger Rehydratationslösung. Ist die orale Rehydratation nicht möglich oder der Durchfall loperamidresistent, bzw. tritt die Diarrhoe zusammen mit Fieber auf, ist eine Hospitalisierung erforderlich. Für Patienten, die eine verzögerte Diarrhoe erlitten haben, wird für die nächste Irinotecan-Therapie eine Dosisreduktion empfohlen. Die prophylaktische Gabe von Loperamid ist nicht indiziert. Die schwere Form der verzögerten Diarrhoe betrifft etwa 20% der Patienten sowohl in der Mono- als auch in der Kombinationstherapie [30].

Ein akutes cholinerges Syndrom tritt mit einer Häufigkeit von etwa 9% der Patienten in der Mono- und 1,5% der Patienten in der Kombinationstherapie mit 5-FU in schwerer Form auf. Es beginnt noch während der Irinotecan-Infusion oder innerhalb von 24 h nach Infusion und ist hauptsächlich gekennzeichnet durch eine früh einsetzende Diarrhoe, die von Abdominalkrämpfen begleitet sein kann. Weitere Symptome sind Schwitzen, Schüttelfrost, Unwohlsein, Schwindel, Hypotension, erhöhter Tränen- und Speichelfluss, sowie Miosis, Konjunktivitis und Rhinitis [53]. Der Entstehungsmechanismus ist nicht abschließend geklärt. Diskutiert werden eine Hemmung der Acetylcholinesterase durch Irinotecan oder eine agonistische Wirkung an nicotinergen Acetylcholin-Rezeptoren [53-55]. Die Symptome sind in der Regel mit 0,25 mg Atropin s.c. gut behandelbar. Atropin kann nach Auftreten eines schweren cholinergen Syndroms bei der nächsten Irinotecan-Infusion auch prophylaktisch appliziert werden.

Desweiteren besitzt Irinotecan ein moderat emetogenes Potential. Eine entsprechende antiemetische Prophylaxe muss zu jeder Behandlung durchgeführt werden [56]. Sollte Erbrechen in Verbindung mit verzögerter Diarrhoe auftreten, ist eine stationäre Therapie nötig.

Weitere Nebenwirkungen die auftreten können, sind Alopezie, Obstipation und interstitielle Lungenerkrankungen [35].

1.3 Oxaliplatin

Oxaliplatin ist die internationale chemische Kurzbezeichnung (INN) des [[(1R,2R)-1,2-Cyclohexandiamin-N,N'][oxalato(2-)-O,O']platin(II)]s (IUPAC) (s. Abbildung 1.5). Die Summenformel lautet $C_{18}H_{14}N_2O_4Pt$. Die molare Masse beträgt 397,28 g/mol. Oxaliplatin ist ein Zytostatikum, ATC-Code L01XA03.

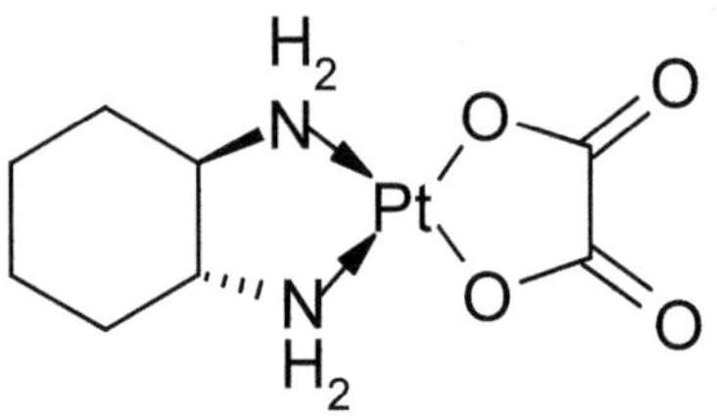

Abbildung 1.5: Chemische Struktur Oxaliplatin.

1.3.1 Struktur und Stabilität

Oxaliplatin gehört zur Gruppe der Platin-Derivate und ist die dritte Substanz dieser Klasse nach Cisplatin und Carboplatin. Der Name leitet sich von Oxalsäure, bzw. dem Oxalat-Ion ab, welches das zentrale Platinatom komplexiert. Es handelt sich um eine strukturelle Weiterentwicklung des Cisplatins. Diese wurde mit folgenden Zielsetzungen entwickelt:

- das Wirkspektrum zu erweitern: Cisplatin zeigt primäre sowie erworbene Resistenzen u.a. bei Darmkrebs [57],
- das Nebenwirkungsprofil zu reduzieren: Cisplatin besitzt eine Reihe therapielimitierender Nebenwirkungen, vor allem Nephrotoxizität [30, 57].

Beim Oxaliplatin wurden gegenüber dem Cisplatin die Chlorid- und die Amino-Liganden verändert.

Die Substitution der Chlorid-Liganden führt zu einem veränderten Aktivitäts- und Toxizitätsprofil, da sich die Gewebe- und intrazelluläre Verteilung ändern [58]. Beim Oxaliplatin wurden diese durch das Oxalat-Ion als Abgangsgruppe ersetzt. Dies führt neben den oben erwähnten Veränderungen zu einer 8-fach verbesserten Wasserlöslichkeit gegenüber Cisplatin, aber auch zu Instabilität des

Wirkstoffs in Anwesenheit von Chlorid-Ionen [58, 59]. Oxaliplatin muss daher in Glucose 5% appliziert werden und darf nicht in NaCl 0,9% als Trägerlösung infundiert werden. Die Anwesenheit von Chlorid führt dazu, dass das Oxalat-Ion als Abgangsgruppe abgespalten wird, es entsteht vorwiegend der aktive Metabolit Pt(DACH)Cl$_2$ ([Cl(2)-(diaminocyclohexan)-Pt(II)]) [60, 61]. Der Amino-Ligand ist verantwortlich für die Struktur der DNA-Platin-Addukte [59]. Er wurde beim Oxaliplatin durch den DACH (=1,2 Diaminocyclohexan)-Liganden als Neutral-Liganden ersetzt. Diese strukturelle Abwandlung wird häufig als Ursache für die fehlende Kreuzresistenz zu Cis- und Carboplatin angesehen [62].

1.3.2 Pharmakokinetik und Biotransformation

Oxaliplatin unterliegt im Blutplasma einer raschen Biotransformation. Diese findet nicht enzymatisch, d.h. ohne Beteiligung des CYP-450-Systems statt [63]. Die Transformation erfolgt an der Oxalat-Abgangsgruppe. Es entstehen spontan zahlreiche aktive und inaktive Platinderivate (s. Abbildung 1.6) [64, 65].

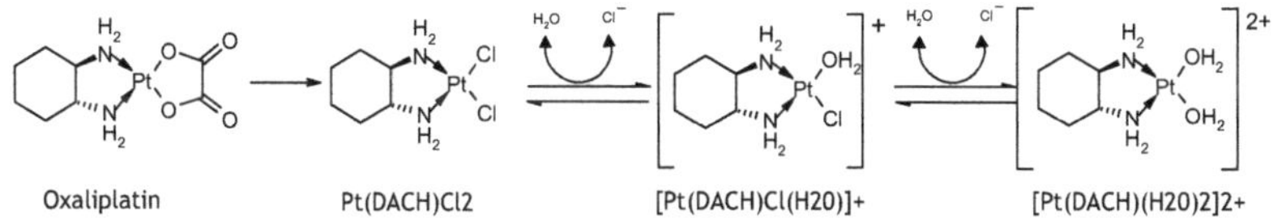

Abbildung 1.6: Biotransformation von Oxaliplatin in die aktiven Aquokomplexe. Die Substitution des Oxalat-Liganden erfolgt mittels einer S$_N$2-Reaktion durch schwache Nukleophile wie Phosphat, Chlorid und Bikarbonat. Extrazellulär entsteht der Dichloroplatinkomplex Pt(DACH)Cl$_2$, intrazellulär erfolgt die eigentliche Aktivierung zu den Monoaquomonochloro- und Diaquokomplexen. Oxaliplatin bildet durch die Substitution des Oxalat-Liganden mit schwefelhaltigen Aminosäuren und Glutathion unwirksame Komplexe (nicht abgebildet).

Diese rasche Metabolisierung erschwert die pharmakokinetische Untersuchung des Oxaliplatins, so dass sich nahezu alle Kinetik-Studien nicht mit der

Pharmakokinetik des eigentlichen Oxaliplatins, sondern mit der des Gesamt-Platins beschäftigen.

Nach der üblichen 2-stündigen Infusion findet sich das Gesamt-Platin in 3 Verteilungsräumen:

1. gebunden an Blutplasmaproteine (ca. 40%),
2. Erythrozyten-assoziiert (ca. 33-40%),
3. ungebunden im Blutplasma-Ultrafiltrat (ca.27%).

Die gebundenen Formen (1. und 2.) gelten als unwirksam, da es sich um irreversible Bindungen handelt. In der ungebundenen Form (3.) finden sich sowohl wirksame als auch unwirksame Oxaliplatin-Metaboliten. Oxaliplatin akkumuliert nach Infusion also in Erythrozyten und liegt im Blutplasma größtenteils unwirksam an Proteine gebunden, sowie frei in Form von aktiven und inaktiven Platin-Derivaten vor [65].

Diese ungebundenen Platin-Derivate unterliegen einer bi- bzw. triphasischen Pharmakokinetik, charakterisiert durch eine schnelle Verteilungs- und eine langsame Eliminationsphase [59, 63]. Während der schnellen Verteilungsphase diffundiert ungebundenes Platin (in Form von intaktem Oxaliplatin sowie vor allem in Form der wirksamen Metabolite: Dichlor-, Monochlor- und Diaquo-(DACH)-Platinkomplexe) zügig ins Gewebe bzw. wird zu gleichen Teilen glomerulär filtriert [63].

Die lange Eliminationsphase führt zu einer terminalen Halbwertszeit des ungebundenen Platins im Ultrafiltrat von 252 – 273 h, also ca. 9 Tagen [31, 63, 65]. Diese Phase repräsentiert wahrscheinlich den langsamen Abbau von Platin-Aminosäure-Konjugaten, also inaktiven Metaboliten von geringem Molekülgewicht, nachdem diese aus Makromolekülen freigesetzt wurden [63].

Die Halbwertszeit des irreversibel gebundenen Platins orientiert sich an der natürlichen Erneuerungszeit der Erythrozyten (bis zu 120 d), bzw. des Serumalbumins [66].

Die Ausscheidung des Gesamtplatins korreliert somit mit der Kreatinin-Clearance und erfolgt vorwiegend mit dem Urin und nur zu einem geringen Anteil fäkal. Untersuchungen bei Patienten mit leicht eingeschränkter Nierenfunktion zeigten eine verzögerte Ausscheidung des Oxaliplatins, gaben bislang aber keine Anzeichen für eine erhöhte Toxizität [67, 68].

1.3.3 Pharmakodynamik

Der Wirkmechanismus von Oxaliplatin ist nicht abschließend aufgeklärt. Postuliert wird die Entstehung der bereits erwähnten wirksamen Metabolite, den Aquokomplexen, welche an die Basen der DNA binden und Quervernetzungen innerhalb eines DNA-Stranges (Intra-Strang-Verbindungen) sowie zwischen komplementären DNA-Strängen (Inter-Strang-Verbindungen) ausbilden. Auch die Entstehung von DNA-Protein-Crosslinks ist möglich [64].

Oxaliplatin wird intrazellulär durch die Reaktion mit den schwachen Nukleophilen HCO_3^- und HPO_4^- aktiviert, indem ein Chlorid-Ligand substituiert wird und der Monoaquo-monochloroplatinkomplex ($[Pt(DACH)Cl(H_2O)]^+$) entsteht (s. Abbildung 1.6). Dieser reagiert rasch mit dem N(7) des Imidazolringes des Guanins der DNA in Form von Monoaddukten [62, 65].

Die Dissoziation des zweiten Chlorid-Liganden ermöglicht die Ausbildung von sogenannten Di-Addukten. Diese entstehen vorwiegend innerhalb eines DNA-Stranges zwischen benachbarten oder dicht beieinanderliegenden Guanin-Basen, sowie seltener zwischen benachbartem Adenin und Guanin (s. Abbildung 1.11). Die Di-Platin-DNA-Addukte verhindern sowohl die DNA-Transkription als auch die DNA–Replikation und gelten als hauptverantwortlich für die zytotoxische Wirkung. Desweiteren werden Querverbindungen zwischen den komplementären DNA-Strängen (Inter-Strang-Verbindungen) zwischen zwei Guanin-Basen gebildet. Die Intra-Strang-Verbindungen scheinen für die Zytotoxizität des Oxaliplatins aber eine untergeordnete Rolle zu spielen [69]. Die DNA-Schäden, die durch die Platinierung entstanden sind, führen schließlich zur Einleitung der Apoptose [70].

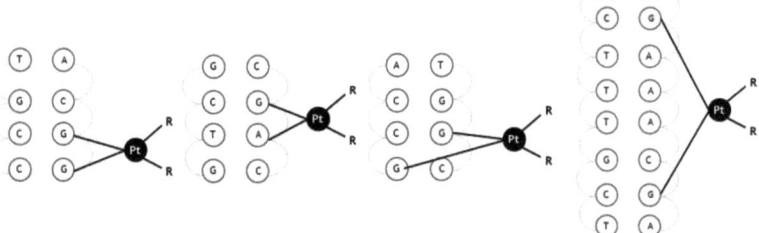

Abbildung 1.7: Schematische Darstellung der DNA-Platinaddukte des Oxaliplatins. Von links nach rechts: Intra-Strang Verbindung benachbarter Guanin-Basen, benachbarter Adenin- und Guanin-Basen, Inter-Strang Verbindung zweier Guanin-Basen und Intra-Strang Verbindung zweier Guanin-Basen, welche sich dicht beieinander befinden.

1.3.4 Klinisches Profil

Indikation, Zulassung und therapeutischer Einsatz

Oxaliplatin (Eloxatin®, Sanofi Aventis) ist seit September 1999 in Deutschland zur Behandlung des metastasierten kolorektalen Karzinoms zugelassen. 2004 erfolgte die Erweiterung der Zulassung für die adjuvante Therapie des KRK basierend auf den in der MOSAIC-Studie gewonnenen Daten [71]. Seit 2006 ist der Patentschutz in Deutschland abgelaufen und Oxaliplatin seitdem als Generikum von zahlreichen Firmen erhältlich.

Die adjuvante Anwendung von Oxaliplatin bei dem nicht metastasierten KRK (*Union internationale contre le cancer* (UICC) Stadium III) erfolgt in der zugelassenen Kombination aus Oxaliplatin plus 5-Fluorouracil (5-FU) und Folinsäure (Leukovorin, LV) (FolFOx4-Schema). Die Anwendung von Oxaliplatin bei dem mKRK, kann in der Mono- oder ebenfalls der Kombinationstherapie erfolgen. Dabei stehen verschiedene Therapieschemata zur Wahl (z.B. FuFOx, FolFOx6). Die verschiedenen Schemata unterscheiden sich in Dosierungen und Infusionsdauer der einzelnen Wirkstoffe sowie in den Therapieabständen [72]. Die Auswahl des Schemas richtet sich nach dem jeweiligen Therapieziel (Palliation, Heilung) und dem individuellen Zustand des Patienten.

Der Grund für die Kombinationstherapie ist ein synergistischer Effekt zwischen Oxaliplatin und 5-FU/LV. Eine mögliche Erklärung für den Synergismus ist der durch Oxaliplatin reduzierte 5-FU-Abbau [73]. Klinisch manifestiert sich der Synergismus in der Erstlinientherapie des mKRK in signifikant längerem progressionsfreiem Überleben (progression-free survival, PFS) und gesteigertem Ansprechen (response rate) der Oxaliplatin/5-FU/LV-Gruppe gegenüber der 5-FU/LV-Gruppe [74]. In der adjuvanten Behandlung des nicht metastasierten KRK zeigt sich der Synergismus in gesteigertem krankheitsfreien Überleben (disease-free survival, DFS) durch die Zugabe von Oxaliplatin zu 5-FU/LV [71]. Oxaliplatin wird außerdem im XELOX-Schema zur Behandlung des KRK mit dem oralen Fluoropyrimidin Capecitabin (Xeloda®) kombiniert.

Zahlreiche Studien beschäftigen sich mit weiteren Einsatzmöglichkeiten des Oxaliplatins bei mKRK über die zugelassenen Kombinationen hinaus, z.B. mit FolFIri als FolFOxIri [75] oder in Verbindung mit den Antikörpern Bevacizumab (Avastin®) oder Cetuximab (Erbitux®) [76].

Darüber hinaus gibt es einige vielversprechende Studien zum therapeutischen Einsatz von Oxaliplatin bei nicht zugelassenen Indikationen, z.B. dem fortgeschrittenen Pankreaskarzinom in Kombination mit Gemcitabin [77] oder in Kombination mit 5-FU/LV beim fortgeschrittenen Magenkarzinom [78].

Toxizitätsprofil

Oxaliplatin verursacht vor allem folgende Toxizitäten:
- hämatologische,
- gastrointestinale,
- neurologische.

Oxaliplatin besitzt eine moderate Myelotoxizität, deren Stärke proportional zur applizierten Dosis ist. Schwere Neutropenien (Grad 3 und 4) sind üblich, aber nur selten mit neutropenischem Fieber assoziiert [64]. Ebenso verursacht Oxaliplatin Thrombopenien und Anämien.

Als gastrointestinale Nebenwirkungen treten vor allem Durchfälle sowie Übelkeit und Erbrechen auf. Oxaliplatin birgt ein moderat emetogenes Potential, daher ist eine entsprechende antiemetische Prophylaxe durchzuführen [56, 79-82].

Die dosislimitierende Nebenwirkung des Oxaliplatins ist die periphere sensorische Neuropathie. Diese ist in eine akute und eine chronische Form zu unterscheiden. Die akute Form kann während oder binnen weniger Stunden nach der Infusion auftreten. Die chronische Form tritt verzögert nach wiederholten Oxaliplatin-Infusionen auf und ist von der kumulativen Dosis abhängig

Die akute Neuropathie ist gekennzeichnet durch kälteinduzierte Parästhesien (z.B. Kribbelparästhesien) und Dysästhesien (Missempfindungen wie Taubheitsgefühl in den Fingern, Kontrollverlust der Füße). Diese treten z.B. beim Berühren kalter Gegenstände (Autotürgriff im Winter, Griff in den Kühlschrank) auf und sind in der Regel reversibel und innerhalb weniger Stunden oder Tage vollständig abgeklungen. Betroffen sind vor allem distale Extremitäten (Fingerspitzen, Füße), aber auch das Gesicht (vor allem perioral) und die pharyngolaryngeale Region. Die Symptome treten bei bis zu 95% der Patienten auf und werden häufig als Kribbeln in den Fingerspitzen oder maskenhaftes Gefühl im Gesicht beschrieben. Seltener führt z.B. das Trinken kalter Getränke zu Laryngospasmen und dem kurzzeitigen Gefühl der Atemnot [83-85].

Die chronische Form tritt bei bis zu 15% der Patienten auf [74]. Sie wird nicht durch Kältereize getriggert, sondern die Dysästhesien treten spontan (ohne Kälteexposition) auf und sind dauerhaft, ebenso wie die ebenfalls auftretenden Parästhesien. Diese Beschwerden führen zu Funktionseinschränkungen, z.b. beim Schließen von Knöpfen, Greifen kleiner Gegenstände aber auch beim Gehen. Sie persistieren zwischen den Therapiezyklen und können bis zu 3 Jahre nach Therapieende andauern. Die Symptome steigern sich im Therapieverlauf stufenweise in ihrer Intensität und Dauer in Abhängigkeit der verabreichten kumulativen Oxaliplatin-Dosis, bis sie schließlich permanent vorhanden sind. Diese chronischen Neuropathien treten meist nach kumulativen Oxaliplatindosen von 780-800 mg/m^2 auf. Dies entspricht ca. 9 Zyklen FolFOx4 [62, 84].

Der genaue Mechanismus der Entstehung der Neurotoxizität ist nicht aufgeklärt. Da vor allem sensorische Symptome auftreten, geht man davon aus, dass die somatischen sensorischen Nerven geschädigt werden. Postuliert wird ein Mechanismus, bei dem die aus dem Oxaliplatin frei gesetzten Oxalat-Ionen intrazelluläre Calcium-Ionen der Nervenzellen komplexieren. Dadurch wird die intrazelluläre Calciumkon-zentration erniedrigt und eine veränderte Erregbarkeit spannungsabhängiger Natriumkanäle erzeugt [86, 87].

Da die chronische, kumulative Neurotoxizität die dosislimitierende Toxizität darstellt, ist man bemüht Möglichkeiten zu finden das Auftreten präventiv zu verhindern und /oder die Symptome zu lindern. Bislang gibt es jedoch weder Konzepte zur Prävention der Neurotoxizität noch zur Behandlung der Symptome, deren Nutzen eindeutig belegt ist.

Als präventive Maßnahme wird eine Verlängerung der Infusionsdauer des Oxaliplatins auf 6 h propagiert [84]. Eine andere präventive Maßnahme ist die Start-und-Stopp-Strategie des Oxaliplatins, bei der die Reversibilität der akuten Symptome ausgenutzt wird [87-89]. Diese Start-und-Stopp-Strategie (OPTIMOX-Konzept) eignet sich jedoch (wenn überhaupt) nur für die palliative, nicht für die adjuvante Behandlung, da bei der intermittierenden Oxaliplatin-Gabe nicht die für die kurative Therapie benötige Dosisintensität erreicht wird [87]. Ein weiterer prophylaktischer, bzw. therapeutischer Ansatz ist die Gabe neuromodulatorischer Substanzen wie Carbamazepin, Pregabalin, Venlafaxin, α-Liponsäure, Amifostin, Ginkgo Biloba und Glutathion. Hier ist jedoch die Studienlage bisher nicht ausreichend, da die Patientenzahlen oft gering und das Studiendesign nicht überzeugend waren [87, 90]. Ein weiteres präventives Konzept wurde aus dem postulierten Entstehungsmechanismus der Neuropathien abgleitet: Die Gabe von Calciumgluconat- und Magnesiumsulfat-Infusionen vor der Oxaliplatintherapie. Doch auch hier ist die Studienlage bisher widersprüchlich: zum Einen herrscht Unklarheit bezüglich der Wirksamkeit als Prävention vor Neuropathien, zum Anderen im Hinblick auf die Beeinträchtigung des antitumoralen Therapieerfolges. Die CONcePT-Studie (*Combined Oxaliplatin Neurotoxicity Prevention Trial*) wurde vorzeitig gestoppt, da die Ansprechrate in der Patientengruppe, die zusätzlich zu Oxaliplatin Ca^{2+}/Mg^{2+}-Infusionen erhielt, signifikant geringer war als in der Gruppe ohne Ca^{2+}/Mg^{2+}-Infusionen. Basierend auf den Erkenntnissen der CONcePT-Studie wurden auch eine vom *National Cancer Institute* (NCI) gesponserte Studie, die die Wirksamkeit von Calcium- und Magnesium-Infusionen zur Prävention der oxaliplatin-induzierten Neuropathie untersuchen sollte (Trial N04C7) und eine Studie in Singapur, vorzeitig gestoppt. Diese Studien zeigten zwar die Tendenz, dass Patienten mit Ca^{2+}/Mg^{2+}-Infusionen weniger unter Neuropathien zu leiden hatten, waren aber nicht statistisch signifikant, bzw. war die statistische Aussagekraft aufgrund des vorzeitigen Studienabbruchs begrenzt. Und obwohl auch die Erkenntnisse der CONcePT-Studie im Nachhinein wieder in Frage gestellt wurden, kann zum jetzigen Zeitpunkt aufgrund der kontroversen Datenlage keine Empfehlung für die präventive Calcium- und Magnesiumgabe ausgesprochen werden [91-98].

Weitere von Oxaliplatin verursachte Nebenwirkungen sind Mukositis (Stomatitis) und allergische Reaktionen. Hypersensitivität tritt bei bis zu 20% der Patienten und meist nach dem 6. Zyklus auf. Anaphylaktische Reaktionen sind selten, erfordern jedoch die Beendigung der Therapie mit Oxaliplatin. Bei leichteren allergischen Reaktionen kann eine Desensibilisierung mit verlängerten Infusionsdauern und/oder fraktionierter Applikation der Dosis in Form von starken Verdünnungen, deren Konzentrationen schrittweise gesteigert werden, erfolgen [99].

1.4 Kolorektale Karzinome

1.4.1 Definition

Unter dem Oberbegriff kolorektale Karzinome werden bösartige epitheliale Tumore des Dickdarms (Kolon) und des Mastdarms (Rektum), sowie seltener auch des Afters (Anus) zusammengefasst, die von der Darmschleimhaut ausgehen [31]. Es handelt sich meist um Adenokarzinome. Ca. 60% der KRK befinden sich im Kolon und 40% im Rektum [30]. Abbildung 1.8 zeigt eine schematische Darstellung der Tumorlokalisationen.

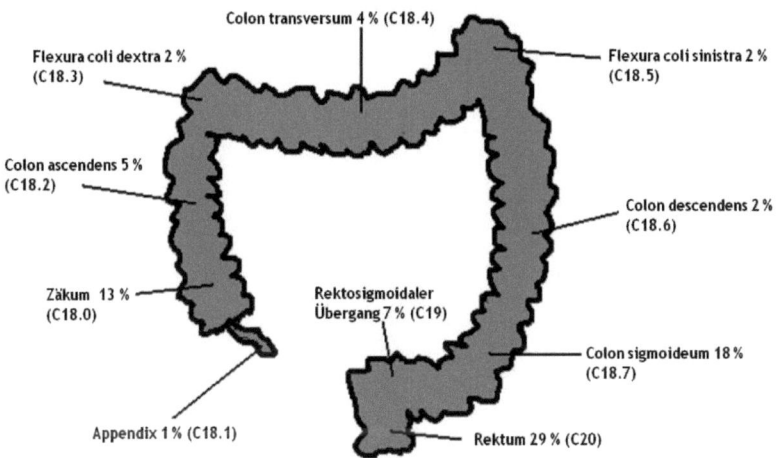

Abbildung 1.8: schematische Darstellung der Tumorlokalisationen kolorektaler Karzinome mit Verteilungshäufigkeit und ICD-10 (modifiziert nach [30])

KRK werden von der Internationalen statistischen Klassifikation der Krankheiten und verwandter Gesundheitsprobleme (ICD-10) der *World Health Organization* (WHO) mit den Diagnosen C18-20 (-21) abgebildet (s. Tabelle 1.2).

Viele Aspekte des Kolon- bzw. Rektumkarzinoms lassen sich unter dem Oberbegriff KRK zusammenfassen. Für die Therapieentscheidung in der nicht metastasierten Situation ist es jedoch von Bedeutung zwischen einem Kolon- und einem Rektumkarzinom zu unterscheiden. Ebenso unterscheiden sich die beiden Tumorlokalisationen in ihren Metastasierungswegen:

- Kolonkarzinome metastasieren vorwiegend in lokoregionäre Lymphknoten, Leber, Lunge und Skelett, in späteren Stadien auch in das Gehirn,
- Rektumkarzinome bilden vor allem lokoregionäre Rezidive mit Peritoneal-karzinose und Kreuzbeininfiltration, gefolgt von Leber- und Lungenmetastasen.

In der metastasierten Situation ist die Lokalisation des Primärtumors für die Therapieentscheidung jedoch von untergeordneter Bedeutung (s. Kapitel 1.4.6) [30].

Tabelle 1.2: ICD-10-WHO 2011 Einzelnachweise des KRK

ICD-10 WHO-2011		Definition
C18		**Bösartige Neubildung des Kolons**
	C18.0	Zäkum
	C18.1	Appendix vermiformis
	C18.2	Colon ascendens
	C18.3	Flexura coli dextra [hepatica]
	C18.4	Colon transversum
	C18.5	Flexura coli sinistra [lienalis]
	C18.6	Colon descendens
	C18.7	Colon sigmoideum Sigma (Flexur)
C19		**Bösartige Neubildung am Rektosigmoid, Übergang** Inkl. *Kolon mit Rektum* *Übergang vom Rektum zum Colon sigmoideum*
C20		**Bösartige Neubildung des Rektums** Inkl. *Ampulla recti*
C21		**Bösartige Neubildung des Anus und des Analka-**
	C21.0	Anus, nicht näher bezeichnet
	C21.1	Analkanal *Sphincter ani*
	C21.2	Kloakenregion

1.4.2 Epidemiologie

Prävalenz und Inzidenz

Darmkrebs ist in Deutschland für beide Geschlechter die zweithäufigste Krebserkrankung und auch Krebstodesursache [100]. In den USA steht Darmkrebs auf Platz 3 der häufigsten Krebsneuerkrankungen sowohl für Männer als auch für Frauen [101]. Die Inzidenzrate wird in Deutschland vom Robert Koch-Institut (RKI) auf 81/100000 Einwohner geschätzt.

Altersverteilung

Frauen erkranken im Mittel mit 75 und Männer mit 69 Jahren am KRK [102]. Die Altersverteilung der Neuerkrankungen ist in Abbildung 1.9 dargestellt.

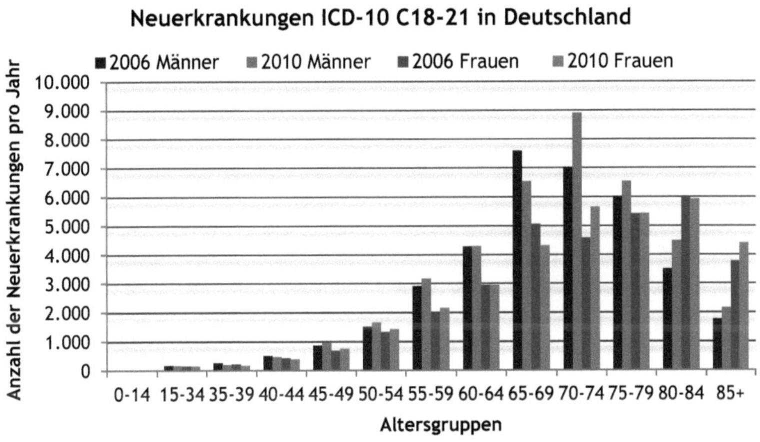

Neuerkrankungen ICD-10 C18-21 in Deutschland

Abbildung 1.9: Anzahl der Neuerkrankungen der Diagnosen ICD-10 C18-21 pro Jahr in Deutschland aufgetrennt nach Geschlecht und Altersgruppen. Die Zahlen für 2010 sind Projektionen, basierend auf den Inzidenzraten des Jahres 2006; Quelle: Krebsregister Robert Koch-Institut.

1.4.3 Ätiologie und Pathogenese

Für die Entstehung kolorektaler Karzinome ist die Adenom-Karzinom-Sequenz ein weitestgehend anerkanntes Modell [103]. Adenome bilden sich vermutlich aus Kolonmukosa- bzw. adulten Stammzellen. Sie sind gegenüber normalen Mukosazellen durch geringere Differenzierung, Strukturveränderung der Drüsen und in der Regel exophytisches also in das Darmlumen hineinragendes Wachstum gekennzeichnet. Adenome der Dickdarmschleimhaut werden häufig synonym als „Dickdarmpolypen" bezeichnet. Nur ein geringer Anteil der Adenome entwickelt sich zu einem Karzinom. Eine Schlüsselrolle der Karzinomentwicklung wird verschiedenen Mutationen zugesprochen. Das Risiko der Entartung steigt mit zunehmender Adenomgröße. Die Ursache dieser Mutationen können u.a. verschiedene Karzinogene (Rauchen, Alkoholkonsum, Umwelteinflüsse, Ernährung) sein [30]. Fearon und Vogelstein ordneten verschiedenen Zeitpunkten der histologischen Entwicklung des Karzinoms aus dem Adenom einzelne genetische Veränderungen zu [104]. Die Karzinogenese des KRK ist in Abbildung 1.10 dargestellt.

Neben den Adenomen gibt es weitere Risikofaktoren für die Entstehung eines KRK. Ca. 10% der KRK lassen sich auf eine genetische Prädisposition zurückführen, ca. 1% der KRK entsteht in Assoziation mit Colitis Ulcerosa.

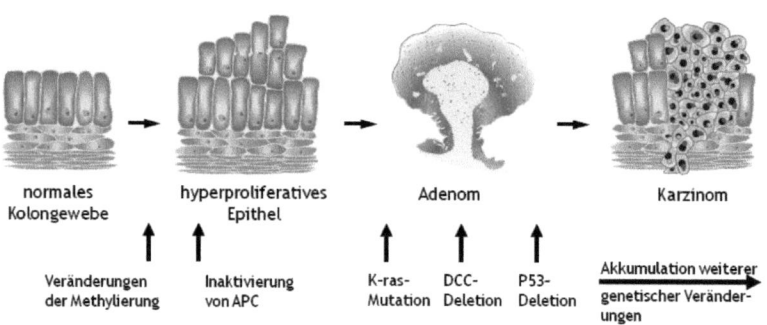

Abbildung 1.10: Schematische Darstellung der Karzinogenese des kolorektalen Karzinoms nach Fearon und Vogelstein. Die Abbildung zeigt die verschiedenen molekulargenetischen Ereignisse, die zu der Entstehung eines Karzinoms führen. Die Akkumulation der einzelnen Ereignisse ist dabei wichtiger als die zeitliche Reihenfolge. Abbildung modifiziert nach [105].

Einleitung

1.4.4 Symptome

KRK verlaufen, wie viele andere Krebserkrankungen auch, zunächst asymptomatisch. Erst spät treten Symptome auf, welche die Patienten bemerken. Dazu zählen vor allem Veränderungen der Stuhlgewohnheiten, Bauchschmerzen oder rektale Blutungen. Bei 35% der Patienten wird die Diagnose durch Blut im Stuhl bei Untersuchungen aus anderem Anlass, bei 7% aufgrund einer Notoperation wegen eines akuten Ileus und bei 15% der Patienten durch eine Obstruktion gestellt. Bei 15% der Patienten sind Schwäche und Kräfteabbau das klinische Leitsymptom [30].

1.4.5 Klassifikation nach UICC

Von der *Union internationale contre le cancer* (UICC) wurde 1997, basierend auf der TNM-Klassifikation, eine Stadieneinteilung für KRK eingeführt. Diese ermöglicht anhand der Größe und Ausbreitung des Tumors prognostische Aussagen und löste die Stadieneinteilung nach Dukes ab. Die Therapieempfehlungen für das KRK basieren ebenfalls auf der Stadieneinteilung der UICC. Die Stadieneinteilung der KRK von der UICC basierend auf der TNM-Klassifikation in der 6. Auflage ist in Tabelle 1.3 dargestellt.

Die TNM-Klassifikation wurde 2010 aktualisiert und liegt mittlerweile in der 7. Auflage vor. Die Stadieneinteilung der KRK wurde an die neue TNM-Klassifikation angepasst [106, 107]. Da die Patienten dieser Studie aber die Diagnose des KRK vor 2010 bekommen haben, sind hier die ältere Fassung der Stadieneinteilung und der TNM-Klassifikation abgebildet.

Tabelle 1.3: Stadieneinteilung der KRK gemäß UICC

UICC Stadium	TNM Primärtumor	Regionäre Lymphknoten	Fernmetastasen
0	Tis	N0	M0
I	T1, T2	N0	M0
II	T3, T4	N0	M0
IIa	T3	N0	M0
IIb	T4	N0	M0
III	jedes T	N1, N2	M0
IIIa	T1, T2	N1	M0
IIIb	T3, T4a	N1	M0
IIIc	T1-T4a	N2	M0
IV	jedes T	jedes N	M1

TNM-Klassifikation (UICC 6.Auflage) [108]:

T-Primärtumor

TX	Primärtumor kann nicht beurteilt werden
T0	kein Anhalt für Primärtumor
Tis	Carcinoma in situ
T1	Tumor infiltriert Submucosa
T2	Tumor infiltriert Muscularis propria
T3	Tumor infiltriert durch Muscularis propria in die Subserosa oder in nicht peritonealisiertes perikolisches oder perirektales Gewebe
T4	Tumor infiltriert direkt in andere Organe oder Strukturen und/oder perforiert viszerales Peritoneum

N- Regionäre Lymphknoten

NX	Regionäre Lymphknoten können nicht beurteilt werden
N0	keine regionären Lymphknotenmetatstasen
N1	Metastasen in 1-3 regionären Lymphknoten
N2	Metastasen in ≥ 4 regionären Lymphknoten

M- Fernmetastasen

M0	Keine Fernmetastasen
M1	Fernmetastasen

Abbildung 1.11 zeigt zur Veranschaulichung der TNM-Klassifikation die schematische Darstellung des T3-Stadiums des KRK und eine histologische Aufnahme eines T3-Stadiums eines Adenokarzinoms der Dickdarmschleimhaut. Die makroskopische Aufnahme eines Adenokarzinoms der Dickdarmschleimhaut ist in Abbildung 1.12 dargestellt.

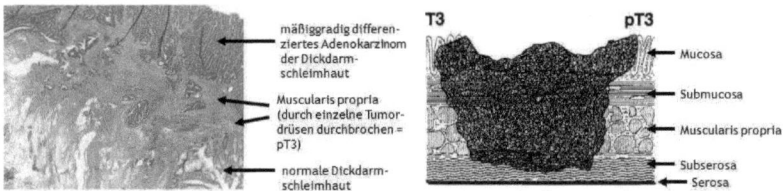

Abbildung 1.11: Schematische und histologische Darstellung eines Adenokarzinoms der Dickdarmschleimhaut im T3-Stadium. Schematische Darstellung (rechts) modifiziert nach [108], histologische Aufnahme zur Verfügung gestellt von dem Institut für Pathologie des Universitätsklinikums Düsseldorf.

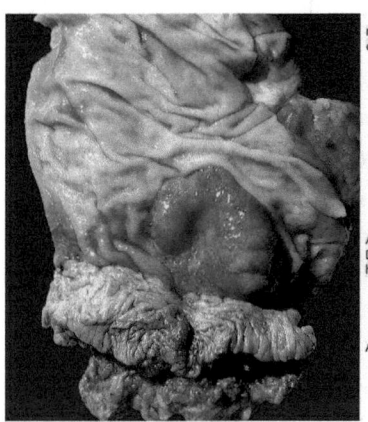

Abbildung 1.12: Makroskopische Aufnahme eines Adenokarzinoms der Dickdarmschleimhaut, zur Verfügung gestellt von dem Institut für Pathologie des Universitätsklinikums Düsseldorf.

1.4.6 Therapie

Bei der Therapie des KRK ist der kurative von dem palliativen Ansatz zu unterscheiden. Das Ziel der kurativen Therapie ist die Heilung der Patienten. Die Ziele der palliativen Therapie sind Progressionsminderung des KRK, Symptomlinderung und Erhaltung/Verbesserung der Lebensqualität der Patienten. Die Therapie der Stadien I-III verfolgt das Ziel der Heilung, im Stadium IV muss im Einzelfall geprüft werden, ob eine Heilung möglich ist. Sollte dies nicht der Fall sein, wird eine palliative Therapie durchgeführt.

Die leitliniengerechte Therapie des KRK sieht unabhängig vom Therapieziel primär die chirurgische Entfernung des Tumors vor [109]. Auch in fortgeschrittenem Krankheitsstadium und bei Metastasierung werden der Primärtumor und wenn möglich die Fernmetastasen reseziert.

Je nach Stadium und Lokalisation des Primärtumors kann zusätzlich eine systemische Chemotherapie (CTx) bzw. eine kombinierte Radiochemotherapie (RCTx) empfohlen sein. Die chemotherapeutische Behandlung des KRK in den Stadien I-III unterscheidet sich also zwischen den beiden Lokalisationen Kolon und Rektum (s. 1.4.1).

Die leitlininengemäße Behandlung des Kolonkarzinoms sieht eine adjuvante CTx im UICC Stadium III, bei besonderen Risikofaktoren (z.B. T4, Tumorperforation, Untersuchung <12 Lymphknoten) auch im UICC Stadium II, nicht jedoch im Stadium I vor [109]. Voraussetzung für eine adjuvante CTx ist eine R0 Resektion des Tumors. „Adjuvante" Chemotherapie bedeutet, dass nach Entfernung des Tumors und der umliegenden Lymphknoten eine medikamentöse Therapie erfolgt, um eventuell im Körper verbliebene nicht sichtbare Tumorresiduen oder zirkulierende Tumorzellen zu zerstören. Die adjuvante CTx des Kolonkarzinoms im Stadium III erfolgt mit einer Kombination aus Oxaliplatin, Folinsäure und 5-FU (FolFOx4-Schema). Für das Stadium II konnten Studien (bisher) nicht belegen, dass Oxaliplatin einen zusätzlichen Vorteil bietet, hier wird die Kombination aus 5-FU/Folinsäure empfohlen [109].

Die leitlininengemäße Behandlung des Rektumkarzinoms im UICC Stadium II und III sieht eine neoadjuvante, bzw. adjuvante Radio- oder Radiochemotherapie vor. Die „neoadjuvante" Therapie dient der Reduktion der Tumormasse vor einem geplanten chirurgischen Eingriff. Für die neoadjuvante/adjuvante Radiochemotherapie wird 5-FU als Monochemotherapie oder 5-FU/Folinsäure jeweils in Kombination mit Bestrahlung eingesetzt. Wird keine neoadjuvante Radio- oder Radiochemotherapie durchgeführt, sollte im Anschluss an die Operation im UICC Stadium II und III eine adjuvante Radiochemotherapie erfolgen. Ist bereits eine neoadjuvante Therapie erfolgt, sollte im Anschluss eine adjuvante CTx mit 5-FU oder 5-FU/Folinsäure durchgeführt werden [109].

Das therapeutische Vorgehen im Stadium IV hängt von den individuellen Begebenheiten nicht aber von der Lokalisation des Primärtumors ab (s. 1.4.1). Zunächst wird geprüft, ob die Metastasen primär resezierbar sind und eine Heilung möglich ist. Sollte die operative Entfernung der Metastasen möglich sein, wird die Operation mit anschließender adjuvanter CTx angestrebt. Bei Vorliegen isolierter primär irresektabler Leber- und/oder Lungenmetastasen sollte eine neoadjuvante CTx mit anschließender operativer Entfernung der Metastasen durchgeführt werden. Bei Patienten mit multiplen Metastasen, deren Resektion auch nach Rückbildung nicht möglich ist, erfolgt eine palliative CTx.

Für die neoadjuvante oder palliative CTx kolorektaler Karzinome im Stadium IV stehen eine Vielzahl verschiedener Kombinationsschemata aus Oxaliplatin + 5-FU/Folinsäure oder Kombinationen aus Irinotecan, Folinsäure und 5-FU (FolFIri-Schemata) jeweils ± Bevacizumab/Cetuximab zur Verfügung. Die Auswahl der Erstlinientherapie richtet sich dabei nach patientenindividuellen Faktoren, Toxizitäten der Therapieschemata und dem Therapieziel. Bei palliativer CTx und bestehenden Komorbiditäten (z.B. KHK, chronische Diarrhoe) werden nebenwirkungsärmere Therapien, wie z.B. 5-FU/Folinsäure bevorzugt. Sollte aber eine Heilung möglich sein, werden aggressivere Schemata gewählt (z.B. FolFIri + Bevacizumab) [109].

1.4.6.1 Therapieschemata

Folgendes Kapitel stellt die im Heidekreis Klinikum Soltau eingesetzten irinotecan- bzw. oxaliplatinhaltigen Therapieschemata vor.
Patienten in der adjuvanten Situation (UICC Stadium III) werden mit FolFOX4 (s. Abbildung 1.13) behandelt. Zur CTx im UICC Stadium IV werden folgende Schemata eingesetzt: FuFox (s. Abbildung 1.14), FolFIri-Avastin, 14-tägig (s. Abbildung 1.15), Avastin-FolFIri (s. Abbildung 1.16), FolFIri-Avastin (s. Abbil-

dung 1.17), FolFiri-AIO 500 (s. Abbildung 1.18), FolFIri AIO-200 (s. Abbildung 1.19). Die Bezeichnungen der Schemata sind nicht zwangsläufig Standardnamen, sondern z.T. klinikinterne Bezeichnungen. Jedoch handelt es sich bei allen Schemata um gängige, erprobte Kombinationen in Regeldosierungen. Die verschiedenen Schemata konnten in die Beobachtung eingeschlossen werden, da nur die Dosierung und Applikationsdauer von Folinsäure/5-FU zwischen den Schemata variieren. Irinotecan und Oxaliplatin, welche bei dieser Studie genauer betrachtet werden sollten, werden bei allen Schemata gleich eingesetzt:

- Irinotecan: 180 mg/m^2 Körperoberfläche (KOF) alle 14 d oder 80 mg/m^2 KOF wöchentlich
- Oxaliplatin: 85 mg/m^2 KOF alle 14 d oder 50 mg/m^2 KOF wöchentlich.

Die Häufigkeiten der Verwendung der einzelnen Therapieschemata sind im Ergebnisteil beschrieben.

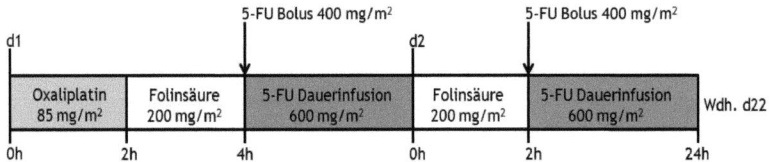

Abbildung 1.13: Zeitlicher Verlauf des Therapieschemas FolFOx4; Abb. modifiziert nach [74].

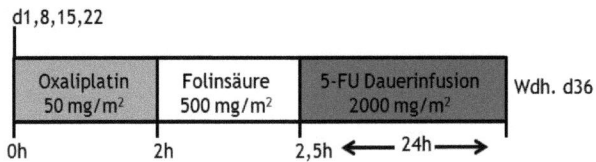

Abbildung 1.14: Zeitlicher Verlauf des Therapieschemas FuFOx.

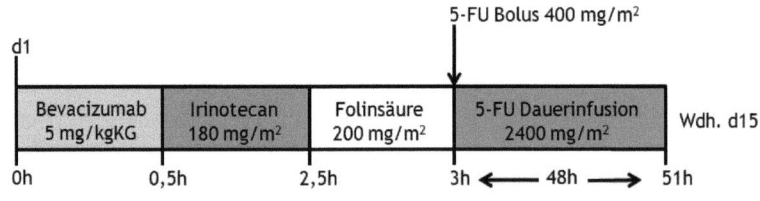

Abbildung 1.15: Zeitlicher Verlauf des Therapieschemas FolFIri-Avastin,14—tägig.

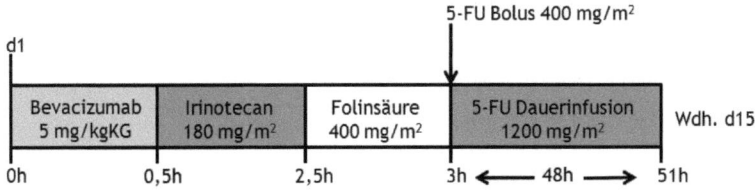

Abbildung 1.16: Zeitlicher Verlauf des Therapieschemas Avastin-FolFIri.

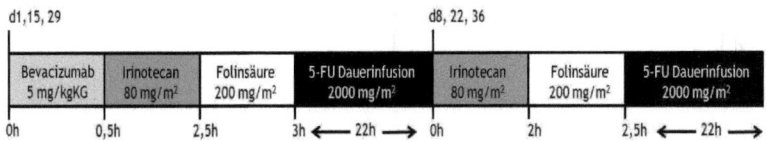

Abbildung 1.17: Zeitlicher Verlauf des Therapieschemas FolFIri, Avastin. Wdh. d50.

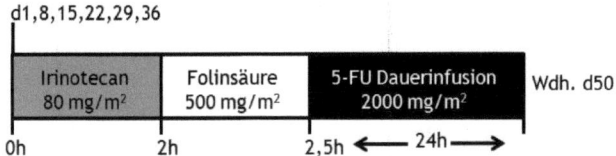

Abbildung 1.18: Zeitlicher Verlauf des Therapieschemas FolFIri-AIO 500.

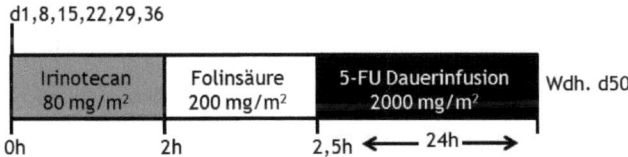

Abbildung 1.19: Zeitlicher Verlauf des Therapieschemas FolFIri-AIO 200.

1.4.6.2 Begleitmedikation

Irinotecan und Oxaliplatin haben ein moderat emetogenes Potential [56]. Alle mit Irinotecan oder Oxaliplatin behandelten Patienten erhalten im Heidekreis Klinikum (HKK) eine den entsprechenden Leitlinien der Fachgesellschaften *American Society of Clinical Oncology* (ASCO) und *Multinational Association Of Supportive Care In Cancer* (MASCC) gerechte Standardantiemese zur Prävention von Nausea und Emesis: eine 2er-Kombination aus 5-HT$_3$-Antagonist und

Glucocorticoid [56, 110]. Wenn Patienten trotz dieser Maßnahmen anhaltend über starke Übelkeit klagen, wird Aprepitant als add-on-Therapie eingesetzt. Vereinzelt werden zusätzlich Metoclopramid (MCP)-Tropfen gegen akute Übelkeit als Bedarfsmedikation (10 mg) verschrieben. Irinotecan-Patienten bekommen vor der Infusion zusätzlich prophylaktisch Atropin 0,25 mg i.v. gegen die cholinergen Nebenwirkungen.

1.4.7 Ältere Patienten und KRK

Es besteht ein komplexer Zusammenhang zwischen Alter, geriatrischem Status der Patienten und dem Auftreten sowie der Therapie von kolorektalen Karzinomen (s. Abbildung 1.20).

Die Inzidenz von KRK steigt mit zunehmendem Lebensalter (s. Abbildung 1.9). Das mediane Alter zum Zeitpunkt der Diagnose beträgt 71 Jahre [111]. So treten ca. 70% der KRK bei Patienten über 65 J. und mehr als 50% der Erkrankungen bei Patienten über 70 J. [112] auf.

Verschiedene Faktoren führen dazu, dass die Behandlung von älteren Patienten mit KRK eine besondere Herausforderung ist. Zum Einen können die in Kapitel 1.1.2 beschriebenen physiologischen Veränderungen im Alter das Risiko für Toxizitäten durch eine systemische Chemotherapie erhöhen [113]. Zum anderen führt die Heterogenität des Alterungsprozesses zu Unklarheit, ab welchem chronologischen Alter ein onkologischer Patient auch als biologisch alt anzusehen ist, bzw. kann dies von Patient zu Patient unterschiedlich sein [114]. Bestehende Komorbiditäten, die häufig mit Polypharmazie einhergehen, können das Risiko für UAW durch eine CTx bei älteren Krebspatienten zusätzlich erhöhen [115]. Ebenso steigt das Risiko für Arzneimittelwechselwirkungen mit der Anzahl eingenommener Medikamente [25]. Auch chirurgische Eingriffe können bei Älteren mit einem höheren Risiko postoperativer Komplikationen verbunden sein [116]. Ein entscheidender Faktor ist jedoch, dass ältere Patienten in klinischen Studien nach wie vor unterrepräsentiert sind [117-119]. So können die Ergebnisse dieser Studien nicht auf das allgemeine Kollektiv der (meist älteren) Patienten mit KRK übertragen werden [113].

Zur Einschätzung des biologischen Alters wird ein Geriatrisches Assessment für onkologische Patienten empfohlen [120, 121]. Ein mögliches Vorgehen ist z.B. die Einteilung der Patienten anhand dieses Assessments in 3 Gruppen. Gruppe 1 beinhaltet uneingeschränkt fitte ältere Patienten, die die gleiche Chemotherapie erhalten sollten wie jüngere Patienten. Die zweite Gruppe umfasst Patienten mit leichten Einschränkungen, z.b. reduzierter Organfunktion und reduziertem funktionellen Status. Diese Patienten sollten eine weniger belastende Chemotherapie bekommen. Die dritte Gruppe schließt die gebrechlichen älteren Patienten ein. Diese Patienten haben gegenüber den Patienten der zweiten Gruppe weitere Komorbiditäten, ein erhöhtes Toxizitätsrisiko und eine reduzierte Lebenserwartung. Sie sollten eine supportive Therapie erhalten [111, 112, 114].

Es wurden nur wenige Studien zur Sicherheit und Wirksamkeit von adjuvanter und palliativer CTx bei Älteren mit KRK publiziert. Wenn Ältere in klinische Studien aufgenommen werden, führt das Studienprotokoll durch Ausschlusskriterien, wie z.B. das Vorhandensein von Komorbiditäten häufig zu einer Auswahl von überdurchschnittlich fitten älteren Patienten [119]. Die meisten dieser Studien waren zudem retrospektive Auswertungen von Subgruppen oder gepoolte Analysen, so dass ein Bias nicht ausgeschlossen werden kann [112, 113, 122, 123]. Es zeigten sich z.T. kontroverse Ergebnisse, vor allem bezüglich des Einsatzes neuerer Substanzen wie Oxaliplatin und Irinotecan. So bleiben die Fragen weitestgehend unbeantwortet, ob ältere Patienten in gleichem Maß von diesen Therapien profitieren wie Jüngere, ob sie die gleichen Dosierungen erhalten sollten und ob stärkere UAW zu erwarten sind. Mit der MRC FOCUS2 Studie wurde kürzlich eine prospektive Studie zum Einsatz von Oxaliplatin bei ältern unfitten Patienten mit mKRK veröffentlicht. Diese zeigte einerseits, dass es möglich ist, jenes Patientenklientel in Studien zu integrieren, und andererseits, dass eine systemische Chemotherapie auch bei ältern leicht gebrechlichen Patienten durchaus möglich ist [124].

Bezüglich der Chemotherapie älterer Darmkrebspatienten mit den Substanzen Oxaliplatin und Irinotecan müssen vor allem die in Kapitel 1.1.2.1 beschriebenen pharmakokinetischen Veränderungen berücksichtigt werden. Oxaliplatin wird vorwiegend renal, Irinotecan vorwiegend hepatisch eliminiert (s. Kapitel

1.2.2 und 1.3.2). Für beide Substanzen muss also im Alter mit verminderter Ausscheidung und somit potentiell erhöhter Toxizität gerechnet werden. So werden bisher die bestehenden Therapieempfehlungen für KRK in der Gruppe der älteren Patienten nicht flächendeckend umgesetzt und es besteht Unklarheit welcher ältere Darmkrebspatient mit welcher Therapie in welcher Dosierung behandelt werden sollte [125, 126].

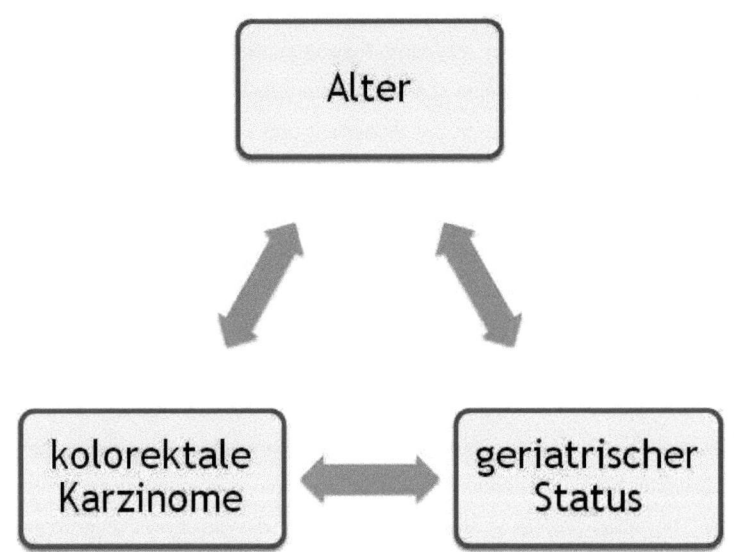

Abbildung 1.20: Schematische Darstellung der Zusammenhänge zwischen Alter, geriatrischem Status der Patienten und dem Auftreten, bzw. der Therapie von KRK. Wie in Kapitel 1.4.2 dargestellt, steigt das Risiko an Darmkrebs zu erkranken mit zunehmendem Lebensalter stetig an. Gleichzeitig können aber die physiologischen Änderungsprozesse des Körpers eine Abnahme des funktionellen Status bedingen. Dadurch verändert sich die Toleranz gegenüber der medikamentösen Chemotherapie (siehe 1.1.2). Dies wiederum kann sich negativ auf das Alter, bzw. die „Frailty" des Patienten auswirken. Wird aus Angst vor Nebenwirkungen, bzw. Unklarheit der Verträglichkeit keine CTx durchgeführt, kann sich das negativ auf die Lebenserwartung auswirken und das KRK kann sich ungehindert ausbreiten. Ein Fortschreiten der Erkrankung kann wiederum den geriatrischen Status weiter einschränken und die Morbidität und Mortalität erhöhen.

2 Fragestellung

Wie im vorausgegangenen Abschnitt erläutert, stehen nur wenige Daten zur Verträglichkeit von oxaliplatin- bzw. irinotecanbasierten Chemotherapieprotokollen bei älteren Patienten zur Verfügung.
Diese Arbeit soll auf 2 Wegen dazu beitragen, in Zukunft auch Patienten über 65 J. eine sichere und effektive Chemotherapie zugänglich zu machen. Dazu werden zum Einen:
- die Daten zu Häufigkeit und Schweregrad der Nebenwirkungen sowie der Lebensqualität im Verlauf der Chemotherapie deskriptiv dargestellt.

Zum Anderen versucht diese Arbeit:
- patientenindividuelle Faktoren, die eine Voraussage über die Verträglichkeit einer Chemotherapie bei älteren Patienten machen können, bzw.
- Kriterien für eine Anpassung der Dosis an geeignete physiologische Parameter aufzuzeigen.

Die Kernfragen der deskriptiven Betrachtung der Daten sind:
1. Welche maximale kumulative Oxaliplatin- bzw. Irinotecan-Dosis wird den Patienten appliziert?
2. In welchem Ausmaß kommt es zu Dosisreduktionen aufgrund von Nebenwirkungen?
3. Welchen Verlauf nehmen die unerwünschten Arzneimittelwirkungen (UAW) in den Patientengruppen?
4. Wie entwickelt sich die Lebensqualität der Patienten im Verlauf der Chemotherapie?
5. Verändert sich der geriatrische Status während der Chemotherapie?

Die zentralen Fragen der analytischen Betrachtung der Daten von Oxaliplatin-Patienten sind:
1. Unterscheiden sich die Patientengruppen über 65 J. und unter 65 J., bezüglich:
   - der applizierten Oxaliplatin-Dosis,
   - des Auftretens der maximalen Toxizität pro Patient,

Fragestellung

- des Verlaufs der Toxizitäten während der Therapie,
- der Lebensqualität?

2. Besteht ein Zusammenhang zwischen dem Patientenalter und dem Verlauf der Schweregrade der Nebenwirkungen?
3. Zeigen die einzelnen Toxizitäten Abhängigkeit von einem der geriatrischen Aspekte?
4. Zeigt die Lebensqualität eine Abhängigkeit vom Alter der Patienten?
5. Zeigt die Lebensqualität eine Abhängigkeit von dem Ergebnis des geriatrischen Assessments?
6. Besteht ein Zusammenhang zwischen dem Auftreten der Nebenwirkungen und der Lebensqualität?
7. Lassen sich Untergruppen aufgrund der demografischen, medizinischen oder geriatrischen Merkmale definieren, die eine signifikant unterschiedliche Reaktion (UAW, LQ) auf die CTx zeigen?

3 Patienten und Methoden

3.1 Datenerhebung

Die Datenerhebung erfolgte in der Abteilung für Innere Medizin der Heidekreis Klinikum GmbH, einem Krankenhaus der Grund- und Regelversorgung, am Standort Soltau von November 2008 bis April 2011. Für die Studie wurden Patienten über einen Zeitraum von 2 Jahren rekrutiert und idealerweise während der gesamten Dauer der CTx beobachtet. Die adjuvante Behandlung des KRK umfasst 12 Zyklen FolFOx4, danach endete die chemotherapeutische Behandlung und auch die Beobachtung im Rahmen dieser Studie. In der palliativen Situation wird die CTx so lange wie möglich fortgeführt und die Patienten wurden für die gesamte Dauer der CTx begleitet und die UAW erfasst. Basierend auf der adjuvanten Therapiedauer wurde die gesamte Datenerhebung im April 2011 beendet, als der zuletzt eingeschlossene, adjuvant behandelte Patient den 12. Zyklus absolviert hatte. Folglich wurden ab dem Zeitpunkt auch palliative Patienten, die sich in unbefristeter CTx befanden, nicht weiter beobachtet, obwohl die CTx eventuell andauert.

3.2 Studiendesign

Das Projekt wurde von der Ethikkommission der Ärztekammer Niedersachsen als „epidemiologische Forschung mit personenbezogenen Daten" und daher als beratungspflichtig eingestuft. Die Beratung durch die Kommission erfolgte am 17.06.2008, das positive Votum erging am 10.07.2008. Die Forschung mit personenbezogenen Daten erfordert eine schriftliche Aufklärung und Einwilligung des Patienten. Die mit der Ethikkommission abgestimmten verwendeten Aufklärungs- & Einverständniserklärungsbögen sind in Anlage A und B dargestellt. Das Projekt entsprach am ehesten dem Studientyp einer nicht-interventionellen Beobachtungsstudie.

3.2.1 Einschlusskriterien

Patienten wurden eingeschlossen sofern sie:

- älter als 18 Jahre waren,

- an einem metastasierten oder nicht metastasiertem KRK erkrankt waren (UICC Stadium III und IV),
- eine oxaliplatin- oder irinotecanbasierte Chemotherapie erhalten sollten,
- zuvor noch keine Chemotherapie erhalten hatten,
- ihr Einverständnis zu der Teilnahme an dem Projekt schriftlich erklärten.

3.2.2 Erhobene Parameter

Die Untersuchung zur Verträglichkeit fußte auf drei Säulen:
1. Patientenstatus,
2. Therapiestatus,
3. Toxizitätsstatus (Hämato- und Organtoxizität sowie symptomatische Nebenwirkungen).

Patienten- und Therapiestatus sowie Hämatotoxizität wurden für Oxaliplatin- und Irinotecan-Patienten analog bestimmt. Bei der Organtoxizität und den symptomatischen Nebenwirkungen wurde zwischen der Oxaliplatin- und der Irinotecan-Gruppe unterschieden. Zusätzlich wurde die Hausmedikation der Irinotecan-Patienten vor Beginn der Chemotherapie dokumentiert und vor jeder neuen Therapie Änderungen abgefragt. Eine Übersicht des Gesamtablaufs der Datenerhebung ist in Abbildung 3.1 dargestellt.

3.2.2.1 Patientenstatus

Der Patientenstatus wurde für die Patienten über 65 Jahre vor Therapiebeginn mit einem geriatrischen Assessment bestimmt, welches vor dem 12. Zyklus wiederholt wurde. Für alle Patienten (über 65 J. und unter 65 J.) wurde zu jeder Therapie die Veränderung des Körpergewichts dokumentiert. Es wurden zudem alle patientenspezifischen Ereignisse, wie z.B. stationäre Aufnahme dokumentiert. Die Lebensqualität wurde mit dem *„Quality of Life Questionnaire C30"* (QLQ-C30) der *European Organisation for Research and Treatment of Cancer* (EORTC) vor den Zyklen 1, 3, 6, 9 und 12 erfasst (s. Abbildung 3.1).

3.2.2.2 Therapiestatus

Zu jeder Behandlung wurde die verabreichte CTx mit gemäß Therapieschema geplanter Dosierung pro m^2 KOF und tatsächlich applizierter Dosis (pro m^2 KOF und absolut in mg) dokumentiert. Therapieverschiebungen, -absagen, -abbrüche oder –änder-ungen wurden mit genauer Ursache erfasst (s. Anlage C und D).

3.2.2.3 Toxizitätsstatus (Nebenwirkungen)

Alle bestimmten Parameter wurden gemäß der "Common Terminology Criteria for Adverse Events v3.0" (CTCAEv3.0) des National Cancer Institutes (NCI) [127] in Schweregrade eingestuft. Eine Ausnahme bildete lediglich die Oxaliplatin-induzierte Neuropathie. Für die Einstufung der Neuropathie wurde eine gemäß der Kriterien von Levi et al. [128] modifizierte Version der NCI CTCAEv3.0 Skala verwendet (s. Tabelle 3.1). Dies erschien nötig, um neben den Auswirkungen der Dys- bzw. Parästhesien auf die Funktionalität von Händen und Füßen auch die Dauer der peripheren Polyneuropathie (PNP) bei der Einstufung in die Schweregrade berücksichtigen zu können.

Hämatotoxizität

Vor jedem Zyklus wurde am Tag der CTx ein kleines Blutbild (Leukozyten- und Thrombozytenzahl, Hämoglobinwert) angefertigt.

Organtoxizität

Für Irinotecan-Patienten wurden vor jedem Zyklus die Leberenzyme Aspartat-Aminotransferase (AST), Alanin-Aminotransferase (ALT), Alkalische Phosphatase (AP) und Bilirubin im Labor des HKK bestimmt.

Für mit Oxaliplatin behandelte Patienten wurde die Nierenfunktion vor jedem Zyklus bestimmt. Dazu wurde der Serumkreatininwert im Labor des HKK gemessen. Anhand des Serumkreatininwertes wurde die Glomeruläre Filtrationsrate (GFR) mittels Cockroft-Gault-Formel (Gl.3.1) abgeschätzt:

$$\text{GFR} = \frac{(140-Alter) \times KG[kg] \times 0{,}85 (Frauen)}{Serumkreatinin \left[\frac{mg}{dl}\right] \times 72} \quad \text{(Gl.3.1)}$$

Symptomatische Nebenwirkungen

Vor Studienbeginn waren die für Irinotecan bzw. Oxaliplatin charakteristischsten symptomatischen Nebenwirkungen ausgewählt worden. Da auch 5-FU typische Nebenwirkungen verursachen kann, welche nicht Gegenstand dieser Arbeit sein sollten, wurden Nebenwirkungen wie z.B. die palmar-plantare Erythrodysästhesie nicht dokumentiert.

Für mit Irinotecan behandelte Patienten wurden folgende symptomatische NW erhoben: Übelkeit, Erbrechen, Diarrhoe, Mukositis (Stomatitis), Haarausfall, Fieber (s. Anlage C).

Für Oxaliplatin-Patienten wurden die symptomatischen NW Übelkeit, Erbrechen, Diarrhoe, Mukositis (Stomatitis), Haarausfall, Fieber, Allergie, Infektion, Neuropathie erfasst (s. Anlage D).

Patienten und Methoden

	1	2	3	4	5	6	7	8	9	10	11	12	Zyklus, bzw. Therapie
verabreichte CTx	X	X	X	X	X	X	X	X	X	X	X	X	
symptomatische Nebenwirkungen*	X	X	X	X	X	X	X	X	X	X	X	X	
kleines Blutbild*	X	X	X	X	X	X	X	X	X	X	X	X	
Organfunktionen*	X	X	X	X	X	X	X	X	X	X	X	X	
EORTC QLQ-C30	X		X			X			X			X	
Geriatrisches Assessment (ADL, IADL, MNA, MMSE, TuG)	X									X			

*gemäß NCI CTCAEv3.0

Abbildung 3.1: Schematische Darstellung des Studienablaufs. Einstufung der Nebenwirkungen gemäß der *Common Terminology Criteria for Adverse Events* (CTCAE) Version 3.0 des *National Cancer Instituts* (NCI). Geriatrisches Assessment: *Activities of Daily Living* (ADL), *Instrumental Activities of Daily Living* (IADL), *Mini Mental Status Examination* (MMSE), *Mini Nutritional Assessment* (MNA), *Timed-up-and-go Test* (TuG). Lebensqualitätfragebogen *Quality of Life Questionnaire C30* (QLQ-C30) der *European Organisation for Research and Treatment of Cancer* (EORTC).

3.3 Verwendete Instrumente zur Datenerhebung

3.3.1 Geriatrisches Assessment

Ein geriatrisches Assessment ist ein multidimensionaler, interdisziplinärer diagnostischer Prozess um den funktionellen, sozialen, psychologischen und medizinischen Status des Patienten zu ermitteln. In der Onkologie wird das geriatrische Assessment zunehmend empfohlen, um die heterogene Gruppe der älteren Patienten genauer zu analysieren und die individuelle Leistungsfähigkeit eines Patienten abzuschätzen und so als Stütze bei der Therapieentscheidung zu dienen [4]. Das Assessment umfasste *„Activities of daily living"* (ADL) gemessen mittels Barthel-Index [129] und *„Instrumental activities of daily living"* (IADL) [130, 131]. Die Beurteilung der Mobilität erfolgte durch den *„Timed up and go-Test"* (TuG) [132], der kognitive Status der Patienten wurde mittels Mini Mental Status Examination (MMSE) nach Folstein [133] bestimmt. Der Ernährungszustand wurde mit dem gemäß der Richtlinien der European Society for Clinical Nutrition and Metabolism (ESPEN) für Patienten über 65 J. empfohlenen *„Mini Nutritional Assessment"* (MNA) erhoben [134]. Der Dokumentationsbogen für das Geriatrische Assessment ist in Anlage E abgebildet.

3.3.2 NCI CTCAEv3.0

Die Klassifikation dient der standardisierten, systematischen Einstufung von Nebenwirkungen verursacht durch eine CTx. Die Nebenwirkungen (Toxizitäten) werden dabei in Schweregrade eingestuft. Die Skala reicht von Schweregrad 0 bis 5, wobei die Einstufung (bis auf für Ausnahmen) bedeutet:

Grad 0   keine
Grad 1   leicht /mild
Grad 2   mittelschwer/moderat
Grad 3   schwerwiegend
Grad 4   lebensbedrohlich
Grad 5   Tod verursacht durch NW

Diese Klassifikation wird vornehmlich in Studien verwendet. Für die symptomatischen Nebenwirkungen sind in den NCI CTCAE v3.0 [127] genaue Definitionen gegeben. Diese wurden aus dem Englischen übernommen und sind in Tabelle 3.2 dargestellt.

Für die hämatologischen Nebenwirkungen und die Organtoxizitäten sind z.T. Angaben wie „3 x ULN" oder „LLN" in den CTCAEs gegeben. Dies bedeutet *„3 x upper limit of normal"*, also 3-fach über dem obersten Normalwert, bzw. *„lower limit of normal"* also unterer Normalwert. Dies ist nötig, da bei vielen Blutparametern die Grenzwerte vom jeweiligen Labor angegeben werden. Die in dieser Arbeit verwendeten Bereiche zur Einstufung der Toxizitätsgrade der Hämatotoxizität und den Organtoxizitäten sowie zur Einstufung des Albuminwertes sind in Tabelle 3.3 - Tabelle 3.5 abgebildet.

Tabelle 3.1: Einstufung der oxaliplatin-induzierten Neuropathie in Schweregrade

Grad 0	Grad 1	Grad 2	Grad 3	Grad 4
keinerlei Beschwerden	Kribbeln, Missempfindunger nur bei Kälte; Dauer <7 d; keine Funktionseinschränkungen	moderate aber dauerhafte Parästhesien/Dysästhesien → verschwinden nicht nach Berühren der kalten Gegenstände; Dauer 8-14 d *oder* zusätzlich zu Grad 1 kurzzeitig Symptome wie Laryngospasmen, kardiale Symptome, Atemnot *oder* Symptome verschwinden sofort nach Berühren der kalten Gegenstände werden aber als „schwer" bezeichnet	Parästhesien/ Dysästhesien mit unvollständiger Erholung zwischen den Therapietagen, die außerdem als „schwer" bezeichnet wurden und die täglichen Tätigkeiten stören	Parästhesien/ Dysästhesien, die zu Behinderungen bei den täglichen Tätigkeiten führen

Patienten und Methoden

Tabelle 3.2: Schweregrade der symptomatischen Nebenwirkungen

Grad Nebenwirkung	1	2	3	4	5
Nausea (Übelkeit)	Appetitverlust, normale Nahrungsaufnahme	Nahrungsaufnahme vermindert	inadäquate Nahrungsaufnahme	lebensbedrohlich	Tod
Erbrechen	1x/24h	2-5x/24 h <24 h	≥6x/24 h ≥24 h	lebensbedrohlich	Tod
Diarrhoe	gering vermehrt (2-3 Stühle/d über Baseline)	mäßig vermehrt (4-6 Stühle/d über Baseline)	stark vermehrt (7-9 Stühle/d über Baseline); Hospitalisierung	bedrohlich (>10 Stühle/d über Baseline)	Tod
Mukositis (Stomatitis)	schwache Symptome, normale Nahrungsaufnahme	starke Symptome, eingeschränkte Nahrungsaufnahme	sehr starke Symptome, adäquate orale Ernährung nicht möglich	sehr starke Symptome mit lebensbedrohlichen Konsequenzen	Tod
Alopezie	dünner werdend oder fleckig	komplett	-	-	-
Fieber	38,0-39,0°C	>39,0-40,0°C	>40,0°C für ≤24 h	>40,0°C für >24 h	Tod
Allergie	Schüttelfrost, vorübergehender Ausschlag oder Rötung, Fieber <38,0°C	Urtikaria, Ausschlag, Rötung, Fieber >38,0°C, leichter Bronchospasmus	Bronchospasmus mit/ohne Urtikaria, parenterale Medikation nötig, Hypotension, Ödeme	Anaphylaxie	Tod
Infektion	-	lokale Infektion, lokale Therapie nötig	i.v. Therapie nötig	lebensbedrohlich (z.B. Sepsis)	Tod

Tabelle 3.3: Schweregrade der Hämatotoxizität gemäß NCI CTCAE v3.0

Toxizität	Geschlecht	Normbereich	Grad 1	Grad 2	Grad 3	Grad 4	Grad 5
Hämatotoxizität							
Hämoglobin [g/dl]	m w	14,0-17,5 12,3-15,3	<14,0-10,0 <12,3-10,0	< 10,0-8,0	<8,0-6,5	<6,5	Tod
Leukozyten [x 10^9/l]		4,4-11,3	<4,4-3,0	<3,0-2,0	<2,0-1,0	<1,0	Tod
Thrombozyten [x 10^9/l]		136-409	<136-75	<75-50	<50-25	<25	Tod

Patienten und Methoden

Tabelle 3.4: Schweregrade der Organtoxizitäten gemäß NCI CTCAE v3.0

Toxizität	Geschlecht	Normbereich	Grad 1	Grad 2	Grad 3	Grad 4	Grad 5
Nephrotoxizität							
Serumkreatinin [mg/dl]	m w	0,5-1,1 0,5-0,9	>1,1-1,65 >0,9-1,35	>1,65-3,3 >1,35-2,7	>3,3-6,6 >2,7-5,4	>6,6 >5,4	Tod
Hepatotoxizität							
AST [U/l]	m w	<18 <15	>18-45 >15-38	>45-90 >38-75	>90-360 >75-300	>360 >300	-
ALT [U/l]	m w	<22 <17	>22-55 >17-42	>55-110 >42-85	>110-440 >85-340	>440 >340	-
AP [U/l]	m w	<180 <160	>180-450 >160-400	>450-900 >400-800	>900-3600 >800-3200	>3600 >3200	-
Bilirubin ges. [mg/dl]	gleich	<1,1	>1,1-1,65	>1,65-3,3	>3,3-11,0	>11,0	-

Tabelle 3.5: Einstufung der Albuminwerte gemäß NCI CTCAE v3.0

Toxizität	Geschlecht	Normbereich	Grad 1	Grad 2	Grad 3	Grad 4	Grad 5
Albumin [mg/dl]	gleich	3,5-5,3	<3,5-3,0	<3,0-2,0	<2,0	-	Tod

3.3.3 EORTC QLQ C30

Der EORTC QLQ-C30 Fragebogen [135] ist das Standardinstrument in der Onkologie zur Erhebung der Lebensqualität. Der Kernfragebogen umfasst 30 Fragen und kann von den Patienten binnen 10-15 Minuten ausgefüllt werden. Dieser Kernfragebogen ist für alle Tumorentitäten gültig und kann durch tumor- oder behandlungsspezifische Zusatzbögen, wie z.B. den EORTC QLQ-STO22 für gastrale Tumoren ergänzt werden. Es handelt sich um einen multidimensionalen Fragebogen, der sowohl die somatische, die psychische als auch die soziale Dimension abdeckt und so dem Gedanken, dass es sich bei der „Lebensqualität" um einen multidimensionalen Begriff handelt, gerecht wird [136]. Die

30 Fragen führen in der Auswertung zu 5 Funktionsskalen (*Role Functioning, Physical Functioning, Social Functioning, Emotional Functioning, Cognitive Functioning*); 3 Symptomskalen (*Fatigue, Nausea/Vomiting, Pain*), 6 Single Items (*Dyspnoe, Insomnia, Appetite loss, Constipation, Diarrhoea, Financial Problems*) und dem "*Global Health Status*". Alle Skalen werden im Fragebogen durch mehrere Fragen repräsentiert, die "*Single Items*" jeweils nur durch eine Frage. Alle Fragen lassen sich auf einer Skala von „0" („trifft überhaupt nicht zu") bis „4" („trifft sehr zu") beantworten. Lediglich die 2 Fragen, die zu dem „*Global Health Status*" führen, werden auf einer Skala von „0" („sehr schlecht") bis „7" („ausgezeichnet") beantwortet (Anlage F). Die unter 3.5.1 beschriebene Auswertung des Fragebogens führt dazu, dass alle Skalen und „*Single items*" auf einer Skala von 0 bis 100 reichen. Für die Funktionsskalen und den „*Global Health Status*" bedeutet ein großer Wert auf jener Skala ein hohes Maß an Funktion, bzw. eine hohe Lebensqualität. Für die Symptomskalen und „*Single items*" bedeutet ein hoher Wert jedoch große Belastung/Probleme durch das jeweilige Symptom.

Der Fragebogen wurde aus dem englischen in zahlreiche Sprachen übersetzt und kann für nicht kommerzielle Studien kostenlos bei der *Quality of Life Group* der EORTC in der gewünschten Sprache geordert werden [137].

Für diese Studie wurde lediglich der Kernfragebogen genutzt, da die Zusatzmodule für Lebermetastasen bei KRK und KRK allgemein zur Zeit der Studienplanung in Überarbeitung waren. Mittlerweile können auch diese Zusatzmodule (wieder) abgerufen werden [138].

3.4 Studiendurchführung

Sämtliche Therapieentscheidungen sowie die Durchführung der Behandlung waren unabhängig von diesem Projekt und oblagen dem zuständigen Oberarzt. Dies gilt insbesondere für die Auswahl des Therapieschemas, Dosismodifikationen und die Supportivtherapie. Die Häufigkeiten der einzelnen Therapieoptionen sind im Ergebnisteil beschrieben.

3.4.1 Patientenrekrutierung

Zwischen November 2008 und November 2010 wurde allen Patienten mit KRK, die eine adjuvante oder palliative ambulante Chemotherapie begannen, das Projekt vorgestellt und die Teilnahme angeboten. Der Erstkontakt erfolgte durch den behandelnden Oberarzt. Bei positivem Interesse der Patienten stellte die Apothekerin das Projekt in einem persönlichen Gespräch den Patienten ausführlich vor; eine Patientenaufklärung wurde ausgehändigt und die Einverständniserklärung eingeholt (s. Anlage A-B).

3.4.2 Ort und Zeitraum der Datenerhebung

Die weitere Begleitung der Patienten schloss sich in den Routineablauf der ambulanten Behandlung ein. Dieser ist zur Veranschaulichung zunächst schematisch ohne Projektteilnahme der Patienten in Abbildung 3.2 dargestellt.

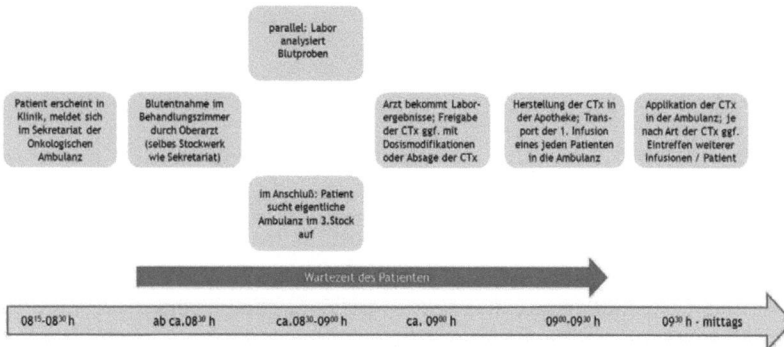

Abbildung 3.2: Schema des zeitlichen Routineablaufs der ambulanten CTx ohne Studienteilnahme aus Sicht des Patienten. Die Abbildung hebt die langen Wartezeiten des Patienten hervor, die durch Anfertigung des Blutbildes und Herstellung der Infusionen entstehen.

Abbildung 3.3 zeigt den Routineablauf der ambulanten CTx der Studienpatienten. Am Behandlungstag erfolgte zunächst das Gespräch mit dem behandelnden Oberarzt. Dieser führte auch die Blutabnahme durch. Die Wartezeit zwischen Blutentnahme und der Infusion der CTx, die der Patient ohnehin in der Klinik verbringen muss, wurde effektiv für das Patienteninterview durch die Apothekerin genutzt. Dieses wurde im Besprechungsraum der Internisten geführt. So entstanden den Patienten keine weiteren Laufwege und es war eine ungestörte Gesprächsführung zwischen Patient und Apothekerin möglich. In dem Interview wurden die symptomatischen Nebenwirkungen von der Apothekerin erfragt und in die Dokumentationsbögen eingetragen (s. Anlage C und D). Der EORTC QLQ C-30 Fragebogen wurde, wenn es vom Protokoll vorgesehen war (s. Abbildung 3.1), von den Patienten in Anwesenheit der Apothekerin eigenständig ausgefüllt. Die Frage- und Dokumentationsbögen wurden im Anschluss umgehend von der Apothekerin pseudonymisiert. Das geriatrische Assessment wurde ebenfalls im Rahmen des Patienteninterviews durchgeführt, sofern es vom Protokoll vorgesehen war (s. Abbildung 3.1).

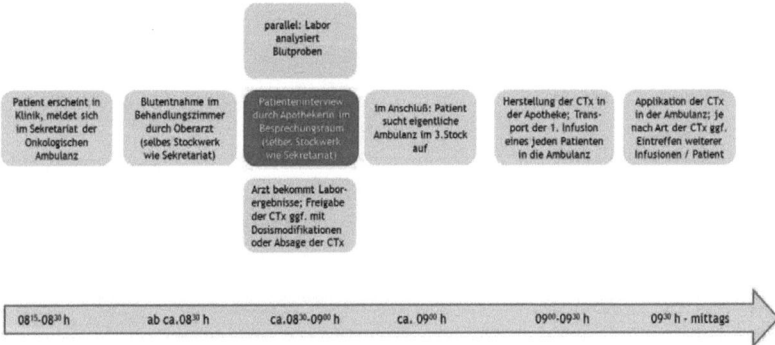

Abbildung 3.3: Schema des zeitlichen Routine-Ablaufs der ambulanten CTx bei Studienteilnahme. Die Wartezeit der Patienten wurde für das Interview durch die Apothekerin genutzt.

Die Daten zur verabreichten CTx wurden am Ende des Behandlungstages dem Herstellungsprogramm CYPRO, CIS Healthcare entnommen und von der Apothekerin in die Dokumentationsbögen (s. Anlage C und D) eingetragen. Ebenso wurden die benötigten Laborparameter in die Dokumentationsbögen übertragen.

3.5 Datenauswertung

3.5.1 Scoring EORTC QLQ-C30

Die Auswertung erfolgte gemäß dem Manual der EORTC [139].

Tabelle 3.6: Skalen des EORTC QLQ C-30 (Version 3.0) nach [139]

Name der Skala, bzw. des single items	Abkürzung	Anzahl der Fragen im EORTC QLQ C-30	Nr. der Fragen im EORTC QLQ C-30
Global Health Status/ QoL	QL2	2	29,30
Funktionsskalen			
Physische Funktionalität	PF2	5	1,2,3,4,5
Rollenfunktion	RF2	2	6,7
Emotionale Funktionalität	EF	4	21,22,23,24
Kognitive Funktionalität	CF	2	20,25
Soziale Funktionalität	SF	2	26,27
Symptomskalen			
Nausea und Emesis	NV	2	14,15
Fatigue	FA	3	10,12,18
Schmerz	PA	2	9,19
Single items			
Atembeschwerden	DY	1	8
Schlaflosigkeit	SL	1	11
Obstipation	CO	1	16
Diarrhoe	DI	1	17
Appetitmangel	AP	1	13
Finanzielle Probleme	FI	1	28

Um die in Tabelle 3.6 gezeigten Skalen zu erhalten, wird zunächst der so genannte *Raw-score* gemäß Gl.3.2 gebildet:

Raw score = RS = $(I1 + I2 + \cdots + In)/n$ (Gl.3.2)

$I1 = Wert\ von\ Item\ 1$
$I2 = Wert\ von\ Item\ 2$
$In = Wert\ von\ Item\ n$
$n = Anzahl\ der\ Items\ bzw. Fragen\ pro\ Skala$

Im zweiten Schritt erfolgt eine lineare Transformation, um die Summe S auf einer Skala von 0-100 zu generieren. Dabei wird zwischen Funktionsskalen (Gl.3.3) und dem/den „*Global Health Status*"/"*Single Items*"/Symptomskalen (Gl.3.4) unterschieden:

$$S = \left\{1 - \frac{(RS - 1)}{range}\right\} \times 100 \quad \text{(Gl.3.3)}$$

$$S = \left\{\frac{(RS - 1)}{range}\right\} \times 100 \quad \text{(Gl.3.4)}$$

$range = Spannweite\ der\ Antwortmöglichkeiten$

Das Scoring Manual [139] beinhaltet eine Syntax für die Analysesoftware IBM SPSS Statistics 19 (SPSS; IBM), welche die Scoringprozedur gemäß der oben dargestellten Rechnungen durchführt. Diese Syntax wurde mit SPSS verwendet, um den EORTC QLQ C-30 Fragebogen auszuwerten. Zur Veranschaulichung der Rechenwege werden im Folgenden je ein Zahlenbeispiel zur Ermittlung einer Funktions-, einer Symptomskala und des *„Global Health Status"* dargestellt:

Beispiel 1: Emotionale Funktionalität

Die Emotionale Funktionalität wird durch die Fragen Nr. 21, 22, 23 und 24 des EORTC QLQ-C30 präsentiert (s. Tabelle 3.6). Demnach ist die Anzahl der Fragen dieser Funktionsskala $n = 4$. Die Spannweite der Antwortmöglichkeiten reicht von „1" („überhaupt nicht") bis „4" („sehr"). Somit beträgt $range = 3$. Wir nehmen an, dass der Patient jeweils bei Frage 21-23 „2" („wenig") und bei Frage 24 „3" („mäßig") angekreuzt hat. Der Raw-score errechnet sich also gemäß Gl.3.2:

$$Raw - score = \frac{(2 + 2 + 2 + 3)}{4} = 2{,}25$$

Die Summe ergibt sich dann nach Gl.3.3:

$$S = \left\{1 - \frac{(2{,}25-1)}{3}\right\} \times 100 = 58{,}33$$

Die Emotionale Funktionalität beträgt in diesem Beispiel 58,33 Punkte.

Beispiel 2: Nausea/Emesis

Die Symptomskala Nausea/Emesis wird durch die Fragen Nr. 14 und 15 des EORTC QLQ-C30 abgebildet (s. Tabelle 3.6). Somit ist die Anzahl der Fragen dieser Symptomskala $n = 2$. Die Spannweite der Antwortmöglichkeiten reicht von „1" („überhaupt nicht") bis „4" („sehr"). Somit beträgt $range = 3$. Wir nehmen an, dass der Patient jeweils „2" („wenig") angekreuzt hat. Der Raw-score errechnet sich also gemäß Gl.3.2:

$$Raw - score = \frac{(2 + 2)}{2} = 2$$

Die Summe ergibt sich dann nach Gl.3.4:

$$S = \left\{\frac{(2-1)}{3}\right\} \times 100 = 33{,}33$$

Das Ergebnis für die Symptomskala Nausea/Emesis beläuft sich auf 33,33 Punkte.

Beispiel 3: Global Health Status

Der *Global Health Status* wird durch die Fragen Nr. 29 und 30 des EORTC QLQ-C30 widergegeben (s. Tabelle 3.6). Somit ist die Anzahl der Fragen des Global Health Status $n = 2$. Die Spannweite der Antwortmöglichkeiten reicht von „1" („sehr schlecht") bis „7" („ausgezeichnet"). Somit beträgt $range = 6$. Wir

Patienten und Methoden

nehmen an, dass der Patient jeweils „4" angekreuzt hat. Der Raw-score errechnet sich also gemäß Gl.3.2:

$$Raw - score = \frac{(4+4)}{2} = 4$$

Die Summe ergibt sich dann nach Gl.3.4:

$$S = \left\{\frac{4-1}{6}\right\} \times 100 = 50$$

Das Ergebnis für des *Global Health Status* summiert sich in diesem Beispiel auf 50 Punkte.

Hinweise zur Interpretation dieser Ergebnisse der Funktions-, Symptomskalen/ *Single Items* und des *Global Health Status* finden sich in der Diskussion in 7.1.3.

3.5.2 Auswertung Geriatrisches Assessment

Zur Untersuchung des Einflusses des geriatrischen Status wurden die Patienten anhand der Gesamtergebnisse aus den unter 3.3.1 beschriebenen einzelnen geriatrischen Assessments einer neuen Gruppe zugeordnet. Es wurden insgesamt zwei Gruppen gebildet: „nicht gebrechlich" und „leicht gebrechlich". Auf weitere Unter-teilungen wurde wegen der insgesamt geringen Patientenzahl verzichtet.

Da das Ergebnis des Barthel-Index (ADL) stark mit den Ergebnissen der IADL und des MMSE korrelierte, erfolgte die Einordnung in „nicht gebrechlich" und „leicht gebrechlich" in drei Stufen (s. Tabelle 3.7). Zunächst wurde das Ergebnis des ADL ausgewertet. Bei Abhängigkeit in einer Handlung des täglichen Lebens (ADL < 100 Punkte), erfolgte in Anlehnung an Köhne et al. bereits die Zuordnung in die Gruppe „leicht gebrechlich" [111]. Erreichten die Patienten im ADL die gesamte Punktzahl (100 Punkte), wurde das Ergebnis des TuG-Tests ausgewertet. Hatten die Patienten länger als 19 Sekunden gebraucht, erfolgte die Einteilung in die Gruppe „leicht gebrechlich", da ein Ergebnis von 20-29 Sekunden eine relevante Mobilitätseinschränkung darstellt. Sofern die Patienten den TuG-Test in weniger als 20 Sekunden absolviert hatten, wurden sie der Gruppe

„nicht gebrechlich" zugeordnet und das Ergebnis des MNA ausgewertet. Ein Ergebnis von weniger als acht Punkten im MNA bedeutet Mangelernährung und führte somit zu der Gruppenzuordnung „leicht gebrechlich".

Patienten unter 65 J. wurden als „nicht gebrechlich" eingestuft.

Tabelle 3.7: Tabelle zur Zuordnung der Patienten zu der Gruppe „nicht gebrechlich" oder „leicht gebrechlich" anhand der Ergebnisse der einzelnen Geriatrischen Assessment Tools

Test	erreichte Punkte im Test	neue Gruppe
ADL	100 Punkte <100 Punkte	nicht gebrechlich leicht gebrechlich
IADL	Korrelation mit ADL	
MMSE	Korrelation mit ADL	
timed up and go	< 20 Sekunden ≥ 20 Sekunden	nicht gebrechlich leicht gebrechlich
MNA	> 7 Punkte ≤ 7 Punkte	nicht gebrechlich leicht gebrechlich

3.5.3 Erhebung des Interaktionspotentials

Die Prüfung auf Interaktionen wurde mittels der Datenbank der Bundesvereinigung Deutscher Apothekerverbände (ABDA) und dem Interaktionscheck auf drugs.com durchgeführt. Um weitere potentielle pharmakokinetische Wechselwirkungen aufzudecken, wurden die Informationen zum Metabolismus der parallel zu Irinotecan verordneten Wirkstoffe den jeweiligen Fachinformationen entnommen. Zusätzlich wurde zur Einordnung der klinischen Relevanz der Interaktionen eine Pubmed-recherche mit den Mesh-Terms Irinotecan, interactions und den häuslich verordneten Wirkstoffen als Mesh-Terms durchgeführt.

3.5.4 Applizierte Dosis

Kumulative Dosis und geplante Dosis

Die kumulative Dosis beschreibt die verabreichte Wirkstoffdosis, die sich insgesamt aus wiederholten Applikationen ergibt. Zur Berechnung der kumulativen Dosis wurde die tatsächlich verabreichte Dosis des jeweiligen Wirkstoffes [mg/m^2 KOF] des aktuellen Zyklus zu der bereits applizierten Dosis der vorangegangenen Zyklen addiert.

Ein Rechenbeispiel: Ein Patient sollte 12 Zyklen FolFOx4 erhalten. Dieses Schema sieht die Applikation von 12 Oxaliplatininfusionen in der Dosierung 85 mg/m^2 KOF vor. Die geplante kumulative Gesamtdosis betrug demnach 1020 mg/m^2. Der Patient erhielt die ersten beiden Infusionen wie geplant, beim dritten Zyklus wurde die Oxaliplatindosis auf 80% gesenkt, betrug also 68 mg/m^2 KOF. Somit ergab sich für den dritten Zyklus eine kumulative Oxaliplatindosis von 85 + 85 + 68 = 238 mg/m^2 KOF.

Als geplante Dosis wird in dieser Arbeit die laut Schema vorgesehene Dosis bezeichnet. Erhielt ein Patient z.B. wegen des Alters von Beginn an nur 80% der Regeldosis des Schemas, so bekam er lediglich 80% der geplanten Dosis.

Dosisdichte

Die Dosisdichte beschreibt den Anteil der laut Therapieprotokoll geplanten Dosis, der tatsächlich verabreicht werden konnte. Die Dosisdichte dient somit zur Veranschaulichung von nicht geplanten Abweichungen der Dosierung vom Therapieprotokoll.

Ein Rechenbeispiel: Ein Patient sollte 12 Zyklen FolFOx4 erhalten. Dieses Schema sieht die Applikation von 12 Oxaliplatininfusionen in der Dosierung 85 mg/m^2 KOF vor. Der Patient erhielt die ersten beiden Infusionen wie geplant, die Dosisdichte betrug also jeweils 100%. Beim dritten Zyklus wurde die Oxaliplatindosis auf 80% gesenkt, die Dosisdichte betrug für den dritten Zyklus folglich 80%. Demnach ergab sich zum Zeitpunkt des dritten Zyklus eine Gesamtdosisdichte von 93,3% für den Patienten.

3.5.5 Statistische Methoden

Die statistische Auswertung erfolgte unter Zuhilfenahme der Programme IBM SPSS Version 19.0 (IBM, Illinois) und Microsoft Office Excel 2007 (Microsoft, Washington). Alle Ergebnisse wurden bei einem Signifikanz-Niveau α von ≤ 5% (entspricht p ≤ 0,05) als signifikant bewertet.

3.5.5.1 Prüfung auf statistische Unabhängigkeit

Der Nachweis von Unterschieden zwischen den Altersgruppen oder Unterschieden zwischen zwei Messpunkten erfolgte mittels statistischen Tests auf Unabhängigkeit. Dafür wurde zunächst die Verteilungsform der zu untersuchenden Variable mittels Kolgomorov-Smirnov-Test geprüft. Dann wurde anhand der Verteilungsform der passende statistische Standardtest ausgewählt. Dabei wurde nach verbundenen und unverbundenen Stichproben unterschieden. Für normalverteilte Stichproben wurden t-Tests (für abhängige, bzw. t-Test für unabhängige Stichproben) durchgeführt, für nicht normalverteilte Stichproben nicht-parametrische Tests (Mann-Whitney-U-Test bei unverbundenen Stichproben, Wilcoxon-Test bei verbundenen Stichproben).
Zur Analyse der Daten, die wiederholt gemessen worden waren (z.B. Toxizitäten), wurde eine Varianzanalyse mit Messwiederholung durchgeführt. Die Altersgruppe wurde als Zwischensubjektfaktor in der Varianzanalyse berücksichtigt.

3.5.5.2 Prüfung auf Zusammenhänge

Der Nachweis von direkten Zusammenhängen zweier Variablen wurde mittels bivariater Korrelationsanalyse durchgeführt. Diese untersucht Existenz, Stärke und Richtung eines statistischen Zusammenhangs zwischen zwei Variablen. Der berechnete Korrelationskoeffizient r kann Werte zwischen -1 und +1 annehmen. Je dichter der Wert an 1 liegt, umso größer ist der Zusammenhang. Ein negatives Vorzeichen deutet auf einen gegenläufigen Zusammenhang hin. Tabelle 3.8 zeigt die allgemein gültigen Grenzen zur Interpretation des Korrelationskoeffizienten r. Diese wurden auch in der vorliegenden Arbeit verwendet. Die Auswahl des Berechnungsverfahrens der Korrelation richtet sich nach dem

Skalenniveau der jeweiligen Variablen. Für intervallskalierte Variablen wurde der Korrelationkoeffizient nach Pearson berechnet. Sollte die Korrelation mindestens einer ordinalskalierten Variablen untersucht werden, wurde der Korrelationskoeffizient nach Spearman-Rho berechnet. Dies entsprach den jeweiligen Standardverfahren.

Tabelle 3.8: Interpretation der Stärke des Zusammenhanges zweier Variablen anhand des Korrelationskoeffizienten r

Wert	Interpretation
bis 0,2	sehr geringe Korrelation
bis 0,5	geringe Korrelation
bis 0,7	mittlere Korrelation
bis 0,9	hohe Korrelation
über 0,9	sehr hohe Korrelation

3.5.5.3 Verlauf der Toxizitäten

Die Auswertung des Verlaufes der Toxizitäten erfolgte mittels linearer Regression. Der Zyklus wurde als unabhängige Variable, der Schweregrad der Toxizität als abhängige Variable definiert. Die Parameter der linearen Regression (Achsenabschnitt = intercept und Steigung = slope) wurden zunächst für jeden Patienten einzeln berechnet. Dann erfolgte die grafische Darstellung der Verläufe getrennt nach Altersgruppen. Dazu wurden die Mittelwerte der Steigung und des Achsenabschnittes für die beiden Altersgruppen berechnet und die entsprechenden Geraden abgebildet. Zum Nachweis, ob sich die Verläufe zwischen den Altersgruppen unterschieden, wurden die Parameter (intercept, slope) gemäß 3.5.5.1 analysiert.

4 Ergebnisse Teil 1: Irinotecan

4.1 Patientencharakteristik Irinotecangruppe

Insgesamt wurden zwischen November 2008 und November 2010 23 Patienten in das Projekt aufgenommen. Kein Patient, dem die Teilnahme an dem Projekt angeboten wurde, verweigerte die Zusage. Folglich bildet die vorliegende Arbeit alle unvorbehandelten Patienten ab, die in dem Beobachtungszeitraum eine CTx zur Behandlung des metastasierten oder nicht metastasierten KRK im Heidekreis-Klinikum erhalten haben. Von den 23 in die Studie eingeschlossenen Patienten wurden 7 mit Irinotecan behandelt. In der Irinotecangruppe waren 3 Patienten weiblich und 4 männlich. Der Altersmedian betrug 73,2 Jahre (55,0 – 82,6 Jahre). Eine detaillierte Patientencharakteristik ist in Tabelle 4.1 dargestellt.

Zwei der sieben Patienten hatten die Chemotherapie zunächst mit einem oxaliplatin-basierten Regime begonnen, wurden dann im weiteren Therapieverlauf jedoch auf Irinotecan umgestellt. Diese Patienten finden sich in der Auswertung sowohl in der Oxaliplatin- als auch in der Irinotecangruppe. Sechs Patienten bekamen eine palliative Chemotherapie. Eine Patientin wurde adjuvant mit Irinotecan behandelt. Die Übersicht der Therapieverläufe der mit Irinotecan behandelten Patienten ist in Tabelle 4.2 abgebildet.

Tabelle 4.1: Patientencharakteristik der mit Irinotecan behandelten Patienten

		Patientengruppe		
		unter 65J.	über 65J.	gesamt
Geschlecht	weiblich	1	2	3
	männlich	2	2	4
Alter bei Beginn der Chemotherapie [J.]	Median	62,29	76,84	73,22
	Minimum	55,04	73,22	55,04
	Maximum	62,87	82,63	82,63
Body-Mass-Index [BMI]	Mittelwert	22,5	24,0	23,3
künstlicher Darmausgang („Stoma")	nein	0	1	1
	ja	3	3	6
UICC-Stadium der Erkrankung	Stadium III	0	1	1
	Stadium IV	3	3	6
Chemotherapieprotokoll bei Therapiebeginn	FuFOx	0	2	2
	FolFOx4	0	0	0
	FolFIri, Avastin	3	1	4
	Avastin, FolFIri	0	1	1
ICD-10	C18.0	0	1	1
	C19	0	0	0
	C20	1	1	2
	C18.7	2	2	4
	C18.2	0	0	0
	C18.4	0	0	0
	C18.5	0	0	0
Fernmetastasen	keine	0	1	1
	C78.7 Lebermetastasen	3	3	6
	Lebermetastasen, aber reseziert	0	0	0
chirurgische Vorbehandlung	nicht näher spezifiziert	1	2	3
	Hemikolektomie	0	1	1
	Rektumresektion	1	0	1
	Sigmaresektion	1	1	2

Tabelle 4.2: Übersicht der Therapieverläufe der mit Irinotecan behandelten Patienten

Fall-nr.	Erstlininen-Therapie	Grund für Therapieänderung	Zweitlininen-Therapie	Grund für Therapieänderung	Drittlininen-Therapie
1	1 Zyklus **FolFIri,Avastin** (6x appliziert)	Abbruch wegen UAW; Sinn der CTx nicht verstanden	-	-	-
2	≈ 2,2 Zyklen **FolFIri,Avastin** (13x appliziert)	Reduzierter AZ; UAW (Diarrhoe), akutes Nierenversagen, längere Therapiepause	**FuFox** (4x appliziert) → dort nicht in die Auswertung eingeflossen	weiter reduzierter AZ, zunehmende Verwirrung	-
3	4,75 Zyklen **FuFOx** (kum. Oxaliplatin-Dosis 740 mg/m² KOF)	Allergie	1 Zyklus **FolFIri-AIO 200** (6x appliziert)	CTx beendet	-
4	2 Zyklen **FolFIri, Avastin** (12x appliziert)	Erleichterung für Pat. durch Umstellung auf 14-tägige Therapie	**FolFIri-Avastin, 14-tägig** (7x appliziert)	Pause wegen OP: Rückverlegung des Stomas; ev. Entfernung von Lebermetastasen	-
5	**Avastin-FolFIri** (20x appliziert)	-	-	-	-
6	4,75 Zyklen **FuFOx** (kum. Oxaliplatin-Dosis 822,5 mg/m² KOF)	PNP	8,8 Zyklen **FolFIri-AIO 500** (53x appliziert)	Progress	≈ 4,2 Zyklen **FolFIri, Avastin** (25x appliziert)
7	6 Zyklen **FolFIri, Avastin** (36x appliziert)	Erleichterung für Pat. durch Umstellung auf 14-tägige Therapie	**FolFIri-Avastin, 14-tägig** (3x appliziert)	UAW zu stark	zurück auf **FolFIri, Avastin**; weitere 6 Zyklen (36x appliziert)

4.2 Daten zur Verträglichkeit von Irinotecan

Aufgrund der geringen Patientenzahl erfolgt an dieser Stelle keine statistische Auswertung, sondern zunächst eine detaillierte Fallbeschreibung aller mit Irinotecan behandelten Patienten. Die zusammenfassende Auswertung der Daten zur Verträglichkeit erfolgt in den Kapiteln 4.2.2 - 4.2.5.

4.2.1 Fallbeschreibungen

Tabelle 4.3: Verlauf der Schweregrade der Nebenwirkungen und der Globalen Lebensqualität (LQ) der Patientin Fallnummer 1

Toxizität [Schweregrad]	Therapie					
	1	2	3	4	5	6
Hb	1	1	1	1	1	1
Leu	0	0	0	0	1	1
Thro	0	0	0	0	0	0
AST	2	2	2	1	2	2
ALT	0	0	0	0	0	0
AP	0	0	0	0	0	0
Bili	0	0	0	0	0	0
Nausea	2	2	1	1	1	k.A.
Erbrechen	0	1	0	0	0	k.A.
Diarrhoe	1	1	1	1	2	k.A.
Mukositis	0	0	1	1	1	k.A.
Haarausfall	0	0	0	1	1	k.A.
Fieber	0	0	1	0	0	k.A.
LQ [Punkte]	50		50			50

*k.A. = keine Angabe

Fallnummer 1

Weibliche Patientin, 73,3 J. bei Therapiebeginn, bekam eine palliative CTx mit FolFIri, Avastin bei metastasiertem Rektumkarzinom. Dieses war zuvor operativ entfernt und ein endständiges Stoma gelegt worden. Durch die Operation hatte die Patientin ca. 3 kg KG verloren, der BMI bei Therapiebeginn betrug 25,6. Das geriatrische Basisassessment vor Therapiebeginn zeigte mit ADL 80 P., IADL 3 P. MMSE 26 P. und MNA 8 P. leichte Einschränkungen der Patientin. Sie konnte sich nur mit Rollator selbstständig bewegen, war unsicher beim Aufstehen und Hinsetzen, so dass der TuG-Test nicht durchgeführt werden konnte. Sie lebte alleine im Hause ihres Sohnes und seiner Familie in einer Einliegerwohnung, wurde aber durch die Familie betreut.

Aufgrund von Gelenkschmerzen wurde die Patientin vom Hausarzt schon seit längerer Zeit mit Fentanyl-Pflaster und Diclofenac-Tabletten behandelt. Zusätzlich bekam sie Movicol-Beutel.

Die Patientin zeigte sich von Beginn an unzufrieden mit der Chemotherapie. Vor der dritten Therapie äußerte sie Gedanken die Behandlung abzubrechen. Sie beklagte die geringe Unterstützung durch die Familie, wollte ihnen aber auch keine weiteren Umstände bereiten.

Aufgrund des reduzierten Allgemeinzustandes (AZ) bekam die Patientin zunächst 75% (60 mg/m^2 KOF Irinotecan) der geplanten CTx-Dosis aller Wirkstoffe. Bei der 5. und 6. Therapie wurde der Versuch unternommen, die Dosis auf 80% zu steigern.

Der Verlauf der untersuchten UAW ist in Tabelle 4.3 dargestellt. Zusätzlich beklagte die Patientin Schwindel, Atemnot, Nasenbluten und Geschmacksverlust.

Da die Patientin anhaltend über starke Übelkeit klagte, wurde die Antiemese vor der dritten Therapie von der Kombination 5-HT$_3$-Antagonist + Kortison auf die Kombination Neurokinin-1-Rezeptor-Antagonist + Kortison umgestellt. Dadurch kam es zu einer leichten Verbesserung der Symptome. Als Bedarfsmedikation bekam die Patientin Loperamid ausgehändigt, welches sie selbstständig bei Durchfällen einnahm. Sie wurde darüber informiert, dass sie bei Diarrhoe das Movicol pausieren sollte. Aufgrund des AZ der Patientin muss die Umsetzung jedoch in Frage gestellt werden. Ein Ansprechpartner der Familie stand diesbezüglich nicht zur Verfügung.

Überraschenderweise spiegeln sich die geäußerten zunehmenden Beschwerden nicht im Ergebnis der Lebensqualität wider (s. Tabelle 4.3).

Nach der Therapiepause im Anschluss an den ersten Zyklus kam die Patientin nicht zum nächsten vereinbarten ambulanten Chemotherapietermin. Die Rücksprache des behandelnden Oberarztes mit dem Hausarzt ergab, dass die Patientin die Therapie aufgrund von UAW nicht fortführen wollte.

Die Patientin hatte insgesamt 376 mg/m^2 KOF Irinotecan erhalten.

Fallnummer 2

Männlicher Patient 62,9 J. bei Therapiebeginn, bekam eine palliative CTx mit FolFIri, Avastin bei metastasiertem Rektumkarzinom. Hierbei handelte es sich um ein Rezidiv eines circa ein Jahr zuvor mit RCTx behandelten Rektumkarzinoms. Auf-

Tabelle 4.4: Verlauf der Schweregrade der Nebenwirkungen und der Globalen Lebensqualität (LQ) von Patient Fallnummer 2

Toxizität [Schweregrad]	Therapie												
	1	2	3	4	5	6	7	8	9	10	11	12	13
Hb	1	1	1	1	1	1	1	0	1	1	1	2	2
Leu	0	0	0	1	1	1	0	0	0	0	0	0	0
Thro	0	0	0	0	0	0	0	0	0	0	0	0	0
AST	1	0	0	0	0	0	0	1	1	1	1	1	1
ALT	0	0	0	0	0	0	0	0	0	1	0	1	0
AP	0	0	0	0	0	0	0	0	0	0	0	1	0
Bili	0	0	0	0	0	0	0	0	0	0	0	0	0
Nausea	0	k.A.	0	0	3	1	0	0	0	0	0	0	k.A.
Erbrechen	0	k.A.	0	0	0	0	0	0	0	0	0	0	k.A.
Diarrhoe	k.A.	k.A.	1	1	1	k.A.	2	2	2	2	2	2	k.A.
Mukositis	0	k.A.	1	0	0	0	1	0	2	0	0	0	k.A.
Haarausfall	0	k.A.	1	0	0	0	0	1	1	1	1	1	k.A.
Fieber	0	k.A.	0	0	0	0	0	0	0	0	1	0	k.A.
LQ [Punkte]	50		50			33,3			50			33,3	

* k.A. = keine Angabe

grund von Komplikationen bei der Rückverlegung des Anus praeter, bei der u.a. die Harnröhre durchtrennt worden war, hatte der Patient bei Beginn der CTx ein Ileostoma und einen suprapubischen Katheter. Er präsentierte sich mit leicht reduziertem AZ, BMI von 20,9 und auf Hilfe angewiesen. Die Ehefrau hatte vorübergehend ihren Beruf aufgegeben und die Pflege ihres Mannes übernommen.

Der Patient bekam häuslich wegen Hypertonie Beloc zok mite 1-0-0.

Im Therapieverlauf kam es immer wieder zu starken verzögerten Diarrhoen des durch das Ileostoma ohnehin wässerigen Stuhls. Die Durchfälle wurden mit Loperamid behandelt. Dennoch musste die 4. Infusion des zweiten Zyklus aufgrund von starker Diarrhoe und einer Mukositis um eine Woche verschoben werden. Die maximale Einstufung der Durchfälle gemäß NCI CTC Kriterien erfolgte jedoch in Grad 2, da der Stuhl bereits vor Therapiebeginn vermehrt gewesen war (siehe Verlauf der Nebenwirkungen in Tabelle 4.4).

Im Verlauf des ersten Zyklus kam es zu massiven stuhlartigen Ausflüssen aus dem Anus. Durch die aggressive Flüssigkeit lag der Patient wund und verlor an Gewicht. Die stationäre Aufnahme wurde nötig. Als Ursache für die Ausflüsse wurde eine Fistel ausfindig gemacht, durch die Pankreassekret aus dem Duodenum direkt in den Enddarm gelangte. Eine kausale Therapie war nicht möglich. Der Patient wurde während des stationären Aufenthalts parenteral ernährt und bekam zusätzlich eine niedermolekulare Trinknahrung (Provide Extra®) verordnet. Diese Drinks nahm der Patient auch nach der Entlassung weiterhin ergänzend zur Normalkost zu sich, um weiterem Gewichtsverlust vorzubeugen. Eine heimparenterale Ernährung lehnte er ab. Das Gesäß wurde mit dexpanthenol- und harnstoffhaltiger Creme versorgt. Der Patient bekam Tena Pants zur Aufnahme der Ausflüsse verschrieben.

Nach der ersten Infusion des dritten Zyklus bekam der Patient ein akutes Nierenversagen und musste erneut stationär behandelt werden. Nach längerem Aufenthalt auf der Palliativstation und einer insgesamt 3-monatigen Therapiepause, sollte die ambulante palliative CTx fortgesetzt werden. Da immer noch starke verzögerte Diarrhoen auftraten, wurde die Therapie nach insgesamt 1008 mg/m^2 KOF Irinotecan auf FuFOx umgestellt.

Der Therapieverlauf zeigte sich in der globalen Lebensqualität: vor der sechsten Infusion fiel diese parallel zur Verschlechterung der Symptome ab (s. Tabelle 4.4). Nach der stationären Therapie in der Mitte des zweiten Zyklus (vor Infusion 9) verbesserte sich die LQ wieder, ließ mit den weiterhin auftretenden Nebenwirkungen jedoch erneut nach (vor der 12. Infusion).

Der Patient wurde auch während der FuFOx-Therapie weiter begleitet, die Daten flossen allerdings wegen der ausgeprägten Vorbehandlung und des schlechten AZ nicht in die Auswertung der Oxaliplatin-Gruppe ein. Der Patient saß mittlerweile im Rollstuhl und konnte auch kurze Strecken nur mit Hilfe gehen. Von der FuFOx-Therapie konnten 5 Infusionen appliziert werden: 3 x 85% und 2 x 75% der geplanten Dosis (42,5 bzw. 37,5 mg/m^2 KOF Oxaliplatin). Starke Durchfälle wie unter der Irinotecan-Therapie traten nicht mehr auf, aber leichte kälteinduzierte Neuropathien. Die Lebensqualität wurde nach 3

Oxaliplatin-Infusionen noch einmal erhoben. Sie war wieder auf 50 P. angestiegen. Nach 202,5 mg/m^2 KOF Oxaliplatin wurde die palliative CTx abgebrochen. Der Patient war stark geschwächt und verwirrt. Es bestand der Verdacht, dass Hirnmetastasen die Symptome ausgelöst hatten. Ob dieser Verdacht sich bestätigt hat, ist jedoch unbekannt.

Fallnummer 3

Weibliche Patientin (78,3 J.) mit bösartiger Neubildung des Colon sigmoideum wurde nach Sigmaresektion adjuvant mit FuFOX behandelt (s. Kapitel 6). Geplant waren 5 Zyklen FuFOx anstelle der 12 Zyklen FolFOx4, weil die Patientin leicht gebrechlich war (ADL 80 P., IADL 6 P., MNA 4 P., TuG > 30 sec., MMSE konnte nicht durchgeführt werden). Vor allem hatte die Patientin durch die Sigmaresektion und Stomaanlage 8 kg Gewicht verloren. Zu Beginn der CTx betrug ihr BMI 19,5. Die Patientin lebte alleine, nachdem ihr Mann kurz zuvor verstorben war, bekam aber regelmäßig Hilfe im Haushalt und beim Einkaufen.

Da die Behandlung mit Oxaliplatin nach 4,75 Zyklen FuFOx (kumulative Oxaliplatin-Dosis 740 mg/m^2 KOF) wegen allergischer Reaktionen vorzeitig beendet werden musste, sollte ein Zyklus FolFIri-AIO 200 appliziert werden.

Die 6 Therapien wurden wegen des AZ mit 75% der geplanten Dosis appliziert, so dass die Patientin eine kumulative Irinotecan-Dosis von 360 mg/m^2 KOF erhielt. Es traten trotz des hohen Alters keine gravierenden Nebenwirkungen auf (s. Tabelle 4.5). Während der Oxaliplatin-Therapie hatte die Patientin immer wieder über Übelkeit und Appetitlosigkeit geklagt und trank seitdem unterstützend Standard-Trinknahrung (Fresubin Energy Fibre Drink®).

Die Patientin lehnte es ab, den Fragebogen zur Lebensqualität auszufüllen.

Tabelle 4.5: Verlauf der Schweregrade der Nebenwirkungen Patientin Fallnummer 3

Toxizität [Schweregrad]	Therapie					
	1	2	3	4	5	6
Hb	0	0	1	1	1	1
Leu	0	0	0	0	1	0
Thro	0	0	0	0	0	0
AST	1	k.A.	k.A.	k.A.	k.A.	k.A.
ALT	1	k.A.	k.A.	k.A.	k.A.	k.A.
AP	1	k.A.	k.A.	k.A.	k.A.	k.A.
Bili	0	k.A.	k.A.	k.A.	k.A.	k.A.
Nausea	0	0	k.A.	k.A.	k.A.	k.A.
Erbrechen	0	0	k.A.	k.A.	k.A.	k.A.
Diarrhoe	0	0	k.A.	k.A.	k.A.	k.A.
Mukositis	0	1	k.A.	k.A.	k.A.	k.A.
Haarausfall	1	0	k.A.	k.A.	k.A.	k.A.
Fieber	0	0	k.A.	k.A.	k.A.	k.A.

*k.A. = keine Angabe

Fallnummer 4

55 Jahre alter männlicher Patient mit in die Leber und das Peritoneum metastasiertem Sigmakarzinom. Der Patient bekam nach Sigmaresektion und Stomaanlage eine palliative Chemotherapie mit FolFIri-Avastin.

Der Patient hatte zuvor durch die Operation 4 kg Gewicht verloren und zu Beginn der CTx einen BMI von 24,8. Der Patient schilderte hauptsächlich Müdigkeit am Tag nach den Infusionen und vereinzelt leichte Durchfälle und Schmerzen im Unterbauch sowie ein leichtes Hand-Fuß-Syndrom. Er vertrug er die Therapie nach eigenen Angaben außerordentlich gut. Während der gesamten Therapie konnte er seinen Beruf (Selbstständig) weiter ausüben.

Der Patient nahm keine Medikamente ein, musste aber nach dem zweiten Zyklus aufgrund einer Thrombose mit niedermolekularem Heparin (Certoparin 8000 I.E. 2 x täglich) ambulant behandelt werden.

Aufgrund der guten Verträglichkeit der Therapie und der Berufstätigkeit des Patienten wurde die CTx nach 2 Zyklen (12 Therapien) von der wöchentlichen auf die 14-tägige Therapievariante umgestellt (FolFIri-Avastin,14-tägig). Die Verträglichkeit war nach wie vor insgesamt akzeptabel. Es kam aber nach den höher dosierten Infusionen verstärkt zu Fatigue und auch zu einer Zunahme von Übelkeit, Erbrechen und Diarrhoe (s. Tabelle 4.6).

Die gute Gesamtverträglichkeit spiegelte sich auch in der hohen globalen Lebensqualität wider. Ebenso die stärkeren UAW nach der Umstellung auf das 14-tägige Therapieschema. Diese führten zu einer verschlechterten LQ vor Therapie 15. Nach einer Umgewöhnungsphase erreichte der Patient jedoch wieder den Ausgangswert seiner LQ (s. Tabelle 4.6).

Nach 7 Zyklen FolFIri-Avastin, 14-tägig, also einer Gesamtdosis von 2220 mg/m² KOF Irinotecan wurde die Therapie vorerst beendet um das Stoma zurückzuverlegen. Aufgrund des guten AZ sollte auch die Möglichkeit der Entfernung der Lebermetastasen geprüft werden. Die weitere Begleitung des Patienten war somit nicht mehr möglich.

Tabelle 4.6: Verlauf der Schweregrade der Nebenwirkungen und der Globalen Lebensqualität (LQ) von Patient Fallnummer 4

[Schweregrad]	1	2	3	4	5	6	7	8	9	10	11	12	13	14	15	16	17	18	19
Hb	1	1	1	1	1	1	0	0	0	1	1	1	0	0	0	0	1	0	1
Leu	0	0	0	0	0	0	0	0	0	0	0	0	0	0	0	0	0	0	0
Thro	0	0	0	0	0	0	0	0	0	0	0	0	0	0	0	0	0	0	0
AST	1	1	1	1	1	1	1	1	1	1	1	1	2	2	1	1	1	1	1
ALT	2	1	1	1	1	1	1	1	1	1	1	1	3	3	3	2	1	1	1
AP	0	0	0	0	0	0	0	0	0	0	0	0	0	0	0	0	0	0	0
Bili	0	0	0	0	0	0	0	0	0	0	0	0	0	0	0	0	0	0	0
Nausea	0	0	0	1	0	0	0	0	0	0	0	0	0	2	k.A.	0	0	k.A.	k.A.
Erbrechen	0	0	0	0	0	0	0	0	0	0	0	0	0	2	k.A.	0	0	k.A.	k.A.
Diarrhoe	1	1	0	0	0	0	0	0	0	0	1	0	2	k.A.	2	2	k.A.	k.A.	
Mukositis	0	0	0	0	0	0	0	0	0	0	0	0	0	k.A.	0	0	k.A.	k.A.	
Haarausfall	0	k.A.	0	0	1	1	0	1	0	0	0	0	0	k.A.	0	1	k.A.	k.A.	
Fieber	0	0	0	0	0	0	0	0	0	0	0	0	0	k.A.	0	0	k.A.	k.A.	
LQ [Punkte]	83,3		83,3			83,3			83,3			83,3			66,7			83,3	

*k.A. = keine Angabe

Fallnummer 5

Bei Therapiebeginn 82,6 Jahre alter männlicher Patient mit metastasiertem Sigma-karzinom und Stoma bekam eine palliative Chemotherapie mit Avastin-FolFIri.

Der Patient hatte bis zu seiner Erkrankung mit seiner Ehefrau im Ruhrgebiet gelebt.

Er präsentierte sich mit deutlich reduziertem AZ: ADL 65 P., IADL 2 P., MMSE 21 P. MNA 7 P., TuG 27 Sekunden. Der BMI betrug 28,3.

Aufgrund von parallel bestehenden Grunderkrankungen bekam der Patient folgende Hausmedikation: ASS 100 mg 1-0-0, Beloc zok mite 1-0-0, Torasemid 10 mg 1-0-0, Simvastatin 20 mg 0-0-1.

Die Chemotherapie war noch im Ruhrgebiet begonnen worden. Dort war die erste Therapie des ersten Zyklus mit 80% der Regeldosis (144 mg/m^2 KOF Irinotecan) appliziert worden. Die Daten zur Verträglichkeit des ersten Therapietages standen daher nicht zur Verfügung. Die Therapie wurde in Soltau zunächst so weitergeführt, konnte aufgrund der guten Verträglichkeit jedoch ab der dritten Therapie mit 100% der gemäß Therapieschema geplanten Dosis fortgesetzt werden. Im Therapieverlauf hatte der Patient hauptsächlich Übelkeit, Erbrechen und Diarrhoe als Nebenwirkungen zu beklagen, außerdem verlor er alle Haare.

Im weiterenTherapieverlauf erholte sich der Patient deutlich. Dies spiegelte sich auch im vor der 12. Therapie wiederholten geriatrischen Assessment wider: ADL 80 P., IADL 3 P., MMSE 24 P., MNA 9 P.. Lediglich der TuG blieb mit 27 Sekunden unverändert.

Der Verlauf der Lebensqualität zeigte diesen Trend zur Verbesserung nicht. Neben den Nebenwirkungen als Einflussgröße auf die Lebensqualität muss jedoch auch die Erkrankung der Ehefrau in Betracht gezogen werden.

Zu dem Zeitpunkt, als diese Studie beendet wurde, hatte der Patient 3492 mg/m^2 KOF Irinotecan erhalten, ein Absetzen der Chemotherapie war nicht geplant.

Tabelle 4.7: Verlauf der Schweregrade der Nebenwirkungen und der Lebensqualität (LQ) von Patient Fallnummer 5

Toxizität	Therapie																			
[Schweregrad]	1	2	3	4	5	6	7	8	9	10	11	12	13	14	15	16	17	18	19	20
Hb	k.A.	1	1	1	1	1	1	1	1	1	1	1	1	1	1	1	1	1	1	1
Leu	k.A.	1	0	1	1	0	0	1	2	1	0	0	1	0	1	0	0	1	0	1
Thro	k.A.	0	0	0	0	0	0	0	0	0	0	0	0	0	0	0	0	0	0	0
AST	k.A.	k.A.	1	1	1	0	0	1	0	k.A.	0	0	1	0	0	0	0	1	0	1
ALT	k.A.	k.A.	0	0	0	0	0	0	0	k.A.	0	0	0	0	1	0	0	0	0	0
AP	k.A.	k.A.	0	0	0	0	0	0	0	k.A.	0	0	0	0	0	0	0	0	0	0
Bili	k.A.	k.A.	0	0	0	0	0	0	0	k.A.	0	0	0	0	0	0	0	0	0	0
Nausea	k.A.	1	2	0	0	k.A.	2	2	2	0	2	1	k.A.	2	1	2	0	0	0	k.A.
Erbrechen	k.A.	0	0	0	0	k.A.	0	2	2	0	1	0	k.A.	2	2	2	0	0	1	k.A.
Diarrhoe	k.A.	0	2	1	2	k.A.	2	2	2	0	0	1	k.A.	2	2	1	1	3	0	k.A.
Mukositis	k.A.	1	0	0	0	k.A.	0	0	1	0	0	0	k.A.	1	1	1	0	1	0	k.A.
Haarausfall	k.A.	1	1	1	1	k.A.	1	1	1	1	2	2	k.A.	2	2	2	2	2	2	k.A.
Fieber	k.A.	0	0	0	0	k.A.	0	0	0	0	0	0	k.A.	0	0	0	0	1	0	k.A.
LQ [Punkte]	k.A.	75				83,3				58,3				75				83,3		66,7

*k.A. = keine Angabe

Fallnummer 6 und 7 (Langzeittherapien)

Fallnummer 6 ist ein bei Therapiebeginn 75,4 Jahre alter männlicher Patient mit metastasierter bösartiger Neubildung des Zäkums.

Nach der Hemikolektomie bekam der Patient zunächst eine palliative FuFOx-Therapie (s. Kapitel 6). Zu Beginn der FuFOx-Behandlung präsentierte sich der Mann in gutem AZ (ADL 100 P., IADL 8P., MMSE 25 P., TuG 12 Sekunden, MNA 9 P.). Die FuFOx-Behandlung musste nach ca. 5 Monaten und einer kumulativen Oxaliplatin-Dosis von 822,5 mg/m^2 KOF wegen Neuropathien abgebrochen werden. Diese Neuropathien dauerten in nahezu unvermindertem Schweregrad bis zum Ende dieser Beobachtungsstudie und somit 2 Jahre nach Absetzen des Oxaliplatins an. Der Patient hatte Beschwerden in den Händen und den Füßen. Diese äußerten sich als Kribbel-Parästhesien und Taubheitsgefühle, wurden bei Kälte stets stärker, waren jedoch temperaturunabhängig permanent vorhanden. Die Beschwerden in den Händen störten die Feinmotorik. Beim Laufen verspürte der Patient ein Gefühl „wie ein Brett unter dem Fuß", so dass er in seiner Gangsicherheit eingeschränkt war.

Die palliative CTx wurde mit FolFIri-AIO 500 fortgeführt. Zu deren Beginn nahm der Patient folgende häusliche Medikamente ein: Carvedilol 12,5 mg 1-0-0, Spiro comp. 50/20 mg 1-0-0, Omeprazol 20 mg jeden 2. Tag 1-0-0, Metformin 850 mg 1-0-0, Simvastatin 40 mg jeden 2. Tag 0-0-1/2. Die Hausmedikation veränderte sich nicht im Verlauf der CTx.

Der Patient vertrug die irinotecan-basierte Therapie gut. Es stellte sich eine gewisse Konstanz der Nebenwirkungen ein. Zu diesen UAW zählten leichte Durchfälle am Tag nach der Irinotecan-Infusion, die ohne Loperamid am folgenden Tag wieder abklangen. Im Verlauf kam es immer wieder zu einer leichten Stomatitis und ausgeprägtem Hand-Fuß-Syndrom, vor allem nach Belastung der Hände. Der Patient klagte vor allem abends über starken Appetitverlust und verlor ca. 8 kg Gewicht innerhalb von 20 Monaten. Er wurde durch die Ernährungsberaterin geschult und bekam Elemental®-Trinkkost verordnet. Während der FolFIri-AIO 500-Therapie wurde eine stationäre Aufnahme des Patienten wegen Wasseransammlungen in der Lunge nötig. Nach 16 Monaten (kumulative Irinotecan-Dosis 4240 mg/m^2) kam es zu einem leichten Progress, die Behandlung wurde daraufhin auf FolFIri, Avastin umgestellt.

Auch die FolFIri, Avastin-Therapie vertrug der Patient gut. Er verspürte an den Tagen mit Bevacizumab jedoch größere Belastung gegenüber den Therapietagen ohne Bevacizumab. Nach 5 Monaten FolFIri, Avastin wurde erneut ein stationärer Aufenthalt wegen Wasseransammlungen in der Lunge nötig. Der Patient hatte zunehmend über Atemnot geklagt. Es wurden 3 l Wasser aus der Lunge entfernt und eine Pleurodese mit Doxycyclin durchgeführt.

Weitere Nebenwirkungen, die der Patient schilderte, waren tränende Augen und laufende Nase. Der Verlauf der dokumentierten Nebenwirkungen ist in Anlage G widergegeben.

Die Lebensqualität wurde während der Irinotecan-Therapie ca. ein Jahr lang dokumentiert. Sie wies durchweg moderate Werte auf und zeigte keine wesentlichen Veränderungen. Der Verlauf ist in Abbildung 4.1 dargestellt.

Als diese Studie endete, hatte der Patient 6240 mg/m^2 KOF Irinotecan erhalten, eine Dosisreduktion des Irinotecans war zu keiner Therapie vorgenommen worden. Das Absetzen der palliativen Therapie war nicht geplant. Der Patient war insgesamt während 25 Monaten Chemotherapie begleitet worden.

Verlauf der Lebensqualität der Patienten mit Langzeit-Irinotecan-Therapie

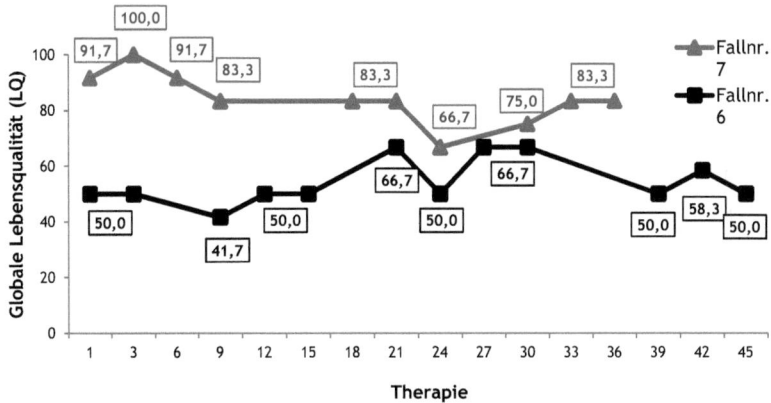

Abbildung 4.1: Verlauf der Globalen Lebensqualität (LQ) von 2 Patienten mit Langzeit-Irinotecan-Therapie. „Therapie" bezeichnet die Anzahl erhaltener Irinotecan-Infusionen.

Fallnummer 7 ist eine bei Therapiebeginn 62,3 Jahre alte weibliche Patientin mit in die Leber metastasiertem Sigmakarzinom. Vor Beginn der palliativen Chemotherapie mit FolFIri, Avastin war eine Sigmaresektion mit Stomaanlage erfolgt. Im Zuge der Operation hatte die Patientin 4,5 kg Gewicht verloren und begann die ambulante Therapie mit einem BMI von 21,9 und leicht reduziertem AZ.

Sie nahm folgende Hausmedikation ein: Levothyroxin 75 µg 1-0-0, Pantoprazol 40 mg 1-0-0. Das Pantoprazol wurde 4 Wochen nach Beginn der CTx abgesetzt, weitere Änderungen der Hausmedikation erfolgten nicht. Die Patientin musste jedoch kurzzeitig Doxycyclin wegen eines Zeckenbisses einnehmen und bekam Metronidazol-Creme wegen einer Rosazea verordnet.

Der AZ der Patientin verbesserte sich im Verlauf der CTx und sie vertrug diese gut. Die Hauptnebenwirkung war Übelkeit, daher wurde die Antiemese nach dem ersten Zyklus von der Kombination 5-HT$_3$-Antagonist + Kortison auf die Kombination Neurokinin-1-Rezeptor-Antagonist + Kortison umgestellt. Im weiteren Therapieverlauf wurden zusätzlich Metoclopramid-Tropfen als Bedarfsmedikation eingesetzt. Mit dieser Kombination war die Nausea für die Patientin gut erträglich. Durchfälle traten vereinzelt, aber in geringen Schweregraden auf. Die Patientin litt unter Haarausfall, der nach dem 3. Zyklus FolFIri, Avastin das Tragen einer Perücke erforderlich machte. Trotz andauernder CTx wuchsen die Haare jedoch wieder, so dass die Patientin ca. ein Jahr nach Beginn der Therapie wieder auf die Perücke verzichten konnte. Es kam zu Geschmackseinschränkungen bis hin zu –verlust, der Appetit war an den Tagen der Übelkeit reduziert, die Patientin konnte sich aber zum Essen überwinden.

Aufgrund der guten Verfassung der Patientin wurde nach 6 Zyklen FolFIri, Avastin die Therapie auf die 14-tägige Variante (FolFIri, Avastin- 14-tägig) umgestellt, um der Patientin mehr Freiraum zu schaffen. Diese Therapievariante wurde jedoch nicht vertragen, die Patientin fühlte sich schlapp und müde und verspürte erneut stärkere Übelkeit (s. Anlage G). Daher wurde nach dreimaliger Applikation die Therapie zurück auf FolFIri, Avastin umgestellt. Bis zum Ende dieser Beobachtungsstudie wurden weitere 6 Zyklen appliziert. Die Patientin wurde insgesamt 23 Monate begleitet und hatte in der Zeit 6220 mg/m^2 KOF Irinotecan erhalten. Ein Ende der Therapie ist vorerst nicht geplant, aufgrund des guten Gesundheitszustandes der Patientin und der positiven Ergebnisse des Kontroll-CTs soll jedoch die Option der chirurgischen Entfernung der Lebermetastasen erneut geprüft werden. Dies war im Verlauf der Chemotherapie bereits zuvor ein Mal geschehen, zu dem damaligen Zeitpunkt jedoch (noch) nicht möglich.

Ähnlich wie Patient Fallnummer 2 äußerte diese Patientin eine gewisse Konstanz im Auftreten der Nebenwirkungen. Dies spiegelt sich auch in der hohen Lebensqualität wider, welche während der ersten 6 Zyklen FolFIri, Avastin erhoben worden war (s. Abbildung 4.1) und darin, dass keine Dosisreduktion erforderlich geworden war.

Diese 2 Fallbeispiele zeigen, dass eine Langzeit-Therapie mit Irinotecan in Hinblick auf Verträglichkeit und Lebensqualität auch bei Älteren vertretbar ist.

4.2.2 Applizierte Dosis

Die Gesamtübersicht der jeweils verordneten Erstlininen-, Zweitlininen- und ggf. Drittlinientherapie (Therapieverläufe) ist in Tabelle 4.2 dargestellt. Die Einzelverläufe sind in den Fallbeschreibungen in Kapitel 4.2.1. dargelegt. In den folgenden Kapiteln werden die Daten zur applizierten Dosis, zur Verträglichkeit und zur Lebensqualität für alle Irinotecanpatienten zusammengefasst ausgewertet.

4.2.2.1 Maximale kumulative Höchstdosis

Die Patienten 5, 6 und 7 wurden nach dem Ende dieser Beobachtungsstudie weiterhin mit Irinotecan behandelt. Für die Patienten 1, 2, 3 und 4 war die Behandlung nach der abgebildeten Dosis (vorerst) beendet, diese stellt also die maximale kumulative Höchstdosis dar (s. Abbildung 4.2).

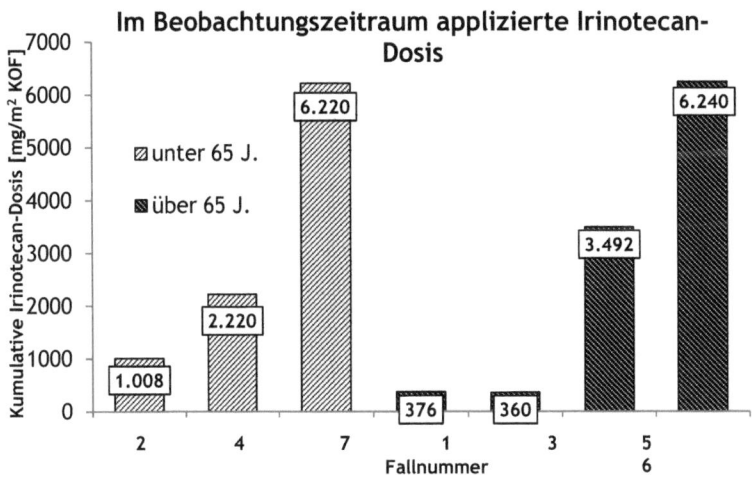

Abbildung 4.2: Im Beobachtungszeitraum insgesamt pro Patient applizierte Irinotecan-Dosis (kumulative Dosis).

4.2.2.2 Dosisreduktionen

Insgesamt wurden 215 Irinotecan-Infusionen appliziert. Davon wurden n=17 (3,3%) in reduzierter Dosis verabreicht. Drei der sieben Patienten (42,9%) bekamen niemals eine Dosisreduktion. Die genaue Übersicht der applizierten Infusionen und der Dosisreduktionen mit der jeweiligen Ursache ist in Tabelle 4.8 dargestellt. Bei zwei Patienten wurde die Dosis prophylaktisch wegen des fortgeschrittenen Alters für die gesamte Therapie reduziert (Fallnummer 1 und 3). Bei einem weiteren Patienten wurden die ersten beiden Infusionen prophylaktisch wegen des Alters in reduzierter Dosis appliziert (Fallnummer 5). Bei zwei Patienten wurden Dosisreduktionen aufgrund von UAW erforderlich.

Tabelle 4.8: Übersicht über die Anzahl der pro Patient applizierten Irinotecan-Infusionen und die Anzahl und Ursachen der vorgenommenen Dosisreduktionen des Irinotecans

	Fallnummer						
	1	2	3	4	5	6	7
Irinotecan-Infusionen (n)	6	13	6	19	20	78	74
Irinotecan-Dosisreduktionen (n)	6	2	6	0	3	0	0
Grund für Dosisreduktion	Alter	Nausea Diarrhoe	Alter	-	Alter Erbrechen	-	-

4.2.3 Unerwünschte Arzneimittelwirkungen (Toxizitäten)

4.2.3.1 Maximale Toxizität pro Patient

Die maximalen Toxizitäten, die von den Patienten während der Irinotecan-Therapie geschildert wurden, sind in Tabelle 4.9 zusammengefasst. Grad 4 Nebenwirkungen traten bei keinem der Patienten auf. Grad 3 Nebenwirkungen wurden für Diarrhoe und Übelkeit protokolliert. Außerdem kam es zu Grad 3 Leukopenie und ALT-Anstieg. Überwiegend verliefen die UAW mild (Grad 1). Aufgrund der geringen Patientenzahl erfolgte bei der maximalen Toxizität der

Irinotecan-Patienten kein statistischer Vergleich zwischen den Altersgruppen über 65 J. und unter 65 J..

Tabelle 4.9: Maximale Toxizität der hämatologischen, metabolischen und symptomatischen Nebenwirkungen der mit Irinotecan behandelten Patienten

Toxizität		Maximale Toxizität pro Patient in % (n)				
		keine	Grad 1	Grad 2	Grad 3	Grad 4
hämatologisch	Anämie	-	85,7 (6)	14,3 (1)	-	-
	Leukozyten	28,6 (2)	42,9 (3)	14,3 (1)	14,3 (1)	-
	Thrombozyten	85,7 (6)	-	14,3 (1)	-	-
metabolisch	AST	-	57,1 (4)	42,9 (3)	-	-
	ALT	14,3 (1)	71,4 (5)	-	14,3 (1)	-
	AP	71,4 (5)	28,6 2)	-	-	-
	Bilirubin	85,7 (6)	14,3 (1)	-	-	-
symptomatisch	Übelkeit	14,3 (1)	57,1 (4)	14,3 (1)	14,3 (1)	-
	Erbrechen	28,6 (2)	42,9 (3)	28,6 (2)	-	-
	Diarrhoe	14,3 (1)	-	71,4 (5)	14,3 (1)	-
	Mukositits	14,3 (1)	57,1 (4)	28,6 (2)	-	-
	Haarausfall	-	71,4 (5)	28,6 (2)	nb	nb
	Fieber	28,6 (2)	71,4 (5)	-	-	-

nb = nicht belegt (Grad 2 = kompletter Haarverlust)

4.2.3.2 Verlauf der Toxizitäten

Die Verläufe der Schweregrade der Toxizitäten der Irinotecan-Patienten während der Chemotherapie sind in den Fallbeschreibungen in Kapitel 4.2.1 zu finden. Auf eine statistische Auswertung wurde aufgrund der interindividuell unterschiedlichen Therapiedauer und der insgesamt geringen Patientenzahl verzichtet.

4.2.4 Globale Lebensqualität im Verlauf der Chemotherapie

Aufgrund der verschiedenen Therapieverläufe und unterschiedlichen Anzahl an erhaltenen Therapien (s. Tabelle 4.2) wird im Folgenden exemplarisch lediglich der Verlauf der Globalen Lebensqualität von 5 Patienten über 6 Therapien ausgewertet. Verläufe der Lebensqualität von Patienten mit Langzeittherapie sind in Kapitel 4.2.1 in Abbildung 4.1 dargestellt, sowie die einzelnen Verläufe der Lebensqualität in den jeweiligen Fallbeispielen.

Der Verlauf der Globalen Lebensqualität zeigt keine wesentlichen Veränderungen während der sechs Therapien. Patienten unter 65 J. zeigen eine deutlich höhere, wenn auch aufgrund der geringen Patientenzahl nicht statistisch signifikant bessere Lebensqualität zu allen drei Messpunkten (s. Abbildung 4.3).

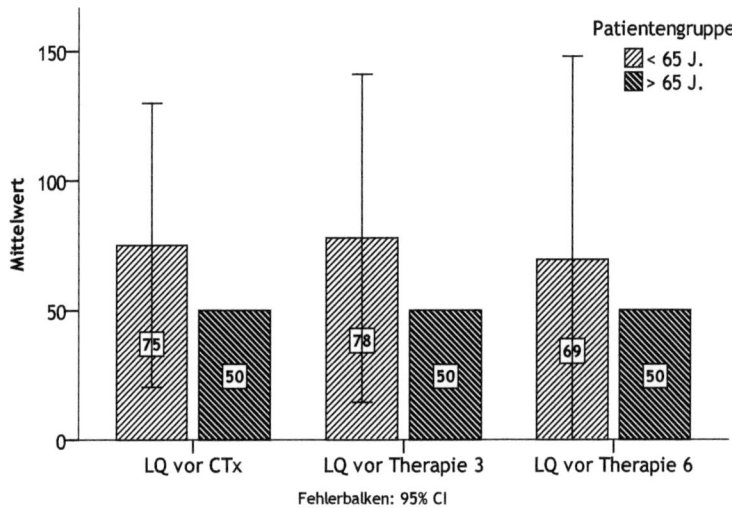

Abbildung 4.3: Verlauf der Globalen Lebensqualität (LQ) der Irinotecan-Patienten. Anmerkung: Die älteren Patienten gaben einheitlich eine LQ von 50 Punkten an, so dass kein Fehlerbalken abgebildet ist. „Therapie" bezeichnet die Anzahl erhaltener Irinotecan-Infusionen.

4.2.5 Interaktionen

Obwohl unter der Hausmedikation der mit Irinotecan behandelten Patienten Arzneistoffe waren, die über das Cytochrom-P450-3A4-System oder die UDP-Glucuronyl-transferase 1A1 (UGT1A1) metabolisiert werden und/oder diese Enzyme hemmen, bzw. induzieren können, ergab die Literaturrecherche keine bekannte Wechselwirkung mit Irinotecan. Tabelle 4.10 zeigt eine Übersicht der verordneten Wirkstoffe und der Einstufung des pharmakokinetischen und/oder pharmakodynamischen Interaktionspotentials mit Irinotecan. Die genauen Angaben zu der Hausmediktion, sofern welche verordnet war, finden sich in den Fallbeschreibungen in Kapitel 4.2.1. Keiner der Patienten war Raucher.

Tabelle 4.10: Pharmakokinetisches (pk) und pharmakodynamisches (pd) Interaktionspotential zwischen der verordneten Hausmedikation und Irinotecan

Wirkstoff, bzw. Medikament	Metabolisierung / Elimination	Einstufung des Interaktionspotentials
Acetylsalicylsäure	vorwiegend enzymatische Metaboli-sierung, keine CYP-Beteiligung, Ausscheidung renal	keine pk Interaktion zu erwarten; keine pd Interaktion bekannt
Diclofenac	CYP2C9 Substrat: Hydroxylierung und Konjugation in der Leber, dann renale Elimination	Irinotecan inhibiert in vitro CYP2C9, klinische Relevanz unklar [140]; keine pd Interaktion bekannt
Certoparin	Desulfatierung und Depolymerisation in der Leber	keine pk Interaktion zu erwarten; keine pd Interaktion bekannt
Fentanyl	Metabolisierung durch CYP3A4 in der Leber, dann renale Elimination; schwache CYP3A4-Inhibition	bisher keine Literaturhinweise auf pk Interaktion; pk Interaktionspotential unklar; keine pd Interaktion
Furosemid	vorwiegend unveränderte renale Elimination	keine pk Interaktion zu erwarten; bei durch Irinotecan verursachtem Durchfall / Erbrechen besteht die erhöhte Gefahr der Dehydratation (= pd Interaktion)
Levothyroxin	u.a. Glucoronidierung: UGT1A1-Substrat	Interaktionspotential unklar, bisher keine Literaturhinweise auf klinisch relevante pk Interaktion; keine pd Interaktion bekannt
Metformin	unveränderte renale Elimination	keine pk Interaktion zu erwarten; keine pd Interaktion bekannt
Metoprolol	oxidative Metabolisierung in der Leber durch CYP2D6; renale Elimination	keine pk Interaktion zu erwarten, da Metabolisierung über verschiedene Isoenzyme; pd Interaktion: anhaltende Bradykardien möglich
Omeprazol	Metabolisierung hauptsächlich durch CYP2C19; renale Elimination; schwache CYP3A4-Inhibition, UGT1A1-Induktion	pk Wechselwirkung scheint nicht klinisch relevant [42]; keine pd Interaktion bekannt
Pantoprazol	Verstoffwechselung hauptsächlich durch CYP2C19; schwacher CYP2C9 und 3A4-Hemmer	bisher kein Hinweis auf klinisch relevante pk Interaktion; keine pd Interaktion bekannt
Simvastatin	CYP3A4-Substrat; Ausscheidung mit Faeces; schwacher CYP3A4-Inhibitor	keine Literatur zu pk Interaktion; antitumorale Eigenschaften von Simvastatin werden diskutiert [141]
Spironoloacton	renale und hepatische Elimination nach Sulfatierung	s. Furosemid
Torasemid	CYP2C9-Substrat	s. Furosemid und Diclofenac
Movicol	unveränderte Darmpassage	keine pk Interaktion zu erwarten; pd Interaktion: Verstärkung von Diarrhoen möglich

5 Diskussion Teil 1: Irinotecan

5.1 Verträglichkeit Irinotecan

5.1.1 Applizierte Dosis, Therapiedauer und Lebensqualität

Es gibt keine Empfehlungen einer maximal zu applizierenden kumulativen Dosis. Auch eine kumulative Toxizität nach Irinotecan-Gabe wurde bisher nicht beschrieben. Da Irinotecan ausschließlich zur Behandlung des metastasierten KRK zugelassen ist, richtet sich die Dauer der Behandlung und die Wahl des Therapieschemas nach der klinischen Situation und dem Verlauf der Erkrankung [76]. Die palliative CTx wird bis zum Progress der Erkrankung oder dem Auftreten inakzeptabler Nebenwirkungen fortgeführt. Bei Tumorprogress kann eine Zweit- bzw. Dritt-Linien-Therapie durchgeführt werden. Das mediane Überleben von Patienten mit mKRK liegt z.Zt. bei ca. 24 Monaten [111]. Leider stehen nur wenige Daten zum breiten Einsatz von Irinotecan außerhalb klinischer Studien zur Verfügung, wie häufig z.b. die Therapie auf Wunsch des Patienten aufgrund von Nebenwirkungen beendet werden muss oder wie häufig im klinischen Alltag Dosisreduktionen des Irinotecans vorgenommen werden müssen. In einem Fallbericht einer 74-jährigen Patientin mit mKRK beschreibt der Autor, dass die Patientin 6 Monate CTx mit Bevacizumab+FolFIri ohne Dosisreduktion erhalten hatte. Während der Therapie traten lediglich moderate Diarrhoe und Mukositis (Grad 2) auf [142]. Eine retrospektive Auswertung von 23 Patienten über 70 J., die mit Irinotecan 80 mg/m^2 KOF wöchentlich behandelt worden waren, ergab Dosisreduktion bei 5 Patienten (21,7%). Bei den in dieser Arbeit vorgestellten Fallberichten erhielten 4 der 7 Patienten (57,1%) Dosisreduktionen des Irinotecans. Bei 2 Patienten wurde die Dosisanpassung aufgrund von UAW nötig. Die vorgestellten Fälle wurden jedoch z.T. mit verschiedenen Therapieschemata behandelt. Das Nebenwirkungsprofil des Irinotecans variiert zwischen den verabreichten Schemata [143, 144]. So kann neben den patientenindividuellen Faktoren auch das applizierte Therapieschema einen Einfluss auf die unterschiedliche Verträglichkeit ausgeübt haben. Wie das Fallbeispiel der 74-jährigen Patientin hat jedoch auch diese Arbeit gezeigt, dass eine Irinotecan-Therapie bei älteren Patienten mit guter Verträglichkeit möglich ist. 2 Patienten dieser Untersuchung erhielten eine Langzeit-Therapie über ca. 2 Jahre ohne Dosisreduktion. Einer dieser Patienten war über 75 Jahre alt. Bei 2 Patienten wurde die CTx bereits von Beginn an prophylaktisch wegen des Alters reduziert. In den beiden Fällen war jedoch mehr der geriatrische Gesamtzustand als das numerische Patientenalter für die prophylaktische Dosisreduktion verantwortlich. Dies zeigt, dass durch ein geriatrisches Assessment wertvolle Zusatzinformationen gewonnen werden können. Der Patient über 75 J., der eine Langzeit-Irinotecantherapie ohne Dosisreduktion erhalten hatte, wies im geriatrischen Assessment keine Einschränkungen auf. Dennoch ist das chronologische Patientenalter für behandelnde Ärzte ein Grund die Dosis zu reduzieren. So ergab eine Umfrage im Jahr 2008 unter 188 australischen Onkologen, dass 41 (22,7%) von ihnen die Dosis bei fitten älteren Patienten routinemäßig reduzieren [145]. Patienten über 75 J. wurden in jener Untersuchung als „Älter" bezeichnet.

Aufgrund der geringen Fallzahl dieser Studie kann keine Aussage getroffen werden, ob die Irinotecan-Dosis generell nur selten aufgrund von Toxizitäten reduziert werden muss, bzw. wie häufig die Therapie auf Patientenwunsch wegen Nebenwirkungen vorzeitig beendet wird. In der vorliegenden Arbeit brach eine ältere Patientin die CTx aufgrund von Nebenwirkungen auf eigenen Wunsch vorzeitig ab. Ein weiterer Fallbericht einer 74-jährigen weiblichen Patientin mit mKRK beschreibt hingegen, dass die Patientin immer wieder eine Fortführung der palliativen CTx einforderte, eventuell sogar Nebenwirkungen verleugnete, um keinen Therapieabbruch zu gefährden [146]. Gerade in der palliativen Situation sollten die Entscheidung über die Therapiedauer und die Dosis von Zeit zu Zeit geprüft und gegebenenfalls angepasst werden. Das geriatrische Assessment und die Kriterien nach Balducci können eine Hilfe dabei sein, den Zustand des Patienten einzuschätzen [147]. Die Entscheidung sollte jedoch in Abstimmung mit dem Patienten und auch unter Berücksichtigung der Lebensqualität getroffen werden [148].

Eine Studie mit 40 Patienten (Median 65 J.) mit mKRK untersuchte den Einfluss von Irinotecan in Kombination mit einem oralen Fluoropyrimidin auf die Lebensqualität. Dazu wurde die Lebensqualität vor und nach der Behandlung mit dem EORTC QLQ-C30 bestimmt. Die Globale Lebensqualität zeigte eine Verbesserung von 59,7 auf 65,3 Punkte. Differenzen unter 10 Punkten wurden jedoch nicht als klinisch relevant erachtet. So kamen die Autoren Tsunadi et al. unter Berücksichtigung aller *Single Items*, Symptom- und Funktionsskalen zu dem Fazit, dass die Therapie die LQ lediglich in vertretbarem Maß negativ beeinflusste [149]. Rosati et al. erhoben die Wirksamkeit und Verträglichkeit von Capecitabin in Kombination mit Irinotecan (CapIri) oder Oxaliplatin bei Patienten mit mKRK über 70 J.. Die Lebensqualität war ebenfalls Bestandteil jener Studie. Die Patienten füllten den EORTC QLQ-C30 vor Therapiebeginn und nach 3 Zyklen CTx aus. 94 Patienten (Median 74 J.) wurden in die Studie eingeschlossen, 47 von ihnen mit CapIri behandelt. Die Rücklaufquote des EORTC-Fragebogens betrug > 70%. Die Globale Lebensqualität (LQ) verbesserte sich bei 21% der CapIri-Patienten.

Die Dosierungen und Therapieintervalle des Irinotecans beider Studien stimmten nicht genau mit denen der vorliegenden Arbeit überein. Auch verwendeten die Studien von Tsunadi et al. und Rosati et al. ein orales Fluoropyrimidin anstelle von infusionalem 5-FU. Dies erschwert die direkte Gegenüberstellung der Ergebnisse. Der Vergleich von Resultaten des EORTC QLQ-C30 mit Referenzwerten sollte zudem adaptiert an Alter und Geschlecht erfolgen [150]. Dieses Vorgehen bietet sich auch bei dem Vergleich von Ergebnissen verschiedener Studien an. Leider haben sowohl Tsunadi et al. als auch Rosati et al. die Ergebnisse nicht getrennt nach Geschlecht abgebildet. Bei Rosati et al. fehlen zusätzlich die Angaben, in welchem Ausmaß die LQ sich verbesserte und die Angabe der Mittelwerte der LQ vor Therapiebeginn und nach 3 Zyklen. So kann die klinische Relevanz der Verbesserung der LQ nicht beurteilt werden. Dennoch zeigten beide Studien, dass die LQ durch die irinotecanbasierte CTx nicht in unvertretbarem Maß beeinträchtigt wird. Die älteren Patienten dieser Arbeit wiesen im Mittel eine konstante LQ von 50 P. auf. Die der Jüngeren lag im Bereich von 70 P. ohne relevante Veränderungen während der CTx. Die Globale Lebensqualität wurde weder bei Älteren noch bei Jüngeren durch die Behandlung mit Irinotecan signifikant negativ beeinflusst. Somit entsprechen diese Ergebnisse denen von Tsunadi et al. und Rosati et al.. Dabei ist zu beachten, dass die Lebensqualität eine individuelle Betrachtung ist. Krebspatienten legen der Bewertung ihrer Lebensqualität andere Kriterien zugrunde als Nicht-Krebspatienten.

5.1.2 Maximale Toxizität pro Patient

Die Ergebnisse der vorliegenden Arbeit können nur eingeschränkt mit denen anderer Studien in Relation gesetzt werden. Die kleine Fallzahl und die Heterogenität der Therapieschemata erschweren den Vergleich mit anderen Studien. Die häufigste UAW war erwartungsgemäß die verzögerte Diarrhoe. Die Häufigkeitsraten der dokumentierten Nebenwirkungen entsprachen in etwa denen anderer Studien zum Einsatz von Irinotecan in Kombination mit 5-FU/Folinsäure beim mKRK [48, 151, 152]. Unerwartete Nebenwirkungen wurden nicht berichtet. Sastre et al. untersuchten die Wirksamkeit und Verträglichkeit von Irinotecan in Kombination mit kontinuierlicher 5-FU 48h-Infusion bei Patienten über 72 Jahre. Sie berichteten von einem Patienten, der akutes Nierenversagen in Kombination mit Grad 4 Diarrhoe erlitt [153]. In dieser Untersuchung erfuhr ebenfalls ein Patient ein akutes Nierenversagen in Kombination mit starken Durchfällen.

Auffällig war jedoch die insgesamt recht gute Verträglichkeit, die in Einzelfällen auch die Langzeit-Therapie ermöglichte.

5.1.3 Anwendung bei älteren Patienten

Eine der ersten Studien zur Verträglichkeit und Wirksamkeit von Irinotecan bei älteren Patienten mit mKRK schloss 22 Patienten über 74 J. ein. Die Autoren kamen zu dem Schluss, dass die CTx wirksam und gut verträglich ist [154]. Eine weitere Untersuchung zeigte ebenfalls keinen Unterschied im Gesamtüberleben und dem Auftreten von Nebenwirkungen zwischen Patienten über 70 J. und unter 70 J. [155]. Die Autoren und weitere Übersichtsarbeiten kamen zu dem Schluss, dass die Irinotecan-Dosis bei älteren Patienten nicht automatisch reduziert werden sollte, wie es zuvor empfohlen worden war [126, 155-157]. Dennoch müssen patientenindividuelle Faktoren stets berücksichtigt werden. So kann im Einzelfall bei Patienten aufgrund des geriatrischen Status eine Dosisreduktion nötig sein, um das Maß der Nebenwirkungen erträglich zu halten [158]. Fornaro et al. untersuchten Wirksamkeit und Sicherheit von Irinotecan in Kombination mit Cetuximab als Zweitlinientherapie nach Irinotecan-Versagen bei Patienten mit mKRK über 70 J. [159]. Sie kamen aufgrund der Häufigkeit von Dosisreduktionen und Therapieverschiebungen zu dem Schluss, dass Ältere eine leicht reduzierte Irinotecan-Dosis (130-150mg/m^2 KOF alle 2 Wochen) in Kombination mit Cetuximab erhalten sollten.

Trotz der z.T. ermunternden Studienergebnisse zum Einsatz von Irinotecan bei Älteren zeigte eine retrospektive Auswertung der Behandlungsakten von 520 amerikanischen Patienten mit KRK aus 10 verschiedenen onkologischen Praxen, dass Patienten über 65 J. signifikant seltener mit Irinotecan behandelt wurden als Patienten unter 65 J. (42% vs. 56%) [160]. So werden weitere Studien zum Einsatz von Irinotecan bei älteren Patienten mit KRK benötigt. Vor allem um die für Ältere am besten geeigneten Therapieschemata in der Erstlinien-, Zweitlinien- und Drittlinientherapie aufzuzeigen.

5.1.4 Irinotecan in der adjuvanten Therapie des KRK

Drei große Studien konnten keinen signifikanten Vorteil bezüglich des krankheitsfreien Überlebens und des Gesamtüberlebens für Irinotecan plus Folinsäure/5-FU gegenüber Folinsäure/5-FU alleine in der adjuvanten Therapie des KRK nachweisen [161-163]. Irinotecan wird folglich nicht routinemäßig in der adjuvanten Therapie des KRK eingesetzt. Dennoch wird dieses Thema vielfach diskutiert, zumal für Subgruppen ein Benefit durch die Zugabe von Irinotecan zu Folinsäure/5-FU gezeigt werden konnte [164]. Auf Basis dieser Daten wurde auch in dieser Untersuchung eine Patientin, die die adjuvante CTx mit Oxaliplatin vorzeitig beenden musste, mit Irinotecan weiterbehandelt.

5.1.5 Klinische Relevanz des Interaktionspotentials

Die Analyse des Interaktionspotentials der Hausmedikationen mit Irinotecan wies potentielle Wechselwirkungen nach. Die klinische Relevanz dieser potentiellen Interaktionen ist jedoch fraglich. Unbestritten ist, dass Irinotecan unter Beteiligung des CYP3A4-Systems metabolisiert wird und ein Interaktionspotential besteht [32, 33, 140]. Am besten beschrieben sind die Wechselwirkungen über das Cytochrom-P450-System mit Antikonvulsiva, Azolantimykotika und Johanniskraut. Diese besitzen eine nachgewiesene klinische Relevanz [36, 38, 39, 41]. Johanniskraut und z.B. Phenytoin induzieren das Cytochrom-P450-System. Dies führt zu einer verringerten Irinotecan-Exposition [36, 38, 39, 165]. Azolantimykotika wie Ketoconazol hingegen hemmen das Cytochrom-P450-System und führen zu einer gesteigerten Irinotecan-Exposition [41]. Diese Medikamente nahm in der vorliegenden Untersuchung kein Patient ein. Zu der Wechselwirkung zwischen Metoprolol und Irinotecan, die von der ABDA-Datenbank ausgewiesen wurde, sind keine Fallbeispiele in der Literatur zu finden. Van der Bol et al. untersuchten in 2 Studien den Einfluss von Thiamazol bzw. Omeprazol auf die Pharmakokinetik und –dynamik des Irinotecans. Dazu wurde den Patienten jeweils Irinotecan alleine oder in Kombination mit Omeprazol, bzw. Thiamazol appliziert. Plasmaspiegel von Irinotecan und seinen Metaboliten wurden gemessen, um Veränderungen der Pharmakokinetik zu detektieren. Zusätzlich dokumentierten die Autoren die UAW des Irinotecans, um Änderungen in der Pharmakodynamik aufzuzeigen. Die Studie ergab erhöhte SN-38- und SN-38-G-Plasmaspiegel, wenn Thiamazol parallel appliziert wurde, jedoch keine verstärkte Toxizität des Irinotecans. Van der Bol et al. empfehlen dennoch Vorsicht bei gleichzeitiger Applikation von Irinotecan und Thiamazol. Die Kombination von Irinotecan und Omeprazol führte hingegen weder zu einer Veränderung der Pharmakokinetik des Irinotecans noch zu verstärkten UAW. Die Autoren betrachten die gleichzeitige Anwendung daher als sicher [42, 166]. Jansman et al. dokumentierten ähnlich wie in der vorliegenden Arbeit die Hausmedikation von Patienten, die mit Oxaliplatin oder Irinotecan behandelt wurden und identifizierten potentielle Arzneimittelinteraktionen mittels Literaturrecherche. Die Autoren bildeten zur Beurteilung der klinischen Relevanz der Interaktionen ein Gremium aus Ärzten und Apothekern. Dieses identifizierte 12 klinisch relevante Interaktionen mit Irinotecan, darunter die bereits erwähnten mit Ketoconazol, Phenytoin, Phenobarbital und Johanniskraut [165]. Weitere kombinierte Untersuchungen der Pharmakokinetik und des Auftretens von UAW nach dem Muster von van der Bol et al. sind dennoch nötig, um die klinische Relevanz von Interaktionen zwischen Irinotecan und anderen Arzneistoffen abschließend beurteilen zu können. Studien, wie die vorliegende Arbeit und die von Jansman et al. tragen dazu bei Wirkstoffkombinationen mit Irinotecan aufzudecken, die im klinischen Alltag verwendet werden und aufgrund potentieller Wechselwirkungen näher untersucht werden sollten.

6 Ergebnisse Teil 2: Oxaliplatin

6.1 Daten zur Verträglichkeit von Oxaliplatin

Im Beobachtungszeitraum wurden insgesamt 18 Patienten mit Oxaliplatin behandelt. Zwei dieser 18 Patienten erhielten Irinotecan in der Zweitlinientherapie und flossen in der Irinotecangruppe ebenfalls in die Auswertung ein (s. Kapitel 4.1).

Sechs (33%) der mit Oxaliplatin behandelten Patienten waren weiblich, 12 (67%) männlich. Der Altersmedian betrug 72,4 Jahre (45,0 – 81,5). 14 Patienten waren über 65 Jahre, vier waren unter 65 Jahre. Alle Patienten waren chirurgisch vorbehandelt. Die detaillierte Patientencharakteristik ist in Tabelle 6.1 dargestellt.

15 Patienten erhielten eine adjuvante FolFOx4-Therapie. Eine Patientin bekam aus Altersgründen und wegen ihres reduzierten AZ eine adjuvante Therapie mit FuFOx anstelle des FolFOx4-Schemas. Zwei Patienten erhielten eine palliative Behandlung mit FuFOx (s. Abbildung 6.1).

Alle Patienten, die eine Oxaliplatin-Therapie erhalten hatten, flossen in die statistischen Auswertungen ein. Die Auswertungen erfolgten nach dem „Intention-to-treat"-Prinzip.

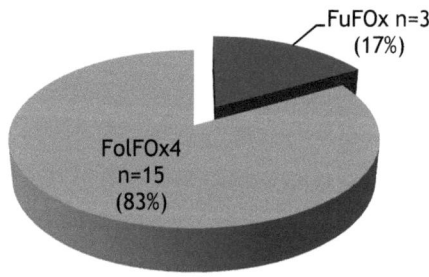

Abbildung 6.1: Bei der Behandlung mit Oxaliplatin eingesetzte Therapieschemata. Die Grafik zeigt, wie viele Patienten mit FuFOx, bzw. FolFOx4 behandelt wurden. Die Regeldosen und Behandlungsintervalle der einzelnen Schemata sind in Kapitel 1.4.6.1 beschrieben.

Ergebnisse Teil 2: Oxaliplatin

Tabelle 6.1: Patientencharakteristik der mit Oxaliplatin behandelten Patienten

		Patientengruppe		
		unter 65J.	über 65J.	gesamt
Geschlecht	weiblich	1	5	6
	männlich	3	9	12
Alter bei Beginn der Chemotherapie [J.]	Median	58,65	73,37	72,37
	Minimum	44,99	70,29	44,99
	Maximum	64,34	81,49	81,49
BMI	Mittelwert	30,7	26,0	27,02
künstlicher Darmausgang („Stoma")	nein	3	10	13
	ja	1	4	5
UICC-Stadium der Erkrankung	Stadium III	3	10	13
	Stadium IV	1	4	5
Chemotherapieprotokoll	FuFOx	0	3	3
	FolFOx4	4	11	15
Therapieziel	Kuration (adjuvante Therapie)	4	12	16
	Palliation	0	2	2
ICD-10	C18.0	0	4	4
	C19	1	1	2
	C20	0	2	2
	C18.7	2	2	4
	C18.2	0	3	3
	C18.4	0	1	1
	C18.5	1	1	2
Fernmetastasen	keine	3	10	13
	C78.7 Lebermetastasen	0	2	2
	Lebermetastasen, aber reseziert	1	2	3
chirurgische Vorbehandlung	nicht näher spezifiziert	0	3	3
	Hemikolektomie	2	7	9
	Rektumresektion	2	3	5
	Sigmaresektion	0	1	1

6.1.1 Therapieabbrüche

Bei vier Patienten wurde die Behandlung mit Oxaliplatin aufgrund von Nebenwirkungen beendet. Drei dieser Patienten waren mit FuFOx behandelt worden und eine Patientin mit FolFOx4.

Einer palliativ behandelten 81,5 Jahre alten FuFOx-Patientin konnten maximal 75 mg/m^2 KOF Oxaliplatin in zwei Therapien appliziert werden. Danach erlitt die Patientin einen Insult.

Einem männlichen palliativen FuFOx-Patienten (75,4 J.) konnten maximal 822,5 mg/m^2 KOF Oxaliplatin in 19 Therapien appliziert werden. Die Behandlung wurde aufgrund anhaltender Neuropathien beendet. Der Patient wurde anschließend mit FolFlri-AIO 500 weiterbehandelt (s. 4.2.1).

Der adjuvant mit FuFOx therapierten Patientin konnten 740 mg/m^2 KOF Oxaliplatin in 19 Therapien appliziert werden. Dies entsprach 4,75 der geplanten 5 Zyklen. Zu diesem Zeitpunkt traten allergische Reaktionen auf, die eine Fortführung der Therapie unmöglich machten. Der Versuch einer Desensitivierung mit 30% der Regeldosis und verlängerter Infusionsdauer musste abgebrochen werden. Die Patientin erhielt schließlich einen Zyklus FolFlri-AIO 200 (s. 4.2.1).

Eine 73-jährige Patientin brach ihre adjuvante FolFOx4-Therapie nach sechs Zyklen (476 mg/m^2 KOF Oxaliplatin) wegen Diarrhoen und Fatigue ab. Somit beendeten 14 der 15 FolFOx4-Patienten die geplanten 12 Zyklen. Die drei FuFOx-Behandlungen wurden aufgrund von UAW beendet.

Die kumulativen Oxaliplatin-Dosen aller Patienten, die innerhalb der 12 Zyklen bzw. bis zum Therapieabbruch appliziert wurden, sind im folgenden Kapitel beschrieben (s. Abbildung 6.2).

6.1.2 Applizierte Dosis (Patienten unter 65 J. vs. über 65 J.)

6.1.2.1 Maximale kumulative Höchstdosis

Ausgangshypothese H_0: die in den Altersgruppen applizierte Oxaliplatin-Dosis unterschied sich nicht

Keiner der 15 FolFOx4 –Patienten erreichte die geplante Dosis von 1020 mg/m² KOF Oxaliplatin. Die adjuvant mit FuFOx behandelte Patientin (Fallnummer 9) hätte 1000mg/m² KOF Oxaliplatin bekommen sollen. Sie erreichte die geplante Dosis ebenfalls nicht. Für die palliative Therapie wird keine insgesamt zu applizierende Dosis definiert (s. 1.4.6).
Die maximale pro Patient applizierte kumulative Oxaliplatin-Dosis aller Patienten [mg/m² KOF] ist in Abbildung 6.2 widergegeben.

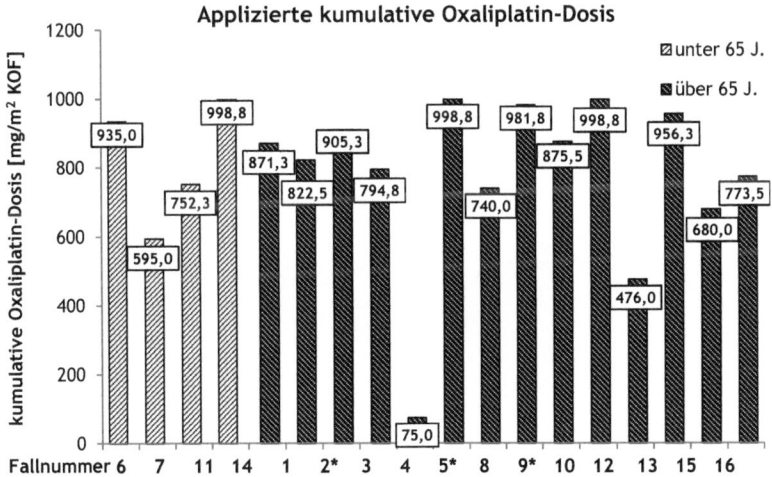

Abbildung 6.2: Die applizierte kumulative Oxaliplatin-Dosis zeigt, wie viel Oxaliplatin pro Patient insgesamt verabreicht wurde. Die Patienten, die mit FuFOx, also einer geringeren Oxaliplatin-Regeldosis in einer höheren Frequenz, behandelt wurden, sind mit * gekennzeichnet. Da alle Behandlungen beendet waren, stellt die kumulative Oxaliplatin-Dosis die maximale applizierte kumulative Dosis dar.

Die Patientengruppen über 65 J. und unter 65 J. unterschieden sich nicht signifikant bezüglich:

- der absoluten kumulativen Oxaliplatin-Höchstdosis, die pro Patient appliziert werden konnte
- des prozentualen Anteils, der insgesamt von der geplanten kumulativen Dosis appliziert werden konnte.

Patienten über 65 J. wiesen dabei tendenziell einen geringeren prozentualen Anteil der applizierten Dosis auf (77,8% vs. 80,4%). Dabei ist zu beachten, dass 3 der älteren Patienten mit FuFOx behandelt worden waren (s. Abbildung 6.3). Betrachtet man ausschließlich die mit FolFOx4 behandelten Patienten bekamen die Patienten über 65 J. im Mittel 846,52 mg/m² KOF Oxaliplatin (83% der geplanten Dosis) appliziert, die Patienten unter 65 J. 820,25 mg/m² KOF Oxaliplatin (80,4% der geplanten Dosis). Auch diese Unterschiede sind nicht signifikant (jeweils p=0,790).

Die Nullhypothese, dass sich die applizierte Dosis zwischen den Patientengruppen nicht unterscheidet, darf nicht abgelehnt werden.

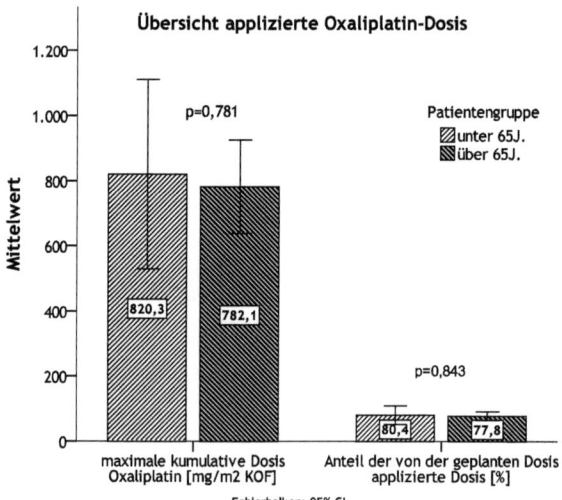

Abbildung 6.3: Übersicht der in den Patientengruppen applizierten Oxaliplatin-Dosis. Die maximale kumulative Dosis entspricht der Summe der einzelnen Oxaliplatin-Dosen, welche ein Patient im Therapieverlauf erhalten hat. Der Anteil der von der geplanten Dosis applizierten Dosis berücksichtigt im Gegensatz zur kumulativen Dosis in mg/m² KOF die Differenz zwischen laut Schema vorgesehener kumulativer und tatsächlich applizierter kumulativer Dosis.

6.1.2.2 Verlauf der kumulativen Dosis

Da die FuFOx-Patienten eine niedrigere Regeldosis erhielten, was den Gesamteindruck des Verlaufs der absoluten kumulativen Dosis verfälschen würde, wird in Abbildung 6.4 zunächst lediglich der Verlauf der kumulativen Oxaliplatin-Dosen der FolFOx4-Patienten abgebildet.

Die Darstellung zeigt, dass sich die Patientengruppen bezüglich des Verlaufes der kumulativen Dosen tendenziell unterschieden. Die jüngeren Patienten erhielten zunächst höhere Oxaliplatin-Dosen. Dies änderte sich jedoch zu dem 10. Zyklus. Ab dem Zeitpunkt war die kumulative Dosis in der Gruppe über 65 J. größer als bei den jüngeren Patienten (s. Abbildung 6.4). So unterschieden sich die Patientengruppen nicht signifikant bezüglich der insgesamt applizierten Dosis (s. 6.1.2.1), doch bezüglich des Verlaufes der applizierten Dosen. Somit wurden während der FolFOx4-Therapie in den Altersgruppen Dosisreduktionen zu unterschiedlichen Zeitpunkten in unterschiedlichem Ausmaß vorgenommen. Die Dosisreduktionen werden in den Kapiteln 6.1.2.3 und 6.1.2.4 näher betrachtet.

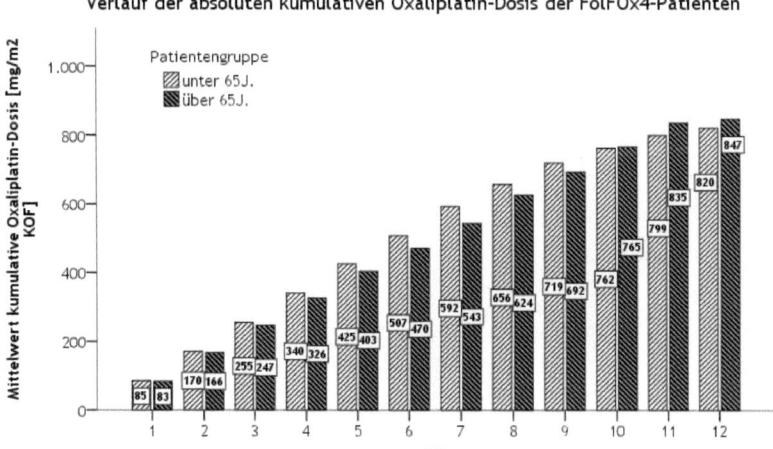

Abbildung 6.4: Verlauf der kumulativen Oxaliplatin-Dosis [mg/m^2 KOF] der FolFOx4-Patienten getrennt nach Altersgruppen. Die kumulative Dosis entspricht der Summe der zu dem Zeitpunkt applizierten Oxaliplatin-Dosen. Das FolFOx4-Schema sieht vor, dass zu jedem Zyklus 85 mg/m^2 KOF appliziert werden.

Um die mit FuFOx behandelten Patienten in die Auswertung einzuschließen, wird der Verlauf der Dosisdichte dargestellt (s. Abbildung 6.5). Die Dosisdichte weist aus, welcher prozentuale Anteil von der laut Schema vorgesehenen Dosis appliziert wurde. Abbildung 6.5 zeigt ebenfalls, dass die jüngeren Patienten zunächst die höheren kumulativen Dosen erhielten. Dosisreduktionen wurden gegenüber den älteren Patienten erst später im Therapieverlauf vorgenommen. Die Gründe der Dosisreduktionen werden in Kapitel 6.1.2.3 analysiert.

Die Darstellung der Dosisdichte zeigt zusätzlich, dass die jüngeren Patienten ab der 10. Oxaliplatin-Infusion Dosisreduktionen in größerem Ausmaß erhielten als die Älteren. So lag die Dosisdichte in der Gruppe unter 65 J. bei der 10. Therapie bei 50%, in der Gruppe über 65 J. bei 72,1%. Bei der 12. Therapie erhielten die Jüngeren lediglich 25% der geplanten Dosis, die Älteren 51,8% (s. Abbildung 6.5).

Beide Patientengruppen haben jedoch gemeinsam, dass die Dosisdichte im Therapieverlauf kontinuierlich abnahm. Dies wird im Kapitel 6.1.2.4 näher betrachtet.

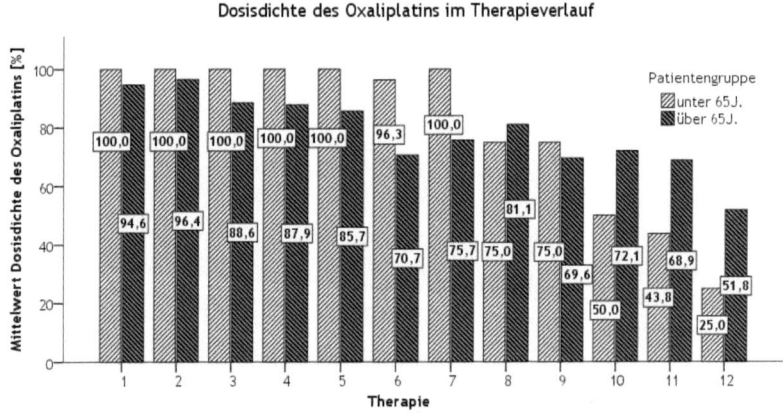

Abbildung 6.5: Verläufe der Dosisdichte (prozentualer Anteil, der von der geplanten Dosis appliziert werden konnte) des Oxaliplatins über 12 Therapien getrennt nach Altersgruppen. Da verschiedene Therapieschemata (FolFOx4 und FUFOx) einflossen, wird der Begriff „Therapie" anstelle von „Zyklus" verwendet. „Therapie" bezeichnet somit die Abfolge der Oxaliplatin-Infusionen.

6.1.2.3 Dosisreduktionen

Insgesamt wurden 214 Oxaliplatin-Infusionen appliziert. Davon wurden n=83 (38,8%) in reduzierter Dosis verabreicht. Die meisten Dosisreduktionen erfolgten aufgrund von Neurotoxizität (35%), Thrombopenie (20%) und prophylaktisch wegen des fortgeschrittenen Alters (18%). Weitere Ursachen für Dosisreduktionen waren reduzierter Allgemeinzustand, Nausea, Erbrechen, Diarrhoe, Leukopenie und allergische Reaktionen auf Oxaliplatin. Die Häufigkeiten der einzelnen Ursachen sind in Abbildung 6.6 dargestellt.
Das Auftreten der Nebenwirkungen wird in Kapitel 6.1.3 behandelt.

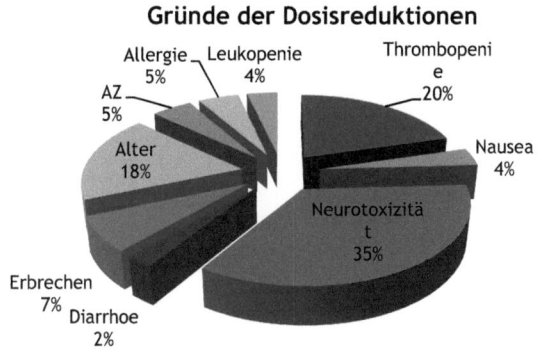

Abbildung 6.6: Häufigkeit der einzelnen Gründe der Oxaliplatin-Dosisreduktionen.

Die jüngeren Patienten erhielten insgesamt n=11 (22,91%) ihrer Infusionen in reduzierter Dosis. Durchschnittlich bekam jeder Patient n=2,75 Dosisreduktionen.
Die Älteren bekamen n=72 (43,37%) der Oxaliplatin-Gaben in reduzierter Dosis. Die mittlere Anzahl an Dosisreduktion betrug n=5,14.
Die Älteren erhielten also häufiger Dosisreduktionen. Diese Unterschiede waren jedoch nicht statistisch signifikant (p=0,192; p=0,285).
Die Hauptursache für Dosisreduktionen bei den jüngeren Patienten war Neurotoxizität (82%). Bei den Älteren waren Neurotoxizität (27%), Thrombopenie (23%) und das Alter (21%) die häufigsten Gründe für Dosisreduktionen des Oxaliplatins. Die Häufigkeiten der einzelnen Gründe getrennt nach Altersgruppen sind in Abbildung 6.7 abgebildet.

Tabelle 6.2: Anzahl der pro Patient applizierten Oxaliplatin-Infusionen und der vorgenommenen Oxaliplatin-Dosisreduktionen mit Ursache. Patienten unter 65 J. sind mit * gekennzeichnet. Neben den für die Dosisreduktion verantwortlichen UAW können weitere aufgetreten sein (s. 6.1.3)

Fall-nummer	Therapie-schema	Anzahl Infusionen (n)	Gesamtanzahl Dosisreduktionen (n)	Grund für Dosisreduktion(en)
1	FolFOx4	12	4	Thrombopenie (3x), Übelkeit (1x)
2	FuFOx	19	11	Thrombopenie (8x), Neuropathie (3x)
3	FolFOx4	12	3	Thrombopenie (1x), Diarrhoe (1x), Neuropathie (1x)
4	FolFOx4	12	9	Erbrechen (5x), Neuropathie (4x)
5	FuFOx	2	2	prophylaktisch wegen Alter
6*	FolFOx4	12	1	Neuropathie
7*	FolFOx4	12	5	Erbrechen (1x), Neuropathie (4x)
8	FolFOx4	12	1	Neuropathie
9	FuFOx	19	12	prophylaktisch wegen Alter (1x), Neuropathie (7x), reduzierter AZ (2x), Allergie (2x)
10	FolFOx4	12	2	Leukopenie (1x), Thrombopenie (1x)
11*	FolFOx4	12	4	Übelkeit (1x), Neuropathie (3x)
12	FolFOx4	12	4	AZ (1x), Allergie (1x), Leukopenie (2x)
13	FolFOx4	12	1	Thrombopenie
14*	FolFOx4	12	1	Neuropathie
15	FolFOx4	6	2	Thrombopenie (1x), Diarrhoe (1x)
16	FolFOx4	12	3	Thrombopenie (2x), Neuropathie (1x)
17	FolFOx4	12	6	Neuropathie (3x), AZ (1x), Übelkeit (1x), Allergie (1x)
18	FolFOx4	12	12	prophylaktisch wegen Alter

Das Maximum der Anzahl der Oxaliplatin-Dosisreduktionen pro Patient betrug bei den Älteren n=12 und bei den Jüngeren n=5 (p=0,334) (s. Tabelle 6.2). Die Anzahl an pro Patient vorgenommenen Dosisreduktionen und deren Gründe sind in Tabelle 6.2 dargelegt.

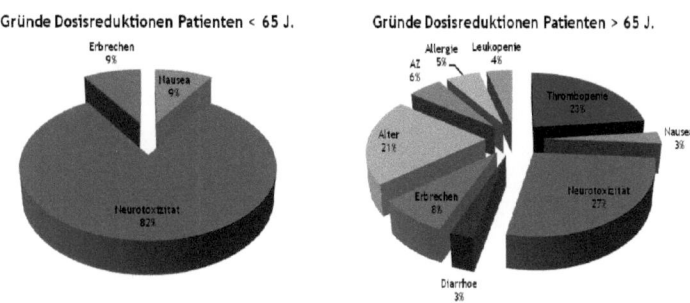

Abbildung 6.7: Häufigkeit der Gründe der Oxaliplatin-Dosisreduktionen getrennt nach Altersgruppen.

6.1.2.4 Verlauf der Dosisreduktionen

Abbildung 6.8 zeigt, dass die Anzahl der Patienten mit Oxaliplatin-Dosisreduktion im Therapieverlauf zunahm. Zusätzlich korrelierte die kumulative Oxaliplatin-Dosis schwach, aber signifikant mit der Häufigkeit der Dosisreduktionen (r=0,208; p=0,003). Je höher die bereits applizierte kumulative Dosis war, desto mehr Patienten erhielten also eine Dosisreduktion. Lediglich 20% (n=3) der Patienten mit FolFOx4-Therapie wurden beim letzten Zyklus 100% der geplanten Dosis appliziert.

Ergebnisse Teil 2: Oxaliplatin

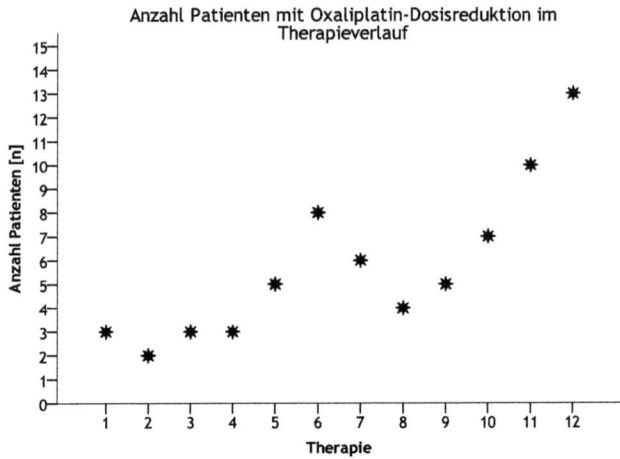

Abbildung 6.8: Anzahl der Patienten mit Dosisreduktion des Oxaliplatins im Therapieverlauf.

Um den Verlauf der Anzahl an Dosisreduktionen zwischen den Altersgruppen zu vergleichen, wird aufgrund der unterschiedlichen Gruppengrößen der prozentuale Anteil an Patienten mit Dosisreduktionen in Abbildung 6.9 dargestellt.

Die Darstellung verdeutlicht, dass von den Älteren zunächst mehr Patienten eine Dosisreduktionen erhielten als von den Jüngeren. Sie zeigt jedoch auch, dass der prozentuale Anteil an Patienten mit Dosisreduktion bei der 12. Therapie keinen deutlichen Unterschied (75% der Jüngeren vs. 71,4% der Älteren) zwischen den Altersgruppen aufwies. In Ergänzung zu Abbildung 6.5 wird somit deutlich, dass die geringere Dosisdichte der jüngeren Patienten nicht durch eine größere Anzahl an Patienten mit Dosisreduktion, sondern durch stärkere Dosisreduktionen verursacht wurde.

Der Therapieverlauf lässt sich am treffendsten so zusammenfassen, dass die älteren Patienten bereits von Therapiebeginn an geringe Dosisreduktionen erhielten, z.T. prophylaktisch wegen des hohen Alters. Mit zunehmenden UAW stieg die Anzahl der Patienten mit Dosisreduktion weiter an. Die Jüngeren hingegen erhielten zunächst keine, dann aber sehr starke Dosisreduktionen aufgrund von UAW. Hauptsächlich verursachte Neurotoxizität Dosisreduktionen bei Jüngeren, bei den Älteren waren verschiedene UAW für die Dosisreduktionen verantwortlich (s. 6.1.2.3).

Häufigkeit und Schweregrad der insgesamt aufgetretenen UAW werden im nächsten Kapitel betrachtet.

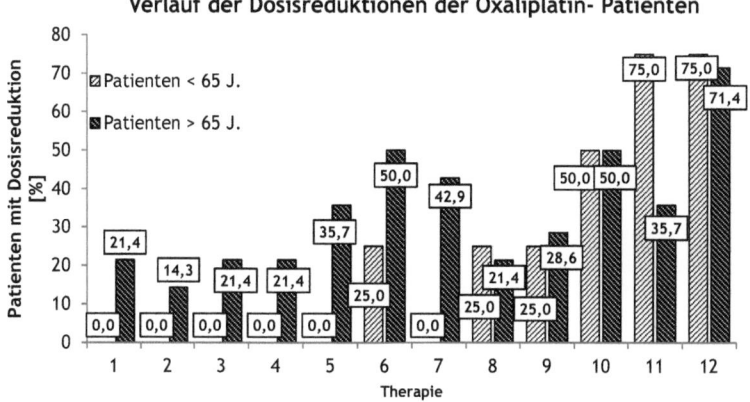

Abbildung 6.9: Prozentualer Anteil der Patienten mit Oxaliplatin-Dosisreduktion im Therapieverlauf getrennt nach Altersgruppen.

6.1.3 Unerwünschte Arzneimittelwirkungen (Toxizitäten)

6.1.3.1 Maximale Toxizität pro Patient

Die meisten Nebenwirkungen waren mild (Grad 1 und Grad 2). Grad 3 und 4 UAW traten lediglich im Bereich der symptomatischen Toxizitäten auf (Übelkeit, Erbrechen, Diarrhoe, Fieber und Neurotoxizität).

Tabelle 6.3: Maximale Toxizität der hämatologischen, renalen, metabolischen und symptomatischen Nebenwirkungen der mit Oxaliplatin behandelten Patienten

Toxizität		Maximale Toxizität pro Patient in % (n)				
		keine	Grad 1	Grad 2	Grad 3	Grad 4
hämato-logisch	Anämie	-	83,3	16,7 (3)	-	-
	Leukozyten	33,3 (6)	44,4 (8)	22,2 (4)	-	-
	Thrombozyten	16,7 (3)	38,9 (7)	44,4 (8)	-	-
renal	Serumkreatinin	38,9 (7)	61,1	-	-	-
metabo-lisch	Serumalbumin	33,3 (6)	66,7 (12)	-	-	-
symp-toma-tisch	Übelkeit	22,2 (4)	27,8 (5)	33,3 (5)	16,7 (3)	-
	Erbrechen	55,6	16,7 (3)	22,2 (4)	5,6 (1)	-
	Diarrhoe	11,1 (2)	33,3 (6)	33,3 (6)	11,1 (2)	11,1 (2)
	Mukositis	16,7 (3)	77,8	5,6 (1)	-	-
	Haarausfall	16,7 (3)	77,8	5,6 (1)	nb	nb
	Fieber	61,1	16,7 (3)	16,7 (3)	5,6 (1)	-
	Allergie	55,6	22,2 (4)	22,2 (4)	-	-
	Neurotoxizität	-	22,2 (4)	16,7 (3)	50 (9)	11,1 (2)
	Infekt	72,2	27,8 (5)	-	-	-

nb=nicht belegt (Grad 2 = kompletter Haarverlust)

Keinerlei Toxizität trat nur im Bereich der hämatologischen Nebenwirkungen für Anämie und im Bereich der symptomatischen Nebenwirkungen bei den Neuropathien nicht auf, d.h. alle Patienten erlitten mindestens Grad 1 Anämie und Neuropathie. Im Bereich der Anämie verblieb es bei 83,3% der Patienten bei Grad 1 und bei 16,7% der Patienten bei Grad 2. Bei den Neuropathien hingegen hatten lediglich 22,2% der Patienten Grad 1 als maximalen Schweregrad, 16,7% Grad 3 und 50% Grad 3 und 11,1% der Patienten sogar Grad 4. Die maximalen Schweregrade pro Patient für alle evaluierten Nebenwirkungen sind in Tabelle 6.3 dargestellt.

6.1.3.2 Maximale Toxizität pro Patient (unter 65 J. vs. über 65 J.)

Ausgangshypothese H_0: die in den Altersgruppen beobachtete maximale Toxizität der untersuchten Nebenwirkungen unterschied sich nicht

Die maximale Toxizität pro Patient getrennt nach Altersgruppen ist in Tabelle 6.4 angegeben. Die Altersgruppen unterschieden sich signifikant im Bereich der hämatologischen Toxizität und der symptomatischen Toxizität.

Die hämatologische Toxizität, die sich signifikant zwischen den Altersgruppen unterschied, war die Thrombopenie (t-Test: p= 0,014). Patienten über 65 J. hatten signifikant höhergradige Thrombopenien.

Im Bereich der symptomatischen Nebenwirkungen unterschied sich die Übelkeit signifikant zwischen den Altersgruppen (t-Test: p=0,002). Bei dieser UAW erlitten jedoch die Patienten unter 65 J. höhere Schweregrade.

Die Ausgangshypothese muss für die Toxizitäten Thrombopenie und Übelkeit abgewiesen werden.

Tabelle 6.4: Kreuztabelle der maximalen Toxizität pro Patient in den Altersgruppen

	Toxizität		keine	Grad 1	Grad 2	Grad 3	Grad 4
			\multicolumn{5}{c|}{Maximale Toxizität pro Patient (n)}				
hämatologisch	Anämie	< 65 J.	-	3	1	-	-
		> 65 J.	-	12	2	-	-
	Leukozyten	< 65 J.	2	2	0	-	-
		> 65 J.	4	6	4	-	-
	Thrombozyten	< 65 J.	2	2	0	-	-
		> 65 J.	1	5	8	-	-
renal	Serumkreatinin	< 65 J.	1	3	-	-	-
		> 65 J.	6	8	-	-	-
metabolisch	Serumalbumin	< 65 J.	2	2	-	-	-
		> 65 J.	4	10	-	-	-
symptomatisch	Übelkeit	< 65 J.	0	0	1	3	-
		> 65 J.	4	5	5	0	-
	Erbrechen	< 65 J.	1	1	1	1	-
		> 65 J.	9	2	3	0	-
	Diarrhoe	< 65 J.	1	1	1	1	0
		> 65 J.	1	5	5	1	2
	Mukositis	< 65 J.	0	4	0	-	-
		> 65 J.	3	10	1	-	-
	Haarausfall	< 65 J.	1	3	0	nb	nb
		> 65 J.	2	11	1	nb	nb
	Fieber	< 65 J.	3	0	1	0	-
		> 65 J.	8	3	2	1	-
	Allergie	< 65 J.	2	2	0	-	-
		> 65 J.	8	2	4	-	-
	Neurotoxizität	< 65 J.	0	0	0	3	1
		> 65 J.	0	4	3	6	1
	Infekt	< 65 J.	2	2	-	-	-
		> 65 J.	11	3	-	-	-

nb=nicht belegt (Grad 2 = kompletter Haarverlust)

6.1.3.3 Zusammenhang zwischen maximaler Toxizität und Patientenalter

Das Alter bei Beginn der Chemotherapie zeigte eine mittlere bivariate negative Korrelation mit dem maximalen Toxizitätsgrad des Erbrechens und eine schwache negative Korrelation mit dem maximalen Toxizitätsgrad der Neurotoxizität (s. Tabelle 6.5). Dies bedeutet, dass mit zunehmendem Patientenalter geringere maximale Schweregrade des Erbrechens und der Neurotoxizität auftraten. Diese Korrelation verschwindet für die maximale Neurotoxizität jedoch, wenn man die maximale kumulative Oxaliplatin-Dosis als Störgröße berücksichtigt (s. Tabelle 6.6). Es handelt sich also um eine Scheinkorrelation zwischen dem Alter und dem Schweregrad der maximalen Neurotoxizität bedingt durch die kumulative Oxaliplatin-Dosis.

Tabelle 6.5: Signifikante Korrelationen zwischen dem Alter und der maximalen Toxizität

			maximaler Toxizitätsgrad Erbrechen	maximaler Toxizitätsgrad Neurotoxizität
Spearman-Rho	Alter bei Beginn der Chemotherapie	Korrelationskoeffizient	-,551*	-,482*
		Sig. (2-seitig)	,018	,043
		N	18	18

* Die Korrelation ist auf dem 0,05 Niveau signifikant (zweiseitig).

Tabelle 6.6: Signifikante Korrelationen zwischen dem Alter und der maximalen Toxizität unter Berücksichtigung der maximalen kumulativen Oxaliplatin-Dosis als Störgröße

Kontrollvariablen			maximaler Toxizitätsgrad Erbrechen	maximaler Toxizitätsgrad Neurotoxizität
maximale kumulative Dosis Oxaliplatin	Alter bei Beginn der Chemotherapie	Korrelation	-,588	-,382
		Signifikanz (zweiseitig)	,013	,130

Das Patientenalter vor Beginn der Chemotherapie zeigte also ausschließlich einen direkten Zusammenhang mit dem Erbrechen: Jüngere Patienten erlitten Erbrechen höheren Schweregrades.

6.1.3.4 Verlauf der Toxizitäten

Im folgenden Kapitel wird der Verlauf der Schweregrade der Toxizitäten während der Chemotherapie mittels linearer Regression dargestellt.

6.1.3.5 Verlauf der Toxizitäten (unter 65 J. vs. über 65 J.)

Ausgangshypothese H_0: die Verläufe der Schweregrade der Nebenwirkungen unterschieden sich nicht zwischen den Altersgruppen.

Hämatologische Toxizitäten

Der Verlauf der Schweregrade der Anämie unterschied sich nicht signifikant zwischen den Patientengruppen über 65 J. und unter 65 J. ($p_{intercept}$=0,233; p_{slope}= 0,798).
Die Patienten unter 65 J. wiesen tendenziell höhergradige Anämie auf als die Patienten über 65 J. und hatten schon vor Beginn der CTx eine Grad 1 Anämie. Diese stieg im weiteren Verlauf der Therapie nicht wesentlich an (s. Abbildung 6.10). Die älteren Patienten erreichten ca. ab dem 7. Zyklus Anämie Grad 1.

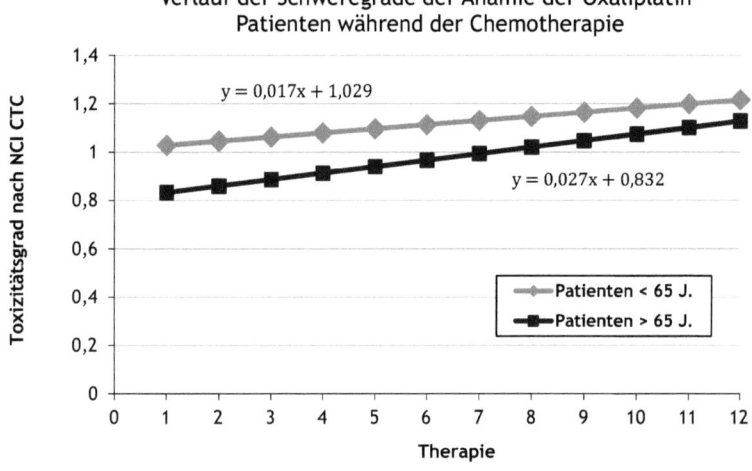

Abbildung 6.10: Verlauf der Schweregrade der Anämie der Oxaliplatin-Patienten während der CTx. Da verschiedene Therapieschemata (FolFOx4 und FUFOx) einflossen, wird der Begriff „Therapie" anstelle von „Zyklus" verwendet. „Therapie" bezeichnet somit die Abfolge der Oxaliplatin-Infusionen.

Die Steigungen waren in beiden Altersgruppen sehr gering, die Anämie zeigte also eine gewisse Konstanz im Verlauf der CTx. Dennoch ist ein stärkerer Anstieg der Anämie bei den älteren Patienten im Verlauf der CTx zu erkennen (s. Abbildung 6.10).

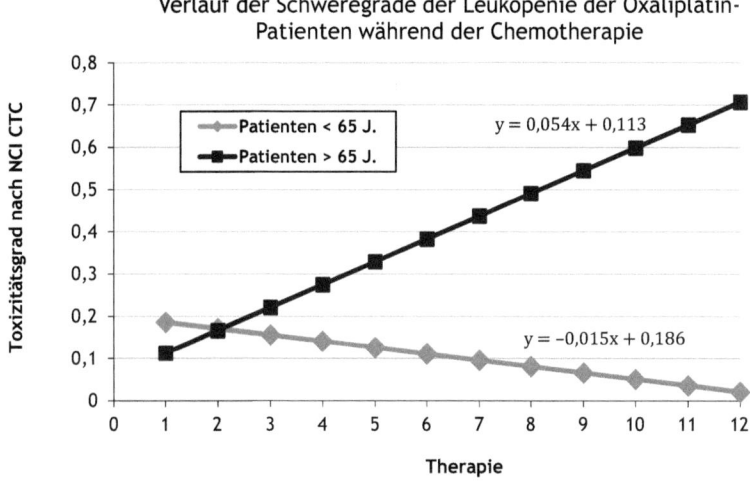

Abbildung 6.11: Verlauf der Schweregrade der Leukopenie der Oxaliplatin-Patienten.

Patienten über 65 J. und unter 65 J. wiesen beinahe gleiche Schweregrade der Leukopenie zu Beginn der CTx auf ($p_{intercept}=0{,}695$). Die Leukopenien verliefen insgesamt mild (s. auch 6.1.3.1). Die älteren Patienten erreichten fast Grad 1 am Ende der CTx. Die Jüngeren zeigten gegen Therapieende nahezu keine Leukopenie und im Therapieverlauf tendenziell sogar eine Abnahme des Schweregrads der Leukopenie (s. Abbildung 6.11).

Die älteren Patienten wiesen also im Gegensatz zu den Jüngeren einen Anstieg der Schweregrade der Leukopenien im Verlauf der CTx auf. Dieser Unterschied war jedoch nicht statistisch signifikant ($p_{slope}=0{,}075$).

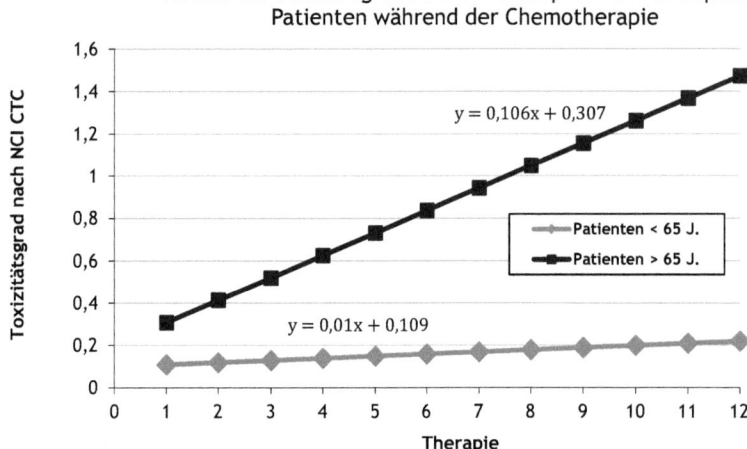

Abbildung 6.12: Verlauf der Schweregrade der Thrombopenien der Oxaliplatin-Patienten.

Im Bereich der hämatologischen Toxizitäten unterschieden sich die Patientengruppen am deutlichsten im Auftreten der Thrombopenie. Abbildung 6.12 verdeutlicht, dass die Patienten unter 65 J. und über 65 J. zu Therapiebeginn ähnliche Schweregrade der Thrombopenie aufwiesen ($p_{intercept}$= 0,254). Im weiteren Verlauf der Therapie entwickelten die älteren Patienten jedoch einen signifikant steileren Anstieg der Schweregrade der Thrombopenie (p_{slope}=0,037) und erreichten somit früher höhere Schweregrade als die jüngeren Patienten. Die Älteren litten ca. ab dem achten Zyklus unter Thrombopenie Grad 1, während die jüngeren Patienten keinen wesentlichen Anstieg der Thrombopenien verzeichneten. Dies deckt sich mit den Ergebnissen, dass Patienten über 65 J. signifikant höhergradige Thrombopenien als maximale Toxizität pro Patient aufwiesen (s. 6.1.3.2).

Symptomatische Toxizitäten

Patienten unter 65 J. litten bereits nach dem ersten Therapiezyklus unter Übelkeit ≥ Grad 1. Sie zeigten somit einen signifikant schlechteren Ausgangswert ($p_{intercept}$ =0,007) gegenüber den Patienten über 65 J. Diese erreichten im gesamten Therapieverlauf nicht Grad 1. Die Übelkeit ≥ Grad 1 der jüngeren Patienten dauerte bis nach dem achten Zyklus an.

Beide Patientengruppen zeigten im Verlauf eine Abnahme der Stärke der Übelkeit, wenn auch in sehr geringem Maß (s. Abbildung 6.13). Die Steigungen der Schweregrade unterschieden sich nicht signifikant zwischen den Altersgruppen ($p_{slope}=0,100$).

Die Verläufe in Abbildung 6.13 verdeutlichen, dass die signifikant höheren Schweregrade der Übelkeit, welche die Patienten unter 65 J. aufwiesen (s. 6.1.3.2) in der ersten Hälfte der Therapie auftraten.

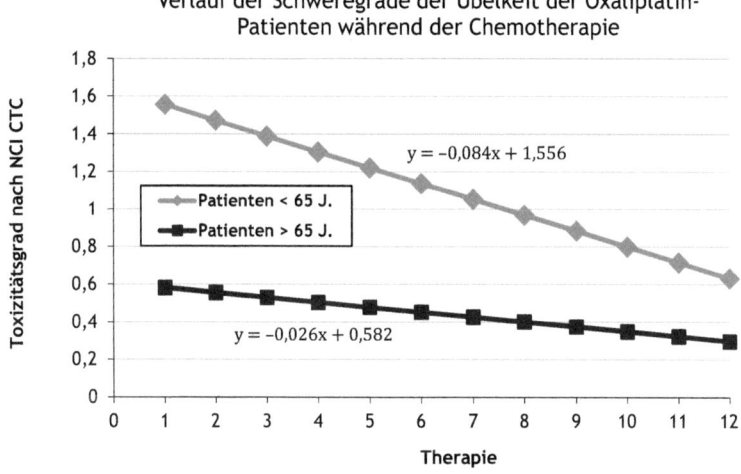

Abbildung 6.13: Verlauf der Schweregrade der Übelkeit der Oxaliplatin-Patienten.

Die jüngeren Patienten wiesen gegenüber den Älteren auch höhere Schweregrade des Erbrechens auf (s. Abbildung 6.14). Die bereits in Kapitel 6.1.3.3 beschriebene Korrelation zwischen jüngerem Patientenalter und höheren Schwergraden des Erbrechens ist somit auch in Abbildung 6.14 zu erkennen.

Die Patienten unter 65 J. und über 65 J. unterschieden sich jedoch nicht signifikant bezüglich des Anfangswertes des Erbrechens ($p_{intercept}=0,353$) und ebenfalls nicht bezüglich des Verlaufes der Schweregrade des Erbrechens

(p_{slope}=0,669). Beide Patientengruppen wiesen im Verlauf der CTx eine schwache Abnahme der Symptomstärke auf (s. Abbildung 6.14).
Berechnet man die Daten des Erbrechens im Therapieverlauf als allgemeines lineares Modell mit Messwiederholung, ergibt sich ein signifikanter Unterschied zwischen den Patientengruppen (p=0,033).

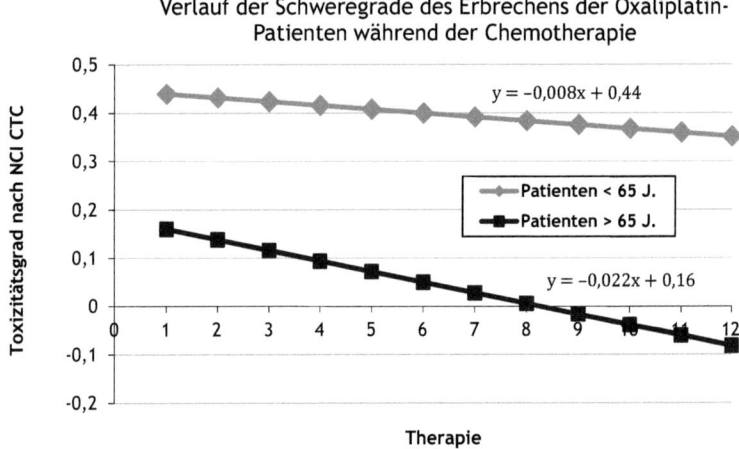

Abbildung 6.14: Verlauf der Schweregrade des Erbrechens der Oxaliplatin-Patienten.

Ergebnisse Teil 2: Oxaliplatin

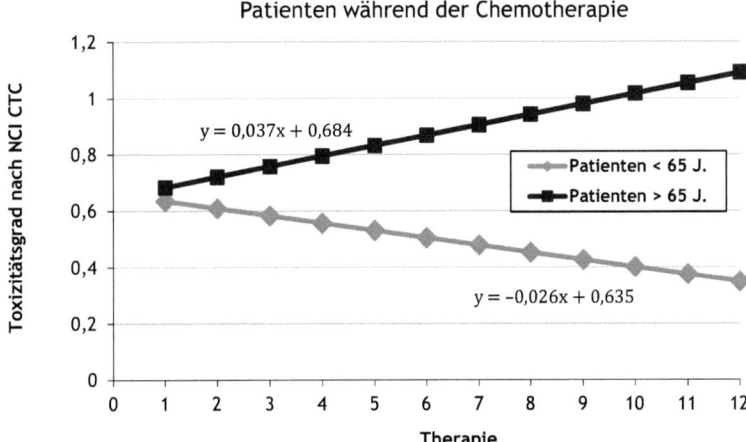

Abbildung 6.15: Verlauf der Schweregrade der Diarrhoe der Oxaliplatin-Patienten.

Durchfälle traten im Verlauf der Chemotherapie zu verschiedenen Zeitpunkten in beiden Patientengruppen auf. Es bestand kein signifikanter Unterschied zwischen den Altersgruppen bezüglich des Verlaufes der Schweregrade der Diarrhoen ($p_{intercept}$=0,921; p_{slope}=0,580). Es zeigte sich jedoch die Tendenz, dass die Schweregrade der Durchfälle der älteren Patienten während der Chemotherapie anstiegen, wohingegen sie in der Gruppe unter 65 J. leicht sanken (s. Abbildung 6.15). Die Älteren litten ca. ab dem 10. Zyklus unter Diarrhoe Grad 1.

Die Verläufe der Mukositis waren insgesamt mild. Die Patienten über 65 J. zeigten gegenüber den jüngeren Patienten einen leicht höheren Schweregrad nach dem ersten Zyklus, der jedoch nicht statistisch signifikant war ($p_{intercept}$=0,688). Im weiteren Therapieverlauf stiegen die Schweregrade der Mukositis nahezu identisch in beiden Patientengruppen an (p_{slope}=0,903). Die älteren Patienten litten also während der gesamten CTx tendenziell unter höhere Schweregraden von Mukositis als die jüngeren Patienten (s. Abbildung 6.16).

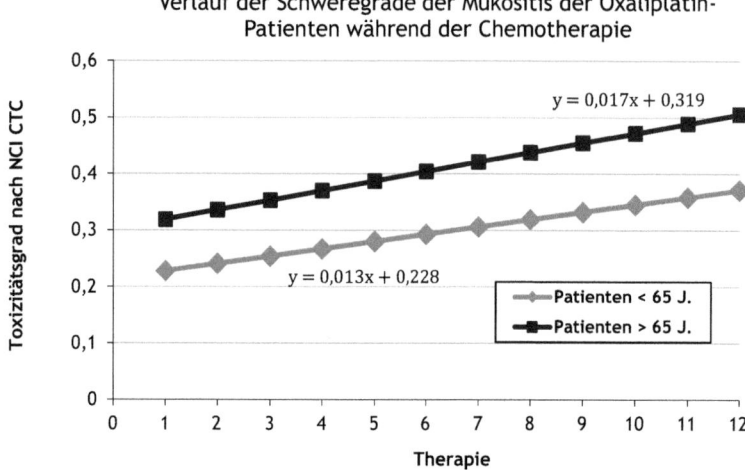

Abbildung 6.16: Verlauf der Schweregrade der Mukositis der Oxaliplatin-Patienten.

Im Verlauf der Chemotherapie entwickelten die Patienten beider Gruppen leichte Haarausfälle („dünner werdendes Haar"). Diese setzten tendenziell bei den jüngeren Patienten in höherem Schwergrad ein. Dieser Unterschied zeigte jedoch keine statistische Signifikanz ($p_{intercept}=0{,}732$). Die Schweregrade nahmen während der CTx einen unterschiedlichen Verlauf in den Patientengruppen: Der Schweregrad des Haarausfalls der jüngeren Patienten nahm während der CTx ab. Die Älteren hatten hingegen einen Anstieg der Schweregrads des Haarausfalls zu beklagen ($p_{slope}=0{,}032$) (s. Abbildung 6.17).

Ergebnisse Teil 2: Oxaliplatin

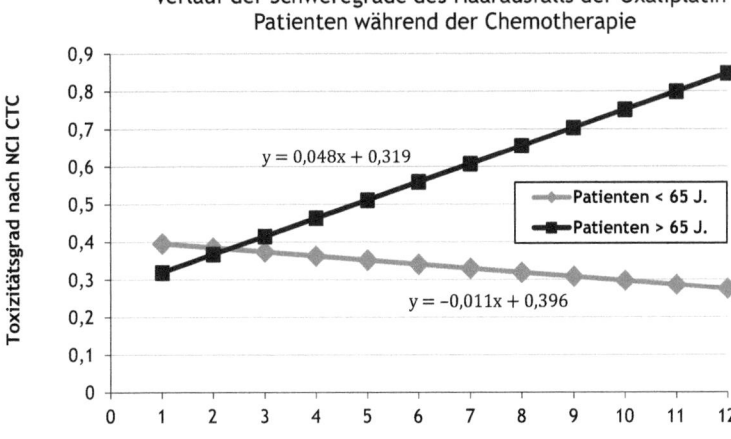

Abbildung 6.17: Verlauf der Schweregrade des Haarausfalls der Oxaliplatin-Patienten.

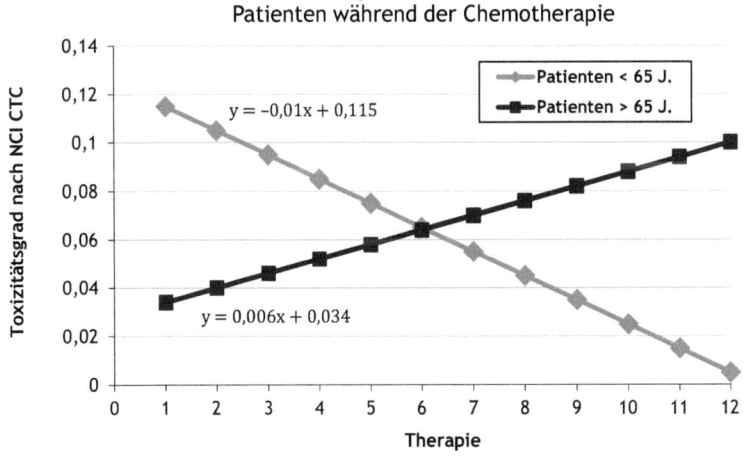

Abbildung 6.18: Verlauf der Schweregrade des Fiebers der Oxaliplatin-Patienten.

Fieber trat vereinzelt in leichten Schweregraden im Verlauf der Chemotherapie auf. Die Patienten unter 65 J. hatten zu Beginn leicht höhere Schweregrade Fieber als die Patienten über 65 J. Dieser Unterschied war jedoch nicht statistisch signifikant ($p_{intercept}=0,215$). Der Verlauf der Schweregrade unterschied sich ebenfalls nicht signifikant zwischen den Patientengruppen ($p_{slope}=0,190$). Interessanterweise verliefen die Schweregrade des Fiebers nahezu entgegengesetzt zwischen den Patientengruppen. Nach der Hälfte der Therapie (Zyklus 6) hatten dann die Patienten über 65 J. tendenziell höhere Schweregrade als die Patienten unter 65 J. (s. Abbildung 6.18).

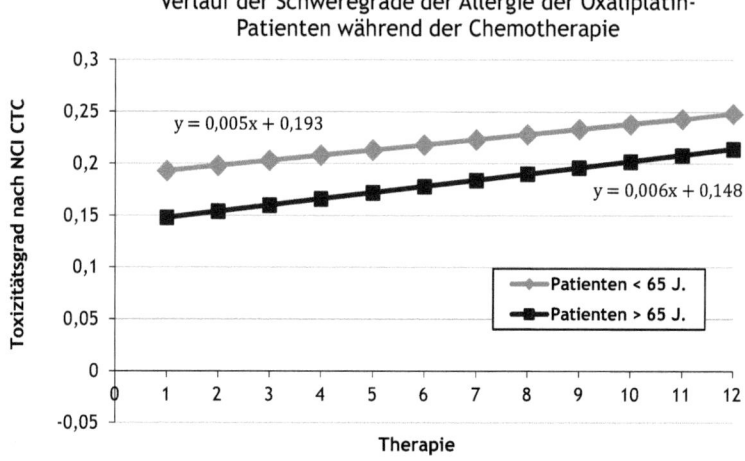

Abbildung 6.19: Verlauf der Schweregrade der Allergie der Oxaliplatin-Patienten.

Die Altersgruppen unterschieden sich nicht bezüglich des Verlaufes der Schweregrade der Allergie (s. Abbildung 6.19). Die jüngeren Patienten hatten tendenziell höhere Schweregrade zu Beginn der Therapie, der Unterschied war jedoch nicht statistisch signifikant ($p_{intercept}=0{,}847$). Die Schwergrade nahmen im Therapieverlauf in beiden Patientengruppen kaum zu und wiesen ebenfalls keinen Unterschied auf ($p_{slope}=0{,}975$).

Infektionen traten vereinzelt in beiden Patientengruppen auf. Die Gruppen unterschieden sich nicht signifikant bezüglich des Verlaufs der Schweregrade der Infekte ($p_{intercept}=0{,}785$; $p_{slope}=0{,}703$). Die Steigung verlief in beiden Patientengruppen positiv. Dies bedeutet, dass die Schweregrade geringfügig mit dem Therapieverlauf zunahmen. Nach der letzten Therapie (Zyklus 12) erreichten beide Patientengruppen denselben Schweregrad (s. Abbildung 6.20).

Ergebnisse Teil 2: Oxaliplatin

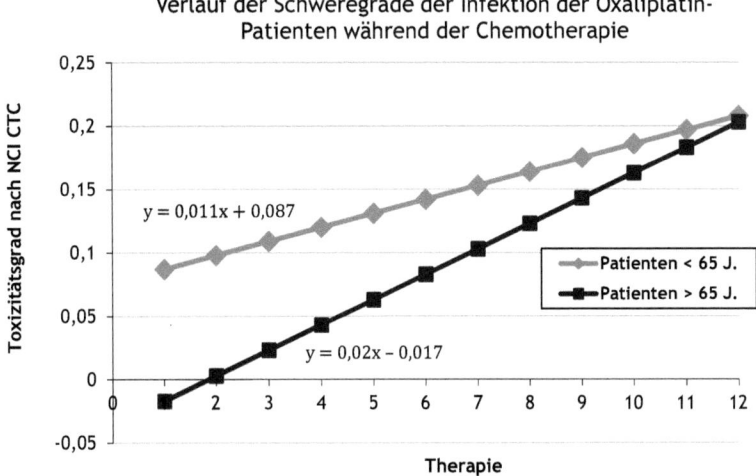

Abbildung 6.20: Verlauf der Schweregrade der Infektion der Oxaliplatin-Patienten.

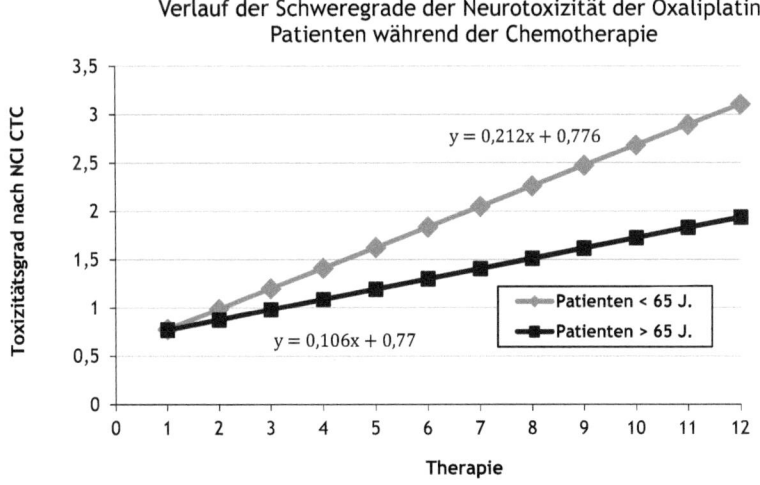

Abbildung 6.21: Verlauf der Schweregrade der Neurotoxizität der Oxaliplatin-Patienten.

Die Patienten unter 65 J. und die Patienten über 65 J. wiesen nach dem ersten Zyklus nahezu identische Schweregrade der Neuropathie auf ($p_{intercept}$=0,983). Diese nahmen jedoch einen signifikant unterschiedlichen Verlauf in den beiden Altersgruppen. Bei den jüngeren Patienten stiegen sie doppelt so stark an wie bei den älteren Patienten (p_{slope}=0,007). So erreichten die Jüngeren bereits nach dem zweiten Zyklus Grad 1 Neuropathie, die älteren Patienten erst nach dem dritten Zyklus (s. Abbildung 6.21). In der Patientengruppe unter 65 J. erlitten die Patienten nach dem letzten Zyklus Grad 3 Neuropathie. Die älteren Patienten erlitten Grad 2 Neuropathie.

Metabolische Toxizität (Albumin)

Ein Albuminverlust trat in beiden Patientengruppen nur vereinzelt auf. Die Altersgruppen unterschieden sich nicht signifikant bezüglich des Verlaufs der Schweregrade des Albuminverlustes ($p_{intercept}$=0,697; p_{slope}=0,192). Die Schweregrade stiegen in der Patientengruppe über 65 J. jedoch an, wohingegen sie bei den jüngeren Patienten im Therapieverlauf abnahmen (s. Abbildung 6.22).

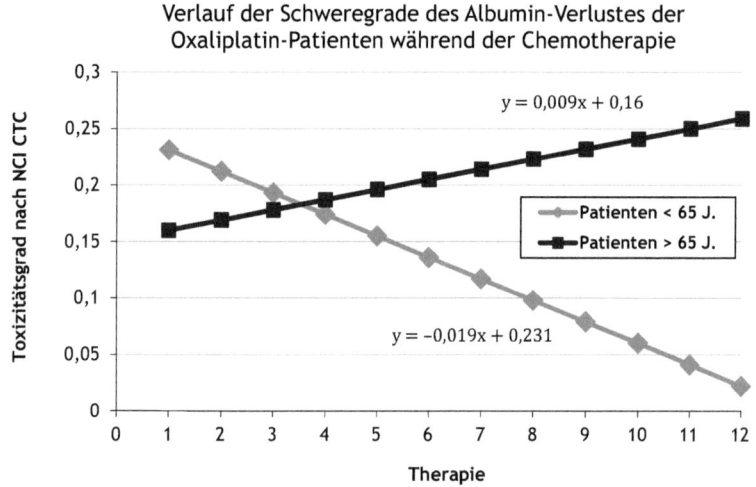

Abbildung 6.22: Verlauf der Schweregrade des Albuminverlustes der Oxaliplatin-Patienten.

Ergebnisse Teil 2: Oxaliplatin

Renale Toxizität (GFR)

Die älteren Patienten hatten wie erwartet sowohl vor dem ersten als auch vor dem 12. Zyklus eine signifikant geringere glomeruläre Filtrationsrate (p_{vorCTx} = 0,006; $p_{vorZyklus12}$ =0,046) als die Patienten unter 65 Jahre. Die Nierenfunktion änderte sich jedoch nicht signifikant innerhalb der einzelnen Patientengruppen im Verlauf der Chemotherapie (s. Abbildung 6.23). Ebenfalls bestand kein signifikanter Unterschied zwischen den Altersgruppen bezüglich des Verlaufes der GFR (p_{slope}=0,844).

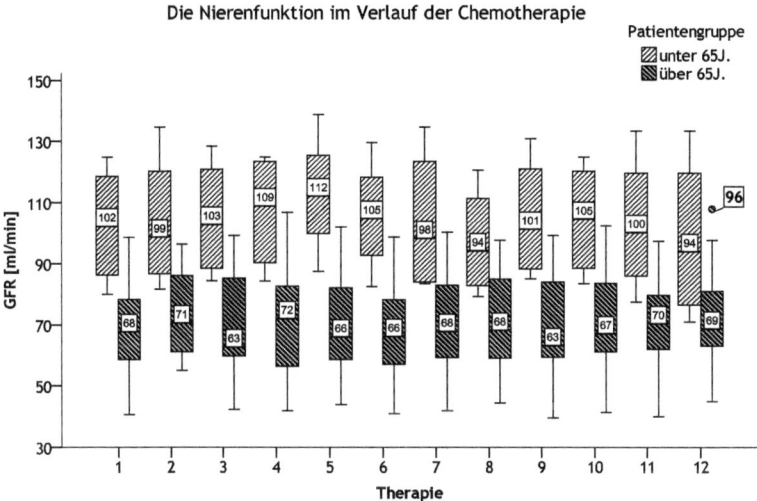

Abbildung 6.23: Die Nierenfunktion im Verlauf der Chemotherapie im Vergleich der Altersgruppen. Aufgrund der großen interindividuellen Abweichung der Nierenfunktion wurde die Darstellung als Boxplot gewählt. Die Fehlerbalken der Boxen weisen die Mini- und die Maximalwerte aus. 50% der Werte einer Gruppe liegen innerhalb der Box. Die angegebene Zahl weist den Median aus.

Die Nullhypothese muss folglich für die Verläufe der Schweregrade der Thrombopenie, der Übelkeit, (des Erbrechens), des Haarausfalls und der Neurotoxizität abgelehnt werden.

6.1.3.6 Zusammenhang zwischen dem Verlauf der Nebenwirkungen und dem Patientenalter

Die Steigung des Haarausfalls zeigte eine mittlere bivariate Korrelation mit dem Patientenalter zu Beginn der Chemotherapie (r=0,595; p=0,012). Dies bedeutet, dass mit zunehmendem Patientenalter schneller höhere Schweregrade des Haarausfalls erreicht wurden. Die Korrelationen zwischen den Verlaufsparametern der Schweregrade der Nebenwirkungen und dem Patientenalter sind in Anlage J dargestellt.

6.1.3.7 Einflussfaktoren auf die Neurotoxizität

Die Neurotoxizität ist die dosislimitierende Toxizität des Oxaliplatins. In der vorliegenden Arbeit war Neurotoxizität der häufigste Grund für Dosisreduktionen (s. Kapitel 6.1.2.3). Daher wird der Analyse der Ursache des Auftretens von Neurotoxizität an dieser Stelle besondere Bedeutung beigemessen.

6.1.3.7.1 Nierenfunktion und Neurotoxizität

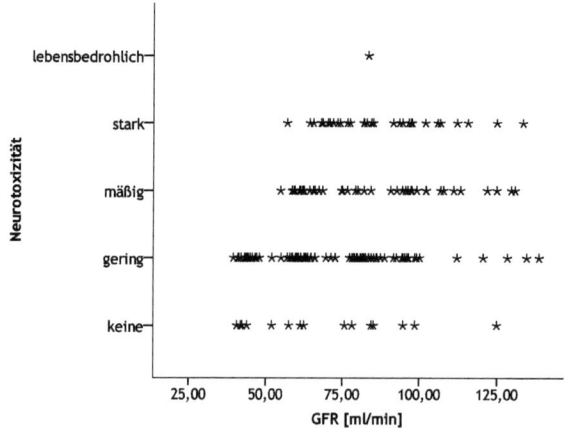

Abbildung 6.24: Darstellung der Neurotoxizität in Abhängigkeit der Nierenfunktion. Die GFR wurde vor jeder Oxaliplatininfusion bestimmt und der nach der jeweiligen Therapie aufgetretenen Neurotoxizität gegenübergestellt.

Abbildung 6.24 zeigt die paarweise Gegenüberstellung der glomerulären Filtrationsrate der Oxaliplatinpatienten vor jeder Therapie und den Schweregrad der Neurotoxizität, die nach der dazugehörenden Infusion auftrat. Es ließ sich kein Zusammenhang zwischen einer reduzierten Nierenfunktion und einer verstärkten Neurotoxizität nachweisen.

6.1.3.7.2 Zusammenhang kumulative Dosis-Neurotoxizität

Die Neurotoxizität korrelierte mäßig mit der kumulativen Oxaliplatin-Dosis (r=0,589; p<0,0001). Die Patienten erlitten also, je höher die bereits applizierte kumulative Oxaliplatin-Dosis war, höhere Schweregrade der Neurotoxizität. Abbildung 6.25 stellt diesen Zusammenhang zwischen zunehmender kumulativer Oxaliplatin-Dosis und ansteigendem Schweregrad der Neurotoxizität grafisch dar.

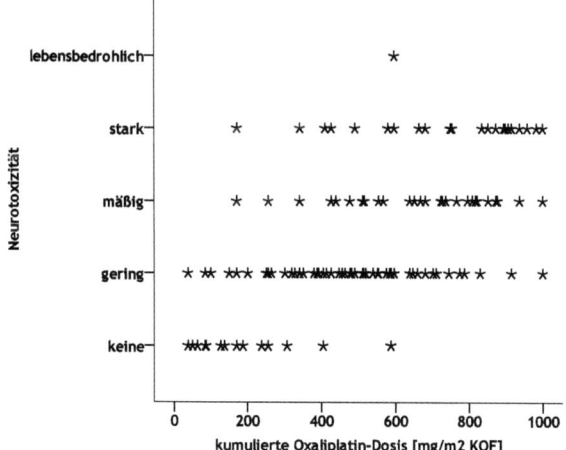

Abbildung 6.25: Paarweise Darstellung der kumulativen Oxaliplatin-Dosis und dem Schweregrad der Neurotoxizität, die nach der jeweiligen kumulativen Oxaliplatin-Dosis auftrat.

6.1.4 Lebensqualität der Oxaliplatin-Patienten

Ausgangshypothese H_0: die Ergebnisse des Fragebogens zur Lebensqualität unterschieden sich zu keinem der fünf Messzeitpunkte zwischen den Patientengruppen über 65 J. und unter 65 J.

6.1.4.1 Globale Lebensqualität

Die Globale Lebensqualität variierte im Verlauf der Chemotherapie. Sowohl der Maximal- als auch der Minimalwert wichen signifikant vom Ausgangswert ab (s. Tabelle 6.7). Dies bedeutet, dass sich die Lebensqualität im Verlauf der Chemotherapie sowohl verbesserte, als auch verschlechterte. Spannenderweise unterschieden sich der Wert vor Beginn der CTx und der Wert vor dem 12. Zyklus nicht signifikant. Es war also kein eindeutiger Trend im Verlauf zu erkennen.

Tabelle 6.7: Ausgangs-, Minimal- und Maximalwert der Globalen Lebensqualität der Oxaliplatin-Patienten

Minimum der Globalen Lebensqualität	Globale Lebensqualität vor Beginn der CTx	Maximum der Globalen Lebensqualität
Mittelwert	*Mittelwert*	*Mittelwert*
42,16	59,31	72,79
P = 0,000	P=0,003	

6.1.4.1.1 Globale Lebensqualität (unter 65 J. vs. über 65 J.)

Überraschenderweise hatten die älteren Patienten zu allen 5 Messzeitpunkten tendenziell eine höhere Globale Lebensqualität (*Global Health Status*) als die Patienten unter 65 Jahre. Diese Unterschiede zwischen den Gruppen waren jedoch zu keinem der Zeitpunkte statistisch signifikant (s. Abbildung 6.26). Die Darstellung der Verläufe getrennt nach Altersgruppen zeigte, dass die LQ der Jüngeren tendenziell einen schwach s-förmigen Verlauf nahm. Dieser war zunächst mit einem Anstieg der Lebensqualität verbunden. Im weiteren Therapieverlauf nahm die Lebensqualität dann jedoch erneut ab und stieg gegen Ende der Chemotherapie in etwa wieder auf das Niveau des Ausgangswertes an. Bei den Patienten über 65 Jahre verlief die LQ entgegengesetzt und die Schwankungen während der ersten sechs Therapien waren nicht so ausgeprägt wie bei den jüngeren Patienten. Doch auch wenn man die Mittelwerte der Minimal- und Maximalwerte der globalen Lebensqualität nach Altersgruppen getrennt betrachtet, gab es signifikante Veränderungen innerhalb der Gruppen. Lediglich das Maximum der globalen Lebensqualität der jüngeren Patienten unterschied sich nicht signifikant vom Ausgangswert (s. Tabelle 6.8).

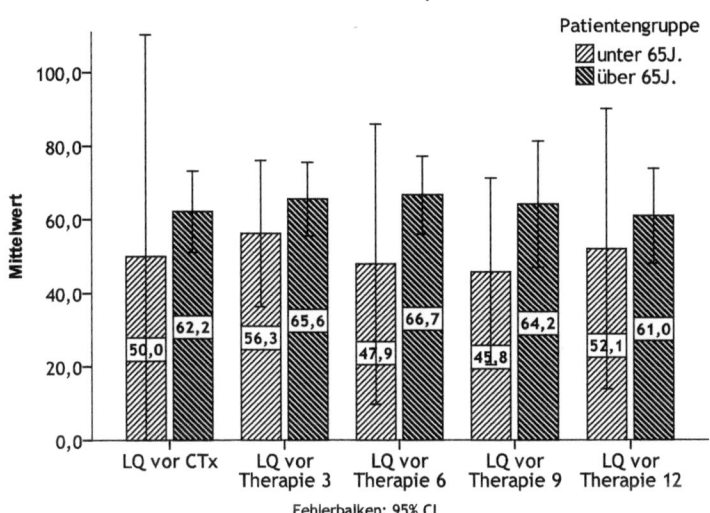

Abbildung 6.26: Vergleich der Entwicklung der Globalen Lebensqualität im Verlauf der Chemotherapie in den Patientengruppen über 65 J. und unter 65 J. Da verschiedene Therapieschemata (FolFOx4 und FUFOx) einflossen, wird der Begriff „Therapie" anstelle von „Zyklus" verwendet. „Therapie" bezeichnet somit die chronologische Abfolge der Oxaliplatin-Infusionen.

Tabelle 6.8: Abweichungen der Minimal- und Maximalwerte der Lebensqualität vom Ausgangswert in den Altersgruppen

Patientengruppe		Signifikanz
unter 65J.	Globale Lebensqualität vor CTx & Minimum Globale Lebensqualität	,012
	Globale Lebensqualität vor CTx & Maximum Globale Lebensqualität	,118
über 65J.	Globale Lebensqualität vor CTx & Minimum Globale Lebensqualität	,035
	Globale Lebensqualität vor CTx & Maximum Globale Lebensqualität	,003

6.1.4.1.2 Abhängigkeit der globalen Lebensqualität vom Alter

Abbildung 6.27 zeigt die Werte der globalen Lebensqualität in Abhängigkeit vom Alter der Patienten. Vereinzelt sind die fünf Werte jeweils eines Patienten zu erkennen. Diese Abbildung verdeutlicht, dass sich die Lebensqualität der einzelnen Patienten im Verlauf der Chemotherapie zwar veränderte, aber nicht vom Alter der Patienten abhängig war.

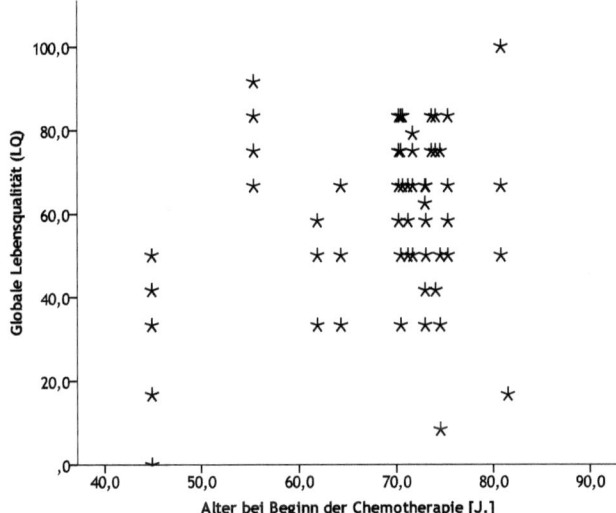

Abbildung 6.27: Abhängigkeit der Lebensqualität vom Patientenalter.

Das Alter korrelierte weder mit dem Ausgangswert der globalen Lebensqualität, noch mit dem Minimum oder dem Maximum der globalen Lebensqualität. Die Korrelationskoeffizienten sind in Tabelle 6.9 dargestellt.

Tabelle 6.9: Korrelationen zischen dem Patientenalter und der globalen Lebensqualität (Global Health Status)

		Alter bei Beginn der Chemotherapie
Minimum Global Health Status	Korrelation nach Pearson	,222
	Signifikanz (2-seitig)	,392
	N	17
Maximum Global Health Status	Korrelation nach Pearson	,082
	Signifikanz (2-seitig)	,754
	N	17
Global Health Status vor CTx	Korrelation nach Pearson	,239
	Signifikanz (2-seitig)	,355
	N	17
maximale Abnahme der Lebensqualität im Vergleich zum Ausgangswert	Korrelation nach Pearson	,070
	Signifikanz (2-seitig)	,788
	N	17
maximale Zunahme der Lebensqualität im Vergleich zum Ausgangswert	Korrelation nach Pearson	-,262
	Signifikanz (2-seitig)	,310
	N	17
Intercept Global Health Status	Korrelation nach Pearson	,455
	Signifikanz (2-seitig)	,076
	N	16
Steigung Global Health Status	Korrelation nach Pearson	-,048
	Signifikanz (2-seitig)	,861
	N	16

6.1.4.1.3 Abhängigkeit der globalen Lebensqualität vom geriatrischen Assessment

Tabelle 6.10 zeigt die Korrelationskoeffizienten zwischen den Ergebnissen des geriatrischen Assessments und der globalen Lebensqualität vor Beginn der CTx. Es bestand eine mäßige Korrelation zwischen dem Ergebnis des IADL und der globalen Lebensqualität. Ebenso korrelierte das Ergebnis des MNA mäßig mit der globalen Lebensqualität. Je fitter die älteren Patienten vor der CTx waren, desto besser war folglich ihre Lebensqualität.

Tabelle 6.10: Korrelation zwischen den Ergebnissen des geriatrischen Assessments und der globalen Lebensqualität vor Beginn der CTx. Signifikante Korrelationen sind mit * gekennzeichnet

		Activities of daily living	Instrumental activities of daily living	Mini Mental Status Examination	Timed up and go Test	Mini nutritional assessment
Globale Lebensqualität vor CTx	Korrelation nach Pearson	,431	,585*	,487	-,391	,607*
	Signifikanz (2-seitig)	,142	,036	,091	,186	,028

Tabelle 6.11 gibt die Korrelationskoeffizienten zwischen den Ergebnissen des geriatrischen Assessments und der globalen Lebensqualität jeweils gemessen vor Zyklus 12 der CTx wieder. Es ließ sich kein signifikanter Zusammenhang zwischen dem Ergebnis des geriatrischen Assessments und der Lebensqualität nachweisen.

Tabelle 6.11: : Korrelation zwischen den Ergebnissen des Geriatrischen Assessments vor dem letzten Therapiezyklus und der Globalen Lebensqualität vor dem letzten Zyklus der CTx

		Activities of daily living vor Zyklus 12	Instrumental activities of daily living vor Zyklus 12	Mini Mental Status Examination vor Zyklus 12	Timed up and go Test vor Zyklus 12	Mini nutritional assessment vor Zyklus 12
Globale Lebensqualität vor Zyklus 12	Korrelation nach Pearson	-,254	-,152	,048	-,032	,495
	Signifikanz (2-seitig)	,451	,655	,888	,925	,121
	N	11	11	11	11	11

6.1.4.1.4 Zusammenhang zwischen dem Schweregrad der symptomatischen Toxizität und der globalen Lebensqualität

Die Ergebnisse der globalen Lebensqualität korrelierten nicht mit den Schweregraden der symptomatischen Toxizitäten. Die Korrelationskoeffizienten sind im Anhang in Anlage L abgebildet. Die Globale Lebensqualität wurde nicht unmittelbar von den Schweregraden der aufgetretenen Nebenwirkungen beeinflusst.

6.1.4.2 Ergebnisse Funktionsskalen (unter 65 J. vs. über 65 J.)

Physische Funktionalität

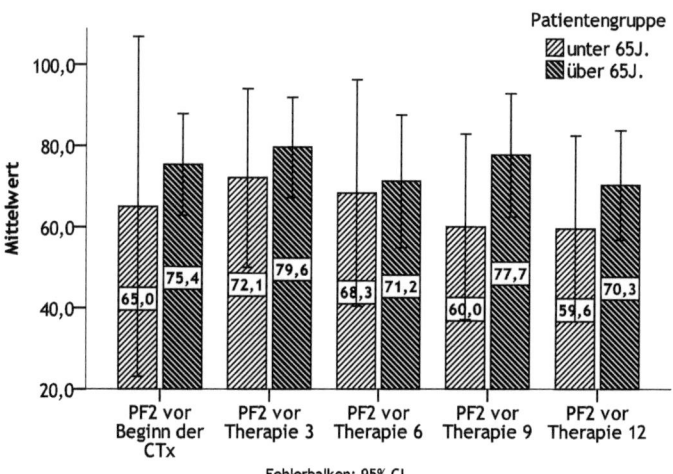

Abbildung 6.28: Die Physische Funktionalität der Oxaliplatin-Patienten gemäß eigener Einschätzung im Verlauf der CTx.

Die Physische Funktionalität (*Physical Functioning*) beschreibt den körperlichen Gesamtzustand der Patienten. Eine hohe Physische Funktionalität bedeutet, dass die Patienten bei körperlichen Tätigkeiten wie z.B. Tragen von Einkäufen, Ankleiden etc. wenig eingeschränkt sind. Abbildung 6.28 zeigt die Physische Funktionalität der Oxaliplatin-Patienten im Verlauf der Chemotherapie. Diese veränderte sich nicht signifikant im Verlauf der Therapie und unterschied sich nicht signifikant zwischen den Altersgruppen. Die Älteren zeigten aber zu allen Messzeitpunkten eine leicht bessere Physische Funktionalität gegenüber den jüngeren Patienten. Auch die Verläufe zeigten ab dem sechsten Zyklus tendenzielle Unterschiede zwischen den Altersgruppen. In beiden Gruppen stieg die Physische Funktionalität zwischen dem ersten und dem dritten Zyklus zunächst an, sank nach dem dritten Zyklus jedoch wieder. Die jüngeren Patienten verloren nach dem sechsten Zyklus weiter an Physischer Funktionalität und erreichten den Tiefpunkt vor der letzten CTx. Die älteren Patienten hingegen zeigten zwischen dem sechsten und dem neunten Zyklus eine leichte Verbesserung der Physischen Funktionalität, die zum letzten Zyklus hin jedoch wieder abnahm und ebenfalls vor Zyklus 12 den schlechtesten Wert hatte.

Rollenfunktion

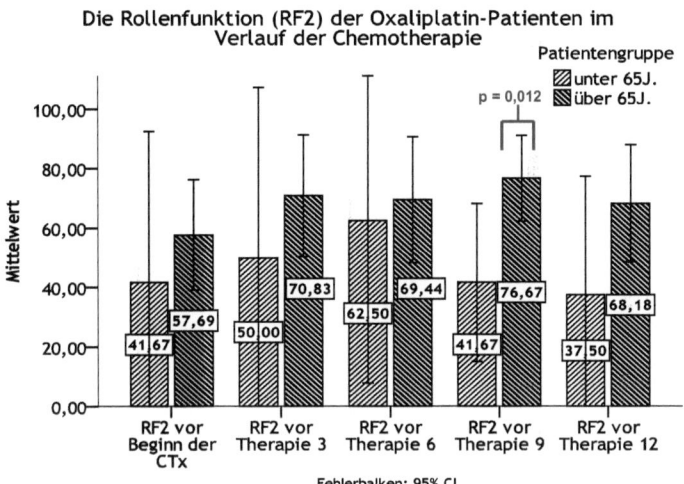

Abbildung 6.29: Die Rollenfunktion der Oxaliplatin-Patienten gemäß eigener Einschätzung im Verlauf der CTx.

Die Rollenfunktion (*Role Functioning*) beschreibt die Fähigkeit zur Verrichtung der alltäglichen Arbeit und der Freizeitaktivitäten. Je höher der Wert der Rollenfunktion, desto besser sind die Patienten in der Lage den Alltag zu absolvieren und ihren Hobbys nachzugehen. Der Verlauf der Rollenfunktion während der CTx ist in Abbildung 6.29 dargestellt. Diese veränderte sich nicht signifikant im Verlauf der Therapie, unterschied sich aber zwischen den älteren und den jüngeren Patienten (p=0,041). Die Älteren hatten während der gesamten Therapiedauer tendenziell eine bessere Rollenfunktion als die Patienten unter 65 J.. In beiden Gruppen zeigte sich zunächst eine verbesserte Rollenfunktion, vor dem sechsten Zyklus verbesserte sich lediglich die Rollenfunktion der Patienten unter 65 J., die der älteren Patienten stagnierte. Die Patienten über 65 J. zeigten zwischen dem sechsten und dem neunten Zyklus eine Verbesserung der Rollenfunktion, in der Gruppe unter 65 J. nahm die Rollenfunktion jedoch deutlich ab und so unterschieden sich die Altersgruppen vor dem neunten Zyklus signifikant. Im weiteren Verlauf nahm die Rollenfunktion in beiden Gruppen zwischen dem neunten und dem zwölften Zyklus ab.

Emotionale Funktionalität

Die Emotionale Funktionalität (*Emotional Functioning*) ist ein Maß für die emotionale Stabilität der Patienten. Je höher die Emotionale Funktionalität, desto weniger Sorgen machen sich die Patienten. Sie sind weniger reizbar und niedergeschlagen. Die Emotionale Funktionalität der Patienten unter 65 J. ließ im Verlauf der CTx kontinuierlich nach. Die Veränderungen zwischen den einzelnen Messpunkten waren nicht signifikant, aber die Emotionale Funktionalität der Patienten unter 65 J. war vor dem letzten Therapiezyklus signifikant schlechter als vor Beginn der CTx (p=0,037). Die Emotionale Funktionalität der Patienten über 65 J. schwankte im Verlauf der Therapie, zeigte insgesamt aber eine leichte (nicht statistisch signifikante) Verbesserung. So hatten die älteren Patienten auch eine signifikant bessere Emotionale Funktionalität als die Jüngeren vor dem letzten Chemotherapiezyklus (Therapie 12) (s. Abbildung 6.30).

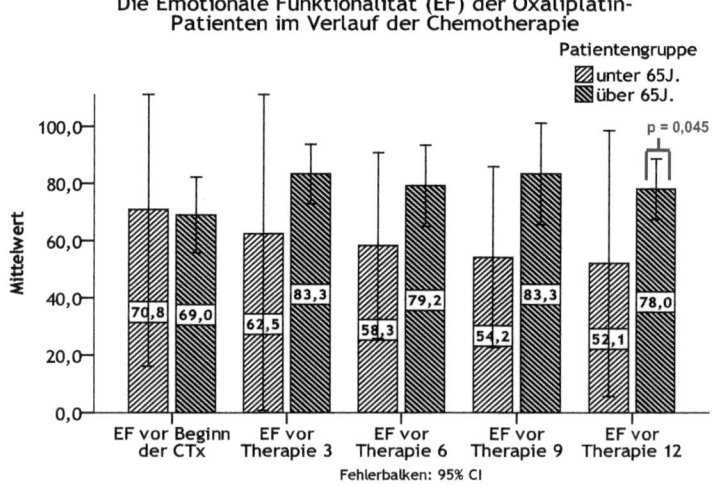

Abbildung 6.30: Die Emotionale Funktionalität der Oxaliplatin-Patienten gemäß eigener Einschätzung im Verlauf der CTx.

Ergebnisse Teil 2: Oxaliplatin

Kognitive Funktionalität

Die Kognitive Funktionalität (*Cognitive Functioning*) gibt das Ausmaß von Erinnerungslücken und Konzentrationsschwierigkeiten wieder. Je höher die Kognitive Funktionalität, desto weniger treten Konzentrationsstörungen und Erinnerungslücken auf. Abbildung 6.31 zeigt die Kognitive Funktionalität der Oxaliplatin-Patienten im Verlauf der CTx. Die Patienten unter 65 J. büßten zunächst an Kognitiver Funktionalität ein und erreichten vor dem sechsten Zyklus ihr Minimum an Kognitiver Funktionalität. Diese war signifikant schlechter als der Ausgangswert vor Beginn der CTx (p=0,035) und als die Kognitive Funktionalität der Patienten über 65 J. (s. Abbildung 6.31). In der zweiten Hälfte der CTx verbesserte sich die Kognitive Funktionalität der Patienten unter 65 J. wieder, erreichte aber nicht mehr den Ausgangswert. In der Gruppe der Patienten über 65 J. schwankte die Kognitive Funktionalität im Verlauf der Therapie mit leichtem Trend zur Verbesserung. Die Unterschiede waren jedoch nicht signifikant.

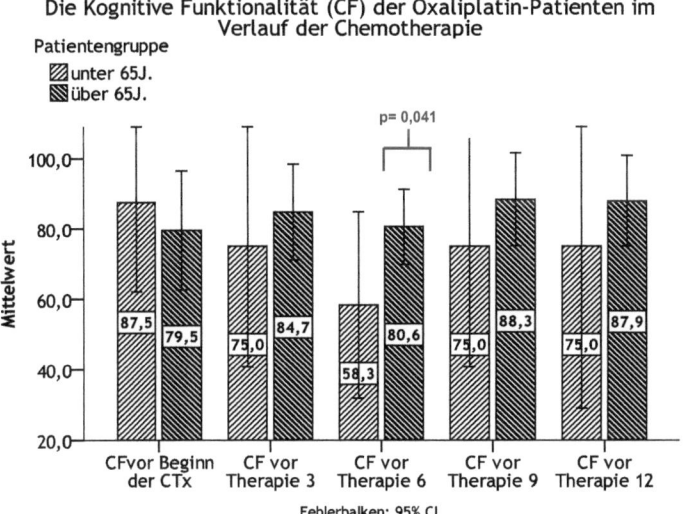

Abbildung 6.31: Die Kognitive Funktionalität der Oxaliplatin-Patienten gemäß eigener Einschätzung im Verlauf der CTx.

Soziale Funktionalität

Die Soziale Funktionalität (*Social Functioning*) beschreibt die Beeinträchtigung des Zusammenseins mit anderen Menschen. Je höher die Soziale Funktionalität, desto geringer sind die Patienten im Zusammensein mit anderen Menschen durch ihre Erkrankung beeinträchtigt.

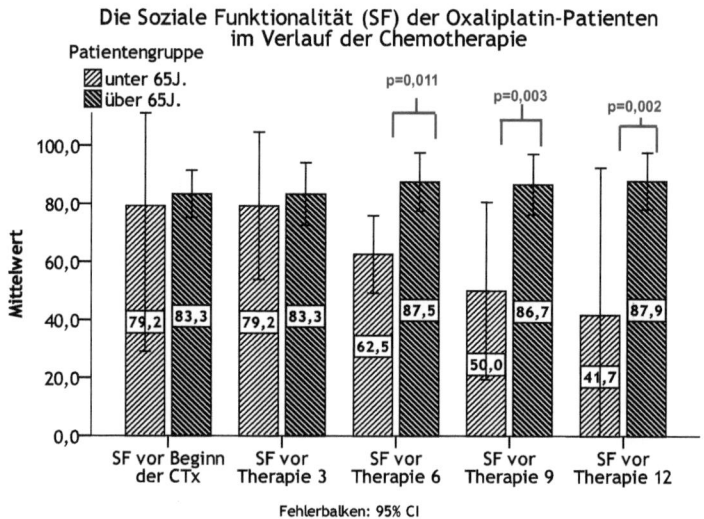

Abbildung 6.32: Die Soziale Funktionalität der Oxaliplatin-Patienten gemäß eigener Einschätzung im Verlauf der CTx.

Die Soziale Funktionalität ist in Abbildung 6.32 dargestellt. In der Gruppe der älteren Patienten veränderte sich die Soziale Funktionalität nicht nennenswert während der CTx. Die Patienten über 65 J. hatten zu allen fünf Messzeitpunkten eine bessere Soziale Funktionalität als die Patienten unter 65 J. Diese Unterschiede waren vor dem sechsten, dem neunten und dem zwölften Zyklus signifikant. Zu Beginn der CTx hatten die jüngeren Patienten eine ähnlich hohe Soziale Funktionalität wie die Patienten über 65 J., ab dem sechsten Zyklus nahm die Kognitive Funktionalität der Patienten unter 65 J. jedoch stetig ab. Vor dem letzten Therapiezyklus verfügten die Patienten unter 65 J. nur noch über knapp die Hälfte der Sozialen Funktionalität, die sie vor Beginn der CTx gehabt hatten (p=0,037).

6.1.4.3 Ergebnisse Symptomskalen / Single Items (unter 65 J. vs. über 65 J.)

Abbildung 6.33 zeigt die Verläufe der Symptom Skalen/Single Items der Oxaliplatin-Patienten während der CTx. Auf eine detaillierte Beschreibung der Verläufe von Schmerz (*Pain*), Appetitlosigkeit (*Appetite Loss*) und Verstopfung (*Constipation*) wird verzichtet, da sich diese im Verlauf nicht signifikant veränderten, keine signifikanten Unterschiede zwischen den Patienten unter 65 J. und über 65 J. zu verzeichnen waren und die Belastung der Patienten durch Schmerz, Appetitlosigkeit und Verstopfung insgesamt gering war.

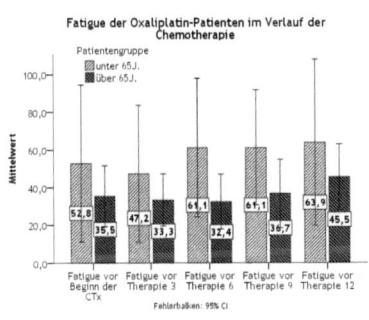

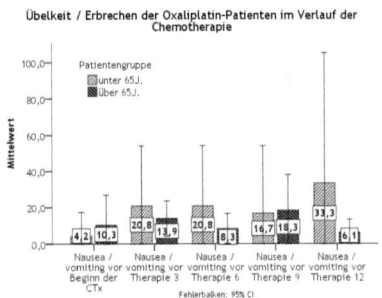

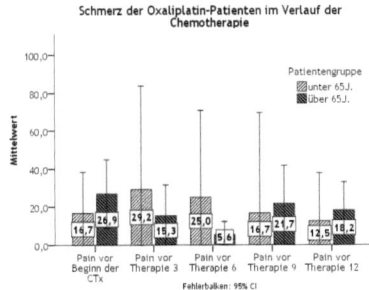

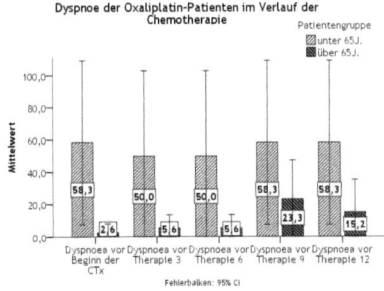

Ergebnisse Teil 2: Oxaliplatin

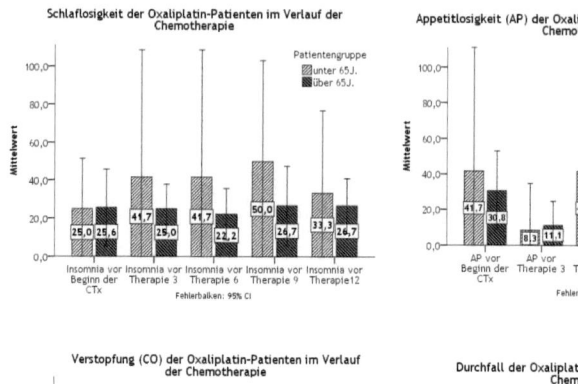

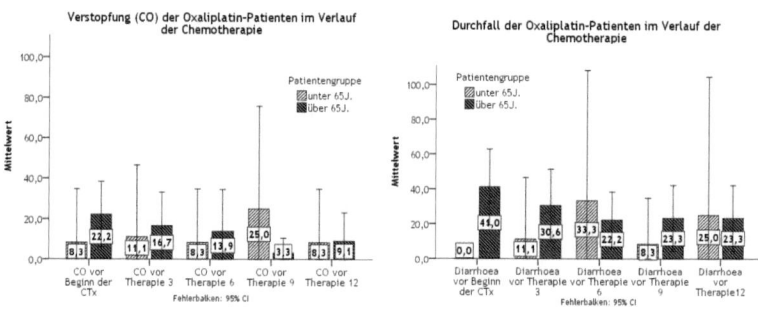

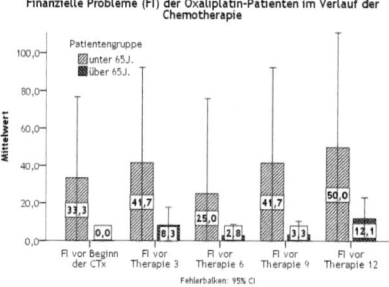

Abbildung 6.33: Die Symptomskalen/Single Items der Oxaliplatin-Patienten gemäß eigener Einschätzung im Verlauf der CTx.

Fatigue

Die Fatigue der Patienten war bereits vor Beginn der Therapie in beiden Altersgruppen recht hoch. Im Verlauf der CTx nahm vor allem die Fatigue der Patienten unter 65 J. zu, die der Patienten über 65 J. blieb nahezu konstant, stieg erst vor dem letzten Zyklus an. Die Veränderungen der Fatigue im Therapieverlauf waren nicht statistisch signifikant. Ebenso waren die Unterschiede zwischen den Patientengruppen zu allen Messzeitpunkten nicht signifikant. Dennoch ist hervorzuheben, dass die jüngeren Patienten während der gesamten CTx ein höheres Maß an Belastung durch Fatigue aufwiesen als die älteren Patienten. Vor dem sechsten Zyklus war die Fatigue der Patienten unter 65 J. fast doppelt so stark wie die der Patienten über 65 J. (p=0,052).

Übelkeit/Erbrechen

Beide Patientengruppen gaben bereits vor Beginn der CTx ein geringes Maß an Belastung durch Übelkeit/Erbrechen an. Die Symptomstärke schwankte im Therapieverlauf. Bei den Jüngeren stieg sie vor dem dritten Zyklus an, blieb dann zunächst konstant, sank vor dem neunten Zyklus wieder ab und erreichte vor dem 12. Zyklus das Maximum. Diese Veränderungen waren jedoch nicht statistisch signifikant. Bei den älteren Patienten nahmen Übelkeit/Erbrechen zunächst ebenfalls zu, ließen jedoch bereits vor dem sechsten Zyklus wieder nach. Vor dem neunten Zyklus hatten die Älteren am stärksten unter Übelkeit/Erbrechen zu leiden, vor dem 12. Zyklus sank die Symptomstärke nahezu auf den Ausgangswert ab. Diese Unterschiede zwischen den Zyklen wiesen keine statistische Signifikanz auf, ebenso wie die Unterschiede zwischen den Altersgruppen.

Dyspnoe

Die Patienten unter 65 J. gaben bereits vor Beginn der CTx eine recht hohe Dyspnoe (*Dyspnoea*) an. Diese veränderte sich im Therapieverlauf nicht, war insgesamt aber signifikant stärker ausgeprägt als die der Patienten über 65 J. (p=0,003). Die Stärke der Dyspnoe veränderte sich auch in der Patientengruppe über 65 J. nicht signifikant im Verlauf der Therapie, nahm tendenziell aber gegen Ende der CTx zu.

Schlaflosigkeit

Beide Patientengruppen klagten bereits vor Beginn der CTx über Schlaflosigkeit (*Insomnia*), wenn auch in eher geringem Maß. Im Verlauf der CTx klagten die Patienten über 65 J. konstant über dieses geringe Maß an Schlafproblemen, in der Gruppe der Patienten unter 65 J. nahm die Schlaflosigkeit während der CTx zu. So hatten die jüngeren Patienten vor dem neunten Zyklus doppelt so starke Schlafprobleme wie vor Beginn der CTx. Die Unterschiede waren jedoch weder innerhalb der Gruppen noch zwischen den Gruppen signifikant.

Durchfall

Ältere Patienten litten im Gegensatz zu den Jüngeren bereits vor Therapiebeginn unter Durchfall. Die Symptomstärke nahm bis zur sechsten Therapie ab und blieb dann nahezu konstant. Bei den Patienten unter 65 J. stieg sie hingegen bis zum sechsten Zyklus an und schwankte dann im weiteren Therapieverlauf. Die Patientengruppen unterschieden sich jedoch zu keinem Messzeitpunkt signifikant bezüglich der Symptomstärke des Durchfalls. Auch die Schwankungen innerhalb der einzelnen Gruppen waren nicht statistisch signifikant.

Finanzielle Probleme

Die Altersgruppen unterschieden sich bereits vor Beginn der CTx signifikant in der Einschätzung ihrer finanziellen Belastung (*Financial problems*) (p=0,001). Die jüngeren Patienten gaben größere finanzielle Schwierigkeiten an als die Patienten über 65 J. Die finanziellen Schwierigkeiten der Patienten unter 65 J. schwankten während der CTx, stiegen tendenziell im Verlauf aber weiter an. Die finanziellen Probleme der Patienten über 65 J. waren während der CTx konstant gering, erst vor dem letzten Zyklus gaben die Patienten eine geringe Belastung an. Dieser Unterschied war gegenüber dem Ausgangswert nicht statistisch signifikant (p=0,063).

Die Nullhypothese muss für die Soziale, Emotionale und Kognitive Funktionalität abgelehnt werden. Ebenso muss die Nullhypothese für die Rollenfunktion, finanzielle Probleme und Dyspnoe zurückgewiesen werden.

6.1.5 Entwicklung des geriatrischen Status der älteren Patienten

Der geriatrische Status der Patienten über 65 J. änderte sich nicht im Verlauf der Chemotherapie. Die Testergebnisse des geriatrischen Assessments sind in Tabelle 6.12 widergegeben. Die Chemotherapie übte keinen signifikanten Einfluss auf den funktionellen Zustand der Patienten aus.

Tabelle 6.12: Ergebnisse des geriatrischen Assessments vor Beginn der Chemotherapie und vor Therapie 12

	N	Minimum	Maximum	Mittelwert
Activities of daily living	14	80	100	95,93
Activities of daily living vor Zyklus 12	12	80	100	95,42
Instrumental activities of daily living	14	4	8	6,93
Instrumental activities of daily living vor Zyklus 12	12	4	8	6,92
Mini Mental Status Examination	13	19	29	24,69
Mini Mental Status Examination vor Zyklus 12	11	20	29	25,27
Timed up and go Test	14	12	33	21,43
Timed up and go Test vor Zyklus 12	12	8	31	20,92
Mini nutritional assessment	14	4	11	7,36
Mini nutritional assessment vor Zyklus 12	12	6	12	8,42

6.1.5.1 Abhängigkeit des Verlaufs der Toxizitäten von dem geriatrischen Status der Patienten

Um den Einfluß des geriatrischen Status auf den Verlauf der Nebenwirkungen zu untersuchen wurden die Patienten anhand des geriatrischen Assessments in „nicht gebrechlich" und „leicht gebrechlich" unterteilt (s. Abbildung 6.34). Dabei galten n=11 Patienten als „leicht gebrechlich" und n=7 Patienten als „nicht gebrechlich".

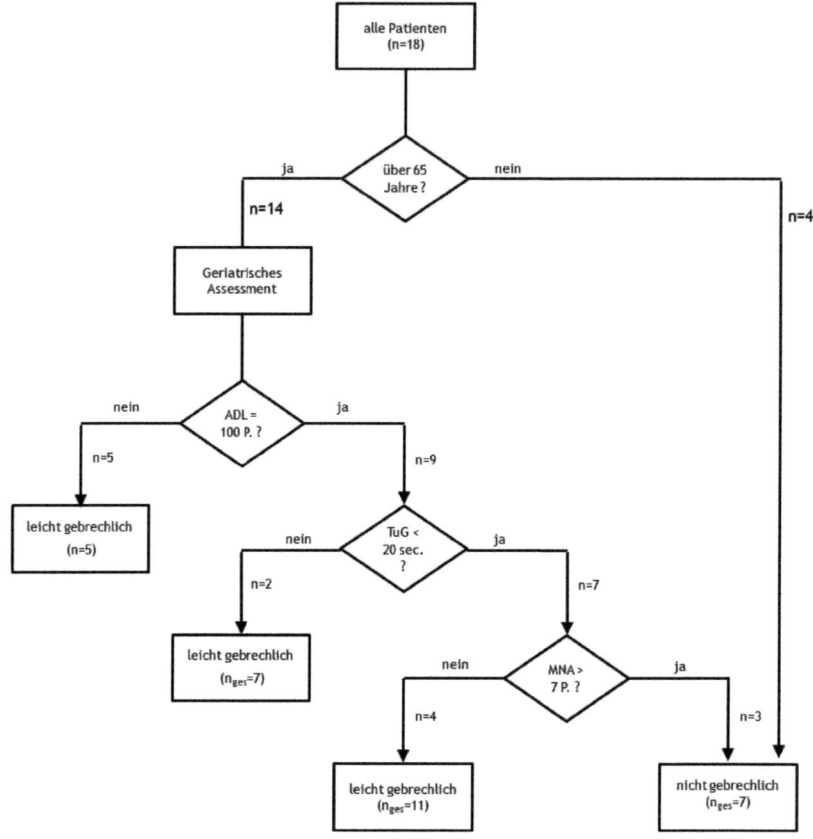

Abbildung 6.34: Zuordnung der Patienten zu der Gruppe „nicht gebrechlich" oder „leicht gebrechlich".

Die Verläufe der Toxizitäten der Gruppen „nicht gebrechlich" und „leicht gebrechlich" wurden mittels linearer Regression verglichen. Die Ergebnisse sind in Abbildung 6.35 dargestellt. Es zeigte sich kein statistisch signifikanter Einfluß des geriatrischen Status auf den Verlauf der Schweregrade der Nebenwirkungen. Die Ergebnisse der statistischen Prüfungen auf Signifikanz sind in Anlage M im Anhang zu finden.

Ergebnisse Teil 2: Oxaliplatin

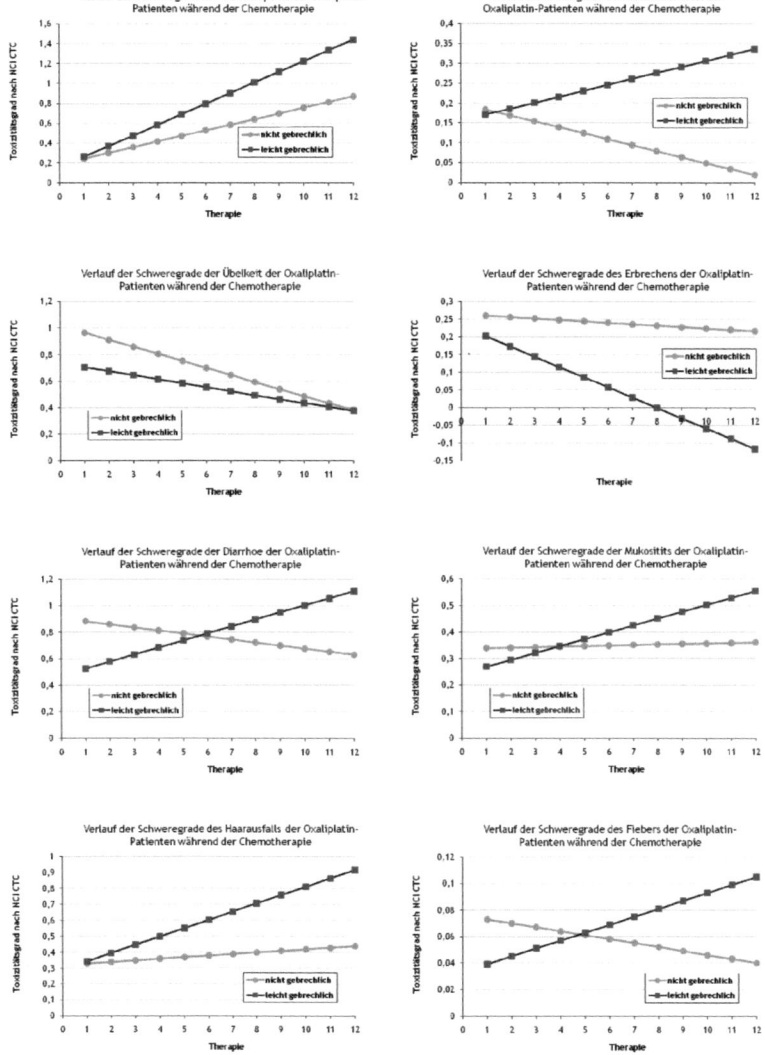

Ergebnisse Teil 2: Oxaliplatin

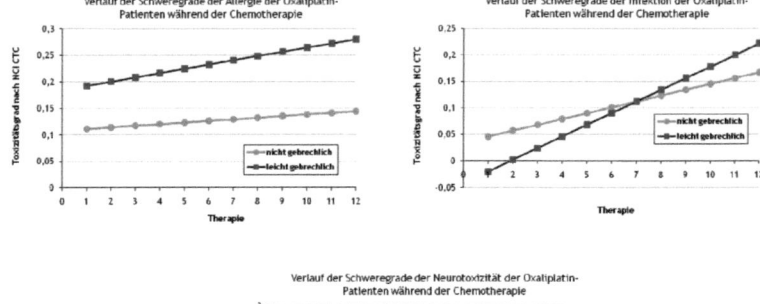

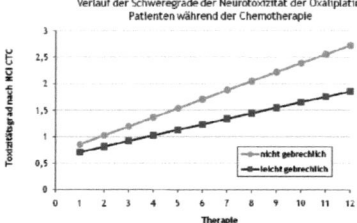

Abbildung 6.35: Lineare Regression der Verläufe der Schweregrade der Nebenwirkungen der Oxaliplatin-Patienten. Die Patienten wurden zum Vergleich anhand des geriatrischen Assessments in „nicht gebrechlich" und „leicht gebrechlich" unterteilt.

7 Diskussion Teil 2: Oxaliplatin

7.1 Verträglichkeit Oxaliplatin

7.1.1 Applizierte Dosis

In der MOSAIC-Studie wurde die Wirksamkeit von Oxaliplatin in Kombination mit 5-FU/Folinsäure zur adjuvanten Behandlung des KRK untersucht. 1123 Oxaliplatin-Patienten (Median 61 J.) erhielten 12 Zyklen FolFOx4. Es konnten insgesamt ca. 80% der geplanten Oxaliplatin-Dosis appliziert werden [71]. Die Zugabe von Oxaliplatin zu 5-FU/Folinsäure verbesserte die adjuvante Therapie bezüglich des krankheitsfreien Überlebens. Diese Arbeit zeigte, dass weder in der Patientengruppe über 65 J. noch unter 65 J. die gesamte geplante Oxaliplatin-Dosis verabreicht werden konnte. Beide Gruppen erhielten ca. 80% der geplanten Dosis. Die Ergebnisse gleichen somit denen der MOSAIC-Studie. In der vorliegenden Studie waren die Dosisreduktionen vor allem im Auftreten von Neurotoxizität und hämatologischen Nebenwirkungen begründet. Leider haben die Autoren der MOSAIC-Studie nicht publiziert, warum lediglich 80% der geplanten Dosis verabreicht werden konnten. Die Ergebnisse der MOSAIC-Studie ermöglichten trotz der Dosisreduktionen die Zulassungserweiterung des Oxaliplatins zur adjuvanten Behandlung des kolorektalen Karzinoms. So kann nach derzeitiger Studienlage davon ausgegangen werden, dass bei geringfügigen Dosisreduktionen eine ausreichende Wirkung gegeben ist. Dennoch wären genauere Untersuchungen, welchen Einfluss Dosisreduktionen auf die Wirksamkeit des Oxaliplatins ausüben, wünschenswert.

Eine japanische Arbeitsgruppe um Shouji et al. wertete retrospektiv die Dosisdichte des Oxaliplatins von 188 mit FolFOx4 behandelten Patienten aus. Diese nahm in Abhängigkeit der Anzahl applizierter Zyklen ab. Sie betrug 89.1% (1-4 Zyklen), 81.4% (4-7 Zyklen), 78.2% (7-10 Zyklen) und 69.0% (10-13 Zyklen) [167]. Die Autoren nannten als Ursachen für die Dosisreduktionen Neutropenie, Thrombopenie, periphere Neuropathie und allergische Reaktionen. Unglücklicherweise machten die Autoren keine Angaben zu der Altersverteilung der Patienten. In der vorliegenden Arbeit wurde nicht nur die Dosisdichte, sondern auch der Verlauf der kumulativen Oxaliplatin-Dosen dargestellt. Dabei fiel vor allem auf, dass die verabreichte Dosis im Verlauf der Therapie stetig abnahm. Dies deutet wie die Arbeit von Shouji et al. auf einen Zusammenhang zwischen bereits applizierter Oxaliplatin-Dosis und dem Auftreten von Dosisreduktionen hin. In beiden Untersuchungen waren dieselben UAW Gründe für Dosisreduktionen. Diese Arbeit zeigt darüber hinaus, dass die jüngeren Patienten zu Beginn der Therapie keine Dosisreduktionen erhielten, im weiteren Verlauf jedoch in recht hohem Ausmaß. Ältere hingegen erhielten z.T. bereits von Beginn der Therapie an reduzierte Dosen aufgrund des hohen Alters, bzw. des reduzierten Allgemeinzustandes (s. 6.1.2.3).

7.1.2 Toxizitäten

7.1.2.1 Maximale Toxizität pro Patient

Die MOSAIC-Studie berichtete, dass 75,6% der Patienten eine Anämie erlitten, 78,9% der Patienten neutropenisch wurden und 77,4% der Patienten eine Thrombopenie entwickelten. Diese Ergebnisse umfassten alle Schweregrade. In der hier gezeigten Studie hatten 100% der Patienten eine Anämie, also deutlich mehr Patienten als in der MOSAIC-Studie. Diese Abweichung könnte dadurch bedingt sein, dass einige der Patienten bereits vor Beginn der CTx einen niedrigen Hämoglobin-Spiegel aufwiesen, so dass bereits eine Anämie gemäß NCI Kriterien bestand, bzw. schneller erreicht wurde. Da die Gesamtpatientenzahl dieser Studie gering war, könnte auch das Ergebnis einzelner Patienten, welches sich nicht zwangsläufig als repräsentativ für ein größeres Patientenkollektiv erweisen muss, den Gesamteindruck verfälschen. Verglichen mit den Daten der MOSAIC-Patienten litten in dieser Studie weniger Patienten (68,7%) unter Leukopenie. Da die insgesamt applizierte Oxaliplatin-Dosis vergleichbar war, müssen die Ursachen für den Unterschied andere sein. Denkbar wären Differenzen bezüglich der Zeit, in welcher die Gesamtdosis appliziert wurde. So könnten längere Therapiepausen zu einer Erholung der Patienten und damit zu einem insgesamt geringeren Absinken der Leukozyten geführt haben. Wachstumsfaktoren erhielt keiner der Patienten in der hier vorgestellten Studie. Weitere denkbare Einflussgrößen wären die 5-FU Dosis und deren Applikation. In letzterem Fall würde man jedoch bei stark unterschiedlicher applizierter 5-FU Dosis auch eine geringere Prävalenz der Thrombopenien erwarten. Mit 83,3%

Diskussion Teil 2: Oxaliplatin

der Patienten litten jedoch mehr Patienten als in der MOSAIC-Studie unter Thrombopenie. In dieser Arbeit erreichten alle hämatologischen Toxizitäten maximal Grad 2, d.h. Grad 3 und 4 Toxizitäten traten im Gegensatz zur MOSAIC-Studie nicht auf.

Der Vergleich der Häufigkeit der symptomatischen Toxizitäten mit den Ergebnissen der MOSAIC-Studie ergibt ähnliche Werte für Übelkeit (73,7% der Patienten der MOSAIC-Studie vs. 77,8%) und Erbrechen (47,2% der Patienten der MOSAIC-Studie vs. 44,4%) sowie Neuropathie (92% der Patienten der MOSAIC-Studie vs. 100%). Deutlich häufiger wurden in dieser Arbeit jedoch Diarrhoe (88,9% vs. 56,3% der Patienten der MOSAIC-Studie), Allergie (44,4% vs. 10,3% der Patienten der MOSAIC-Studie), Stomatitis (83,3% vs. 41,6% der Patienten der MOSAIC-Studie) und Haarausfall (83,3% der Patienten vs. 30,2% der Patienten der MOSAIC-Studie) beobachtet.

Deutlich hervorzuheben ist, dass der Median des Patientenalters in der MOSAIC-Studie 61 J. vs. 72 J. in der vorliegenden Studie betrug. Die Autoren der MOSAIC-Studie klassifizierten die Schweregrade der Nebenwirkungen gemäß der zu der Zeit aktuellen Version der NCI CTCAE (Version 2.0). In dieser Studie wurde mit Version 3.0 gearbeitet. Dies erschwert die Vergleichbarkeit. Die Daten können also lediglich zur Orientierung dienen, ob die Häufigkeitsdimensionen der Nebenwirkungen mit denen anderer Studien vergleichbar sind. Dies ist sowohl für die hämatologischen als auch die symptomatischen UAW der Fall.

7.1.2.2 Maximale Toxizität pro Patient getrennt nach Altersgruppen

Es stehen lediglich wenige Daten zum direkten Vergleich der Verträglichkeit von Oxaliplatin zwischen Älteren und Jüngeren zur Verfügung. Goldberg et al. untersuchten in einer gepoolten Analyse die Daten aus vier klinischen Studien. 614 Patienten über 70 J. wurden mit FolFOx4 behandelt. Die Daten umfassten sowohl adjuvant behandelte Patienten im UICC Stadium III, als auch Erst- und Zweitlinientherapien bei mKRK (UICC Stadium IV). Die Schweregrade der UAW wurden gemäß NCI CTCAEv2.0 klassifiziert. Die Autoren berichteten, dass die Patienten über 70 J. signifikant häufiger ≥ Grad 3 Neutropenie und Thrombopenie erlitten. Die Häufigkeitsraten von Diarrhoe, Neurotoxizität und

139

Übelkeit/Erbrechen unterschieden sich nicht signifikant zwischen den Altersgruppen. Goldberg et al. zeigten jedoch einen Zusammenhang zwischen zunehmendem Alter und abnehmender Häufigkeit von Übelkeit/Erbrechen. Infektionen traten in je einer der vier Studien häufiger, bzw. seltener bei Älteren auf [168]. Die Autoren schlussfolgerten, dass FolFOX4 bei älteren Patienten wirksam und sicher ist, jedoch Daten bei Patienten über 80 J. fehlen. Figer et al. untersuchten in einer Subgruppenanalyse der OPTIMOX1-Studie Wirksamkeit und Verträglichkeit von Oxaliplatin bei älteren Patienten (über 75 J.) mit mKRK. OPTIMOX1 wurde ursprünglich konzipiert, um die Wirksamkeit und Verträglichkeit von FolFOx4 gegenüber einem modifizierten FolFOX6-Schema zu untersuchen. 20 Patienten über 75 J. wurden mit FolFOx4 behandelt und 17 mit mFolFOx6. Sie litten signifikant häufiger unter Grad 3/4 Neutropenie und Grad 3 Neurotoxizität als die jüngeren Patienten. Insgesamt traten Grad 3 und 4 Schweregrade häufiger bei den Patienten über 75 J. auf. Die Wirksamkeit unterschied sich nicht zwischen den Altersgruppen. Figer et al. kamen zu dem Fazit, dass Oxaliplatin in Kombination mit 5-FU/Folinsäure bei Älteren wirksam ist und nur geringfügig häufiger UAW auftreten [88]. Sastre et al. publizierten eine weitere Subgruppenanalyse zum Einsatz von Oxaliplatin bei Älteren. Die Originalstudie 03/TTD/01 wurde initiiert, um Wirksamkeit und Verträglichkeit von Oxaliplatin + Capecitabin (XelOx) gegenüber Oxaliplatin + 5-FU Dauerinfusion (FuOx) zu untersuchen. 49 Patienten über 70 J. wurden mit FuOx (130 mg/m^2 KOF Oxaliplatin an d1, 15, 29, Wdh. alle 6 Wochen + 5-FU 2250 mg/m^2 KOF als 48h-Dauerinfusion an d1, 8, 15, 22, 29, und 36) behandelt. Ältere Patienten erhielten häufiger Dosisreduktionen des Oxaliplatins (30,6% vs. 23%) und die Dosisdichte war insgesamt geringer. Die Nebenwirkungen wurden gemäß NCI CTCAEv2.0 klassifiziert. Die Altersgruppen wiesen ähnliche Toxizitätsprofile auf. Ältere hatten jedoch signifikant seltener Grad 1/2 Parästhesien. Sastre et al. zogen den Schluss, dass oxaliplatin-fluoropyrimidin-basierte CTx bei Älteren wirksam und sicher ist [169].

In der vorliegenden Arbeit unterscheiden sich ältere und jüngere Patienten signifikant im Auftreten von Thrombopenie und Übelkeit. So war die Inzidenz der Thrombopenie bei den Älteren insgesamt erhöht (92,9% vs. 50%) und es traten höhere Schweregrade auf als bei den jüngeren Patienten. Dies entspricht den

Ergebnissen von Goldberg et al. Dieses Ergebnis ist nicht überraschend, da die Knochenmarksreserve mit zunehmendem Alter abnimmt [30]. Ältere Patienten haben ein höheres Risiko für myelosuppressive Nebenwirkungen durch CTx gegenüber jüngeren Patienten. Ebenso zeigte diese Arbeit den Trend, dass die älteren Patienten häufiger unter Leukopenie (71,4% der Patienten vs. 50%) litten, doch war dieser Unterschied nicht statistisch signifikant. Dies könnte aber der insgesamt geringen Patientenzahl geschuldet sein, zeigten doch sowohl Figer et al. als auch Goldberg et al., dass Ältere häufiger Grad 3 und 4 Neutropenien erlitten [88, 168].

Jüngere Patienten hatten in der vorliegenden Untersuchung signifikant häufiger Übelkeit und höhere Schweregrade von Übelkeit als Patienten über 65 J.. Goldberg et al. berichteten ebenfalls, dass erhöhtes Alter mit reduzierter Übelkeit/Erbrechen korrelierte. Die Ursachen für Übelkeit und Erbrechen durch die CTx sind multifaktoriell. Es gibt tumorbedingte Faktoren (aggressiver Tumor, ausgedehnte Metastasierung), therapiebedingte Faktoren (unterschiedliches emetogenes Potential der Zytostatika) und patientenspezifische Faktoren. Zu letzteren zählen vor allem weibliches Geschlecht, ängstliche Grundhaltung, starke Schwangerschaftsübelkeit und/oder Reisekrankheit in der Vergangenheit, vorausgegangene CTx mit Übelkeit/Erbrechen sowie jugendliches Alter. Alkoholabusus gilt hingegen als protektiver Faktor gegen zytostatika-induzierte Übelkeit/Erbrechen [170]. Die tumor- und therapiebedingten Faktoren können in dieser Untersuchung als Einflussgrößen ausgeschlossen werden, da sich die Patientengruppen über 65 J. und unter 65 J. nicht in diesen Faktoren unterschieden. Ebenso war die Geschlechterverteilung zwischen den Altersgruppen einheitlich und keiner der Patienten war chemotherapeutisch vorbehandelt, so dass diese Faktoren als Einflussgrößen ebenfalls ausgeschlossen werden können. So bleiben als mögliche erklärende Faktoren für die unterschiedliche Ausprägung der Übelkeit das Patientenalter, die psychische Grundstimmung der Patienten und ein eventueller protektiver Alkoholabusus in der Vergangenheit bestehen. Die letzten beiden Faktoren wurden in dieser Untersuchung nicht überprüft, so dass sie nicht generell ausgeschlossen werden können. Es zeigte jedoch keiner der Patienten Anhaltspunkte eines vorausgegangenen Alkoholabusus. Die stärkere Übelkeit der Jüngeren lag somit entweder darin begründet, dass diese Patienten insgesamt eine ängstlichere Grundhaltung hatten als die Älteren oder am Patientenalter an sich. Die direkte negative bivariate Korrelation zwischen Patientenalter und maximalem Schweregrad des Erbrechens pro Patient und die Ergebnisse von Goldberg et al. bekräftigen die Hypothese, dass das jüngere Alter eine entscheidende Rolle spielt.

Bemerkenswert sind die unterschiedlichen Ergebnisse der genannten Studien bezüglich der Neurotoxizität, bzw. Dysästhesien. Das Auftreten von Neurotoxizität in den Altersgruppen wird in Kapitel 7.1.2.4 ausführlich diskutiert.

7.1.2.3 Verlauf der Toxizitäten während der CTx

Bisher liegen keine vergleichbaren Untersuchungen vor, die den Verlauf der Nebenwirkungen während der gesamten Chemotherapie mit Oxaliplatin beschreiben. Diese Daten sind von Interesse, da nicht nur die maximale Toxizität, die während einer Chemotherapie erreicht wurde, sondern auch dauerhafte Nebenwirkungen niedrigerer Schweregrade die Lebensqualität und die Therapietreue der Patienten beeinflussen können. Die vorliegende Arbeit leistet also einen Beitrag, das Auftreten von Nebenwirkungen insgesamt zu verstehen und zu beurteilen. Ebenso ermöglicht diese Arbeit eine umfassende Aussage über die Gesamtbelastung der Patienten während der Chemotherapie, insbesondere in Zusammenhang mit den Ergebnissen des Fragebogens zur Lebensqualität.

Die Auswertung der Verlaufsdaten der Nebenwirkungen zeigte, dass die Schweregrade der meisten Nebenwirkungen im Verlauf der CTx anstiegen. Dies gilt insbesondere für die hämatologischen Nebenwirkungen und die Neurotoxizität. Die mit Oxaliplatin behandelten Patienten litten nach dem 5. Zyklus unter $\geq$ Grad 1 Anämie, nach dem neunten Zyklus $\geq$ Grad 1 Thrombopenie und bereits nach dem dritten Zyklus $\geq$ Grad 1 Neurotoxizität. Hervorzuheben ist, dass diese Toxizitäten im weiteren Verlauf der Therapie persistierten, d.h. die Patienten waren permanent belastet. Die Neuropathie nahm im weiteren Verlauf noch an Schweregrad zu. Nach dem zehnten Zyklus litten die Patienten unter $\geq$ Grad 2 Neurotoxizität. Die anderen untersuchten symptomatischen Toxizitäten zeigten ebenfalls im Therapieverlauf einen zunehmenden Schweregrad, verliefen insgesamt aber so mild, dass nicht alle Patienten dauerhaft einen Schweregrad $\geq$ 1 gemäß NCI Kriterien erreichten. Die einzigen Toxizitäten, die im Therapieverlauf eine negative Steigung aufwiesen, waren Übelkeit und Erbrechen. Diese zeigten also tendenziell abnehmende Schweregrade im Therapieverlauf. Mögliche Gründe hierfür könnten abnehmende Ängste, Dosisreduktionen des Oxaliplatins und/oder eine veränderte Antiemese sein. Zwar erhielten alle Patienten die unter 1.4.6.2 beschriebene leitliniengerechte Standardantiemese, doch wurde die Therapie angepasst, wenn die Patienten trotz Antiemese starke Übelkeit und/oder Erbrechen berichteten [81]. Hauptsächlich wurde der Versuch unternommen Aprepitant statt des 5-HT$_3$-Antagonisten einzusetzen oder die Dexamethason-Gabe zu verändern. Einige Patienten hatten die Gabe des

Glucocorticoids zunächst aus Angst vor Nebenwirkungen abgelehnt. In diesen Fällen wurde vereinzelt bei anhaltender Übelkeit der Dexamethason-Applikation nachträglich zugestimmt. Auch eine Dosissteigerung des Dexamethasons wurde in Einzelfällen unternommen. Diese Maßnahmen zeigten einen guten antiemetischen Effekt, wohingegen die Patienten auf die Aprepitant-Gabe unterschiedlich reagierten. Manchen Patienten half dies gut, dann wurde die Antiemese mit Aprepitant für die restliche Chemotherapiedauer beibehalten, anderen Patienten verschaffte das Aprepitant keine Linderung der Symptome, dann wurde es wieder abgesetzt. Interessanterweise zeigten die Ergebnisse des EORTC QLQ-C30 zu den Fragen Übelkeit und Erbrechen keinen eindeutigen Trend zur Abnahme der Symptomstärke im Verlauf der CTx. Dies könnte an den unterschiedlichen Einstufungskriterien der NCI und des Lebensqualitätfragebogens liegen. Im Fragebogen zur Lebensqualität werden die Patienten gefragt: „War Ihnen übel?" und „Haben Sie erbrochen?". Die Patienten gaben daraufhin den Schweregrad intuitiv an, wie sie ihn in den letzten zwei Wochen empfunden haben (z.B. „wenig" oder „mäßig"). Die NCI-Kriterien legen den Schweregrad hauptsächlich an der Fähigkeit zur Nahrungsaufnahme fest. So wäre es denkbar, dass die Einstufung einer aufgetretenen Übelkeit gemäß NCI als „gering" erfolgte, da der Patient in seiner Nahrungsaufnahme trotz der Übelkeit nicht eingeschränkt gewesen war, der Patient selber aber die Übelkeit als „mäßig" empfunden hatte und dies im Fragebogen so angab. Ein weiterer Einflussfaktor sind die verschiedenen Messzeitpunkte. Die NCI-Kriterien wurden nach jedem Zyklus erhoben, der Lebensqualitätfragebogen vor Beginn der CTx und dann vor jedem dritten Zyklus. Auch ist ein Unterschied der subjektiven Bewertung der Symptome der Patienten, welche im Lebensqualitätfragebogen angegeben ist, gegenüber der objektiven Einstufung, dargestellt mittels NCI-Kriterien, denkbar. So ist es denkbar, dass die Patienten im Interview weniger offen über die Stärke der Symptome Auskunft gegeben haben. Ebenfalls besteht die Möglichkeit, dass die Patienten speziell vor dem letzten Zyklus die Belastung durch Übelkeit/Erbrechen als hoch empfunden haben, weil sie schon seit geraumer Zeit darunter litten, auch wenn die objektiven Schweregrade im Verlauf der Therapie etwas nachgelassen hatten.

7.1.2.4 Verlauf der Toxizitäten während der CTx getrennt nach Altersgruppen

Die Patienten dieser Arbeit unterschieden sich signifikant zwischen den Altersgruppen im Verlauf der Schweregrade der Thrombopenie, der Übelkeit, des Haarausfall und der Neurotoxizität. Die größere Belastung älterer Patienten durch Thrombopenie wurde bereits in Kapitel 7.1.2.2 diskutiert, ebenso wie der Zusammenhang zwischen Alter und reduzierter Übelkeit/Erbrechen.

Die älteren Patienten hatten stärkeren Haarausfall als die jüngeren. Der Haarausfall war insgesamt jedoch nicht so stark und häufig, dass alle Patienten über 65 J. im Mittel Grad 1 erreichten. Eine mögliche Ursache könnte sein, dass das Haar ohnehin physiologischer weise mit zunehmendem Alter dünner und feiner wird. So machte sich zusätzlich dünner werdendes Haar bei den Patienten über 65 J. unter Umständen stärker bemerkbar. In der bereits erwähnten Subgruppenanalyse der OPTIMOX1-Studie berichteten Sastre et al. ebenfalls, dass Grad 2 Alopezie häufiger bei den jüngeren Patienten auftrat [169].

Die jüngeren Patienten dieser Studie litten signifikant früher unter höhergradiger Neuropathie und erreichten insgesamt stärkere Schweregrade als die älteren Patienten (s. 6.1.3.5). Die chronische Form der Neuropathie hängt von der applizierten kumulativen Oxaliplatin-Dosis ab [90]. Diese unterschied sich zwar nicht signifikant zwischen den Altersgruppen, jedoch bestand eine deutliche Abweichung im Verlauf der kumulativen Dosen zwischen den Altersgruppen. Jüngere Patienten erhielten in der ersten Hälfte der CTx weniger Dosisreduktionen als die Älteren. Folglich scheint der Schweregrad der Neuropathie nicht nur von der kumulativen Oxaliplatin-Gesamtdosis abhängig zu sein, sondern auch von der Zeit, in der diese kumulative Dosis appliziert wurde. Zu ähnlichen Schlüssen kamen andere Autoren, die einen Einfluss der kumulativen Oxaliplatin-Dosis und der pro Zyklus applizierten Oxaliplatin-Dosis auf den Schweregrad der Neurotoxizität sahen [90]. Es ist also fraglich, welchen Einfluss das Patientenalter in der vorliegenden Studie darauf hatte, dass die jüngeren Patienten stärkere Neuropathien erlitten. Vielmehr ist anzunehmen, dass die vorsichtigere Behandlung der älteren Patienten mit niedrigeren Oxaliplatin-Dosen dazu geführt hat, dass diese weniger unter Neurotoxizität litten als die Älteren. Eine Studie von Twelves et al. bestätigt diese Vermutung. Sie verglichen die Wirksamkeit und Verträglichkeit von XelOx (Oxaliplatin 130 mg/m^2

KOF d1, Capecitabin 1000 mg/m² KOF 2 x tgl. d 1-14, Wdh. d 21) zwischen Patienten über 65 J. und unter 65 J. Die jüngeren Patienten hatten häufiger periphere sensorische Neuropathien. Dosisreduktionen des Oxaliplatins wurden bei 33% der jüngeren und bei 39% der älteren Patienten vorgenommen. Dabei erfolgte die erste Dosisreduktion der Älteren bereits nach 90 Tagen, bei Jüngeren erst nach 106 Tagen [171]. Unglücklicherweise haben die Autoren nicht vermerkt, in welchem Ausmaß die Dosis reduziert worden war. Twelves et al. vermuteten, dass die subjektive Wahrnehmung der Neuropathien dazu geführt hatte, dass die Älteren weniger davon berichtet hatten. Insgesamt kamen sie zu der Schlussfolgerung, dass kein Unterschied bezüglich Wirksamkeit und Sicherheit zwischen Älteren und Jüngeren besteht. Cassidy et al. untersuchten ebenfalls die Wirksamkeit und Sicherheit von XelOX. Eine Subgruppenanalyse der Patienten über 65 J. zeigte keinen signifikanten Unterschied bezüglich der Häufigkeit von Grad 3 und 4 Neurotoxizität gemäß NCI CTCAEv2.0 gegenüber den Jüngeren. Dosisreduktionen waren in beiden Altersgruppen gleich häufig vorgenommen worden. Die Autoren machten jedoch keine Angaben zum Ausmaß der Dosisreduktionen [172]. Rosati et al. verglichen in einer Studie Wirksamkeit und Verträglichkeit von CapOx (Oxaliplatin 65 mg/m² KOF d1+8, Capecitabin 1000 mg/m² KOF 2 x tgl. d1-14, Wdh. d21) und CapIri (Irinotecan 80 mg/m² KOF d1+8, Capecitabin 1000 mg/m² KOF 2 x tgl. d1-14, Wdh. d21) bei Patienten über 70 J.. Sie berichteten, dass lediglich 15% der Patienten Neurotoxizität Grad 3-4, gemäß NCI CTCAEv3.0 erlitten. Als Ursache dieser geringen Inzidenz sahen die Autoren eine geringe kumulative Oxaliplatin-Gesamtdosis [173]. Insgesamt erwiesen sich sowohl CapOx als auch CapIri als wirksam bei Älteren. Die Autoren sahen bezüglich der Verträglichkeit einen leichten Vorteil für das CapOx-Schema. McKibbin et al. evaluierten in einer retrospektiven Analyse die Behandlung von 520 Patienten mit KRK. Ziel der Untersuchung war es den Anteil der Patienten zwischen Älteren und Jüngeren zu vergleichen, die eine oxaliplatin- oder irinotecanbasierte CTx erhielten. Ein weiterer Endpunkt war das Auftreten von Dosisreduktionen, Therapiepausen, Krankenhausaufnahmen o.ä. verursacht durch eine UAW. Neurotoxizität führte signifikant häufiger bei Patienten unter 65 J. (26% vs. 15%) zu einem derartigen

Ereignis [160]. Da es sich um eine retrospektive Auswertung handelte, waren bedauerlicherweise keine Daten zu den applizierten Dosen verfügbar.

7.1.2.4.1 Methodik der Auswertung der Verläufe der Schweregrade

Die Auswertung der Verlaufsdaten der Schweregrade der Nebenwirkungen erfolgte mittels linearer Regression. Nach visueller Überprüfung von Einzelverläufen der Schweregrade der Nebenwirkungen während der CTx wurde angenommen, dass die Schweregrade linear mit den Zyklen anstiegen. Die lineare Regression erfordert eine Intervallskalierung der Variablen. Die Schweregrade der Nebenwirkungen sind jedoch ordinal-skaliert. Somit wäre die Durchführung einer linearen Regression für die vorliegenden Daten ausgeschlossen. Dies ist ein vor allem in der Sozialwissenschaft und Psychologie häufiges und vieldiskutiertes Problem. Unter Erfüllung definierter Voraussetzungen ist es aber möglich, ordinalskalierte Variablen als intervallskaliert zu betrachten [174]. Zu diesen Voraussetzungen zählen vor allem, dass die Abstände zwischen den Merkmalsausprägungen gleich sind und dass die gesamte Spannbreite möglicher Merkmalsausprägungen abgedeckt wird [174]. Diese Voraussetzungen waren für die NCI CTCAEv3.0 gegeben. Die Skala reicht für die Stärke der Symptome von „0" („keine") bis „5" („Tod") und deckt somit alle möglichen Merkmalsausprägungen ab. Auch kann angenommen werden, dass eine Grad 2 Toxizität doppelt so schwerwiegend ist wie eine Grad 1 Toxizität. Dies rechtfertigt die Auswertung der Daten der Schweregrade als intervallskalierte Variablen.

Zusätzlich zur visuellen Überprüfung von Einzelverläufen der Schweregrade von Patienten während der Chemotherapie wurde die Modellgüte der linearen Regression statistisch überprüft. Dazu wurden das R-Quadrat und der Standardfehler des Schätzers angegeben (s. Anlage I). Das R-Quadrat erklärt die Varianz in der abhängigen Variable (hier: Schweregrad der Toxizität) von der unabhängigen Variable (hier: Zyklus). R-Quadrat kann Werte von 0-1 annehmen. Es gelten keine festen Grenzen, wann tatsächlich von Linearität ausgegangen werden kann, doch sollte das R-Quadrat groß und der Standardfehler des Schätzers klein sein [175]. Der Standardfehler des Schätzers gibt an, wie dicht die mittels linearer Regression vorhergesagten Werte an den reellen, also gemessenen Werten liegen. Die statistische Überprüfung ergab für die meisten Toxizitäten (bis auf Thrombopenie, Anämie, Leukopenie, Übelkeit, Haarausfall und Neurotoxizität) sehr niedrige R-Quadrat-Werte, die < 0,01 lagen. Es muss also bezweifelt werden, ob tatsächlich ein linearer Zusammenhang zwischen dem Zyklus und dem Schweregrad der Nebenwirkung besteht. Zusätzlich erfolgte die Auswertung der Daten ohne Linearitätsannahme als Varianzanalyse mit Messwiederholung. Die Ergebnisse der Varianzanalyse deckten sich bis auf für Neurotoxizität, Übelkeit und Haarausfall mit denen der linearen Regression. Die Varianzanalyse wies für die Neurotoxizität, Übelkeit und Haarausfall keinen statistisch signifikanten Unterschied zwischen den Altersgruppen nach. Für die Neurotoxizität kann jedoch anhand der Modellparameter der Regression von Linearität zwischen Schweregrad der Toxizität und dem Zyklus ausgegangen werden. Die Ergebnisse der linearen Regression, also der statistisch signifikant Unterschied der Steigungen zwischen den Altersgruppen sollte also nicht ignoriert werden. Zumal sich dieser Effekt durch die unterschiedlichen Verläufe der kumulativen Oxaliplatin-Dosen plausibel erklären lässt. Für die Übelkeit wurde ein statistisch signifikanter Unterschied zwischen den Altersgruppen nicht nur mittels linearer Regression nachgewiesen, sondern auch mittels t-Test für die maximale Toxizität pro Patient. Der statistisch signifikante Unterschied zwischen den Altersgruppen, der mittels linearer Regression nachgewiesen wurde, bestand auch nicht in einer unterschiedlichen Steigung, sondern in einem signifikant unterschiedlichen Intercept zwischen den Altersgruppen. Es ist somit nachgewiesen, dass die Altersgruppen sich signifikant im Bereich der Übelkeit unterschieden, auch wenn die Schweregrade während der Therapie nicht linear verliefen. Kritischer sollte der signifikante Unterschied des Verlaufs des Haarausfalls betrachtet werden. Das Modell ist als relativ schwach einzustufen und die Varianzanalyse zeigte keinen signifikanten Unterschied zwischen den Altersgruppen. Dennoch ist das Ergebnis, dass Ältere stärker unter Haarausfall litten, rational zu erklären.

Zusammenfassend ist zu sagen, dass keine Vergleichsdaten für die Verläufe der Schweregrade von Nebenwirkungen während der CTx zur Verfügung stehen. Eine Wiederholung der hier beschriebenen Untersuchung mit größerem Patientenkollektiv wäre wünschenswert, um eventuell eine bessere Modellgüte für die lineare Regression zu erzielen oder den linearen Zusammenhang zwischen Verlauf der Nebenwirkungen und Chemotherapiezyklus zu widerlegen. In diesem Fall wurden die Ergebnisse zusätzlich ohne Linearitätsannahme mittels

Varianzanalyse überprüft, so dass die vorgestellten Ergebnisse valide sind. Dennoch wurde die graphische Darstellung der Verläufe mittels linearer Regression gewählt. Diese wurde als anschaulicher angesehen, als die Darstellung des Verlaufes des Median der Schweregrade in den Altersgruppen.

7.1.2.5 Oxaliplatin bei älteren Patienten

Nur wenige prospektive Studien haben sich bisher mit der Frage der adjuvanten CTx von älteren Patienten mit KRK beschäftigt. Die generelle Frage des Nutzens einer adjuvanten CTx bei Älteren muss aufgrund der insgesamt reduzierten Lebenserwartung kritisch betrachtet werden. Während die Anwendung von 5-FU auch bei Älteren als wirksam und sicher gilt, ist die Frage nach der Gabe von Oxaliplatin in der adjuvanten Situation bei älteren Patienten weitgehend unbeantwortet [176-178]. Es existierte bis Dezember 2009 jedoch keine Altersbeschränkung für die adjuvante Therapie in der S3-Leitlinie des Kolorektalen Karzinoms. Bekannt ist, dass ältere Patienten wahrscheinlich aus Angst vor Nebenwirkungen, im Behandlungsalltag weniger häufig eine oxaliplatin-basierte adjuvante CTx erhalten als die jüngeren Patienten [179, 180]. Zusätzlich haben aktuelle Studien (NSABP C-08 und PETACC-8) die Diskussion der adjuvanten CTx bei älteren KRK-Patienten forciert. Die Ergebnisse dieser Studien führten letztlich zu einem Warnhinweis für die Anwendung von Oxaliplatin bei Älteren in der S3-Leitlinie des kolorektalen Karzinoms im Themenkomplex adjuvante Therapie des älteren Patienten [109, 181]. Die NSABP C08-Studie berichtete über vermehrte fatale *serious adverse events* (SAE) in der Gruppe der Patienten über 70 J., die PETACC-8 Studie wurde für über 70 jährige Patienten aufgrund erhöhter therapieassoziierter Mortalität geschlossen [182]. Eine aktualisierte Auswertung der ACCENT-Daten konnte für über 70-jährige Patienten keinen Vorteil bezüglich des Gesamtüberlebens und des krankheitsfreien Überlebens für die Kombinationschemotherapie mit Oxaliplatin zeigen [183]. Diese Ergebnisse werden aber vielfach diskutiert, da es sich entweder um eine Metaanalyse handelte (ACCENT-Daten) oder die Komorbiditäten und genauen Todesursachen nicht klar waren (NSABP C-08 und PETACC-8) [184, 185]. Weitere Studien müssen abgewartet werden, um den Stellenwert von Oxaliplatin in der adjuvanten Behandlung von Patienten mit KRK über 70 J. abschließend beurteilen zu können. Erfreulicherweise erschien kürzlich die erste prospektive Studie zum Einsatz von Oxaliplatin bei älteren und gebrechlichen Patienten mit mKRK (MRC FOCUS2) [124]. MRC FOCUS2 untersuchte den Einsatz von Oxaliplatin + 5-FU/Folinsäure gegenüber 5-FU/Folinsäure alleine bezüglich des progressionsfreien Überlebens, sowie den Einfluss des Austausches von 5-FU durch Capecitabin auf die Globale Lebensqualität. Die Studie schloss 459 Patienten (Median 74 J.) ein und zeigte tendenziell verlängertes PFS durch die Zugabe von Oxaliplatin, aber kein erhöhtes Risiko für ≥ Grad 3 Toxizität. Oxaliplatin übte einen leicht negativen Einfluss auf die Globale Lebensqualität aus und verursachte vereinzelt verstärkte Toxizitäten. Dennoch kamen Seymour et al. zu dem Schluss, dass die Gabe von Oxaliplatin einen Vorteil für ältere Patienten mit mKRK in Bezug auf den Gesamtbehandlungsnutzen aufweist. Der Ersatz von 5-FU durch Capecitabin führte nicht zu einer Verbesserung der Lebensqualität. Berretta et al. präsentierten eine prospektive Studie zum Einsatz von FolFOx4 bei älteren Patienten mit mKRK. 36 ältere Patienten (67-82 J.) erhielten durchschnittlich 12 Zyklen FolFOx4. Eine Dosisreduktion war niemals erforderlich. Die Autoren stuften FolFOX4 für fitte, ältere Patienten als wirksam und gut verträglich ein [186]. Die Studie wies jedoch insgesamt Schwächen auf. So war die Patientenzahl gering und es wurden lediglich fitte ältere Patienten eingeschlossen. Es gab keine jüngere Vergleichsgruppe. So können die Ergebnisse von Berretta et al. nur bedingt auf die Allgemeinheit der Älteren übertragen werden. Oxaliplatin zeigt vielversprechende Wirksamkeit in klinischen Studien bei weiteren soliden Tumoren, z.B. dem Pankreas- und Magenkarzinom. So stehen einige wenige Daten zur Wirksamkeit und Verträglichkeit von Oxaliplatin bei älteren Patienten mit anderen Tumoren als dem KRK zur Verfügung. Santini et al. untersuchten das OXALF-Schema bei 42 älteren Patienten (Median 73 J.) mit fortgeschrittenem Magenkarzinom. Die Patienten erhielten Oxaliplatin 40 mg/m^2 KOF, Folinsäure 250 mg/m^2 KOF, 5-FU 500 mg/m^2 KOF als wöchentliche Infusion. Drei Patienten beendeten die Studie vorzeitig aufgrund von UAW (2 x Fatigue, 1x Neurotoxizität). Die mediane kumulative Oxaliplatin-Dosis betrug 480 mg/m^2 KOF. Es wurden keine Grad 4 Toxizität berichtet. Neutropenie,

Diskussion Teil 2: Oxaliplatin

Mukositis, Diarrhoe, Asthenie und Neuropathie traten als Grad 3 UAW auf. Santini et al. schätzten OXALF bei Älteren als gut verträglich und wirksam ein [187]. Choi et al. untersuchten ein 2-wöchentliches Schema mit Oxaliplatin + 5-FU/Folinsäure (Oxaliplatin 100 mg/m^2 KOF, Folinsäure 100 mg/m^2 KOF, 5-FU 2400 mg/m^2 KOF als 46h Infusion, Wdh. d15) bei Patienten mit fortgeschrittenem Magenkarzinom. 37 Patienten (Median 72 J.) wurden in die Studie aufgenommen. Sie erhielten eine mediane kumulative Oxaliplatin-Dosis von 567,5 mg/m^2 KOF. Die Dosisdichte des Oxaliplatins betrug 90,6%. Grad 3 und 4 UAW traten lediglich für Anämie und Neutropenie auf. Die Autoren kamen zu dem Schluss, dass die Therapie gute Wirksamkeit bei akzeptabler Toxizität aufweist [188]. Zhao et al. untersuchten ein modifiziertes FolFOx-Schema bei Patienten über 65 J. mit fortgeschrittenem Magenkarzinom. Die Patienten erhielten Oxaliplatin 85 mg/m^2 KOF, Folinsäure 400 mg/m^2 KOF und 5-FU 2400 mg/m^2 KOF als 46h Infusion, jedoch keinen 5-FU Bolus. Insgesamt wurden 46 Patienten (Median 71 J.) in die Studie aufgenommen. Ein Patient brach die Therapie vorzeitig ab. Die Dosisdichte betrug 98%. Keiner der Patienten erlitt Grad 4 UAW. Übelkeit, Erbrechen, Durchfall und Neutropenie traten mit Schweregrad 3 auf. Zhao et al. kamen zu dem Fazit, dass das modifizierte FolFOx-Schema wirksam und gut verträglich ist [189]. Zu demselben Schluss kamen Liu et al. für ein modifiziertes FolFOx4-Schema bei Patienten über 65 J. mit fortgeschrittenem Magenkarzinom. Die Patienten wurden mit Oxaliplatin 85 mg/m^2 KOF, Folinsäure 200 mg/m^2 KOF, 5-FU 1000 mg/m^2 KOF als 22h Infusion alle 2 Wochen behandelt. 44 Patienten (Median 69 J.) erhielten im Mittel sieben Zyklen. Zwei Patienten brachen die Studie ab. Dosisreduktionen des Oxaliplatins wurden bei keinem Patienten vorgenommen. Grad 4 Toxizität trat für Diarrhoe auf. Grad 3 Toxizitäten wurden für diverse UAW beschrieben (Neutropenie, Thrombopenie, Anämie, Übelkeit/Erbrechen, Stomatitis und periphere Neuropathie) [190]. Die Kombination von Oxaliplatin + infusionalem 5-FU/Folinsäure zeigt somit bei älteren Patienten mit Magenkarzinom ein ähnliches Toxizitätsprofil wie bei Älteren mit KRK. Die Häufigkeit von Übelkeit/Erbrechen bei Liu et al. und Zhao et al. ist beachtenswert. In beiden Studien wurde ein 5-HT$_3$-Antagonist als Monotherapie zur Antiemese eingesetzt, die Kombination aus 5-HT$_3$-Antagonist + Kortison wurde nicht verwendet. Neurotoxizität trat meist in geringen Schweregraden auf, jedoch war in allen Studien die kumulative Oxaliplatin-Dosis mit ca. 500 mg/m^2 KOF eher gering. Neben Oxaliplatin + infusionalem 5-FU/Folinsäure wurde auch das XelOx Schema bei Älteren mit fortgeschrittenem Magenkarzinom untersucht. 44 Patienten (Median 75 J.) erhielten durchschnittlich 5 Zyklen XelOx. Die Oxaliplatin-Dosis wurde nicht reduziert. 2 Patienten brachen die Studie aufgrund inakzeptabler UAW ab (1x Diarrhoe, 1x Erbrechen). Grad 4 UAW traten im Bereich der hämatologischen Toxizitäten auf, waren jedoch selten. Grad 3 wurde für Durchfall, Übelkeit/Erbrechen und Hand-Fuß-Syndrom berichtet. Dong et al. stuften das XelOx-Schema bei Älteren mit Magenkarzinom als gut verträglich und wirksam ein [191]. Erneut sind die geringe Neurotoxizität (maximal Grad 2) und die starke Übelkeit/Erbrechen auffällig. In jener Studie wurde ebenfalls die antiemetische Prophylaxe ausschließlich mit einem 5-HT$_3$-Antagonisten durchgeführt. Neben der niedrigen kumulativen Oxaliplatin-Dosis sind die geringe Patientenzahl und das Fehlen einer jüngeren Vergleichsgruppe zu erwähnen. Somit sind prospektive Studien mit größeren Fallzahlen nötig, die die Wirksamkeit und Verträglichkeit von Oxaliplatin bei älteren gegenüber jüngeren Patienten untersuchen.

7.1.3 Lebensqualität der Oxaliplatin-Patienten

7.1.3.1 Bedeutung der Ergebnisse des EORTC QLQ-C30

Die Interpretation der Daten des EORTC QLQ-C30 Fragebogens ist komplex. Es gibt keine festen Grenzen, wann z.B. von einer hohen Lebensqualität gesprochen werden kann, oder dass z.B. eine Emotionale Funktionalität von 60 Punkten als „gute" Emotionale Funktionalität interpretiert werden kann [139]. Ebenso schwierig ist die Bewertung der Relevanz von Veränderungen im Lebensqualitätfragebogen. Konkret bedeutet dies für die vorliegende Arbeit: welche Relevanz haben die während der CTx aufgetretenen Veränderungen der CTx und welche Relevanz haben die z.T. statistisch signifikanten Unterschiede zwischen den Altersgruppen und wie ist die Lebensqualität insgesamt zu beurteilen? Zur Bewertung ob insgesamt eine „gute" oder „schlechte" Lebensqualität vorliegt, bietet sich der Vergleich mit den Referenzwerten für die deutsche Bevölkerung an [139]. Zur Beurteilung der während der CTx beobachteten Veränderungen können Referenzbereiche herangezogen werden [192-194]. Diese wurden ermittelt, um den Stellenwert von Veränderungen im EORTC QLQ-C30 für den Patienten einzuordnen. So lässt sich beispielsweise analysieren, was eine Abnahme von 10 Punkten auf der Skala der Physischen Funktionalität für den Patienten bedeutet.

Die Referenzwerte des EORTC QLQ-C30 für die allgemeine deutsche Bevölkerung wurden im Jahr 1998 erhoben [195]. Der Vergleich von Ergebnissen der Lebensqualität mit Referenzwerten sollte adaptiert an das Alter und Geschlecht erfolgen [150]. Tabelle 7.1 zeigt die Ergebnisse der Lebensqualitätsfragebögen während der CTx gegenüber den Referenzwerten der allgemeinen deutschen Bevölkerung getrennt nach Alter und Geschlecht. Da der Fokus dieser Arbeit auf den älteren Patienten lag und die Gruppe unter 65 J. nur vier Patienten umfasste, welche noch nach Alter und Geschlecht hätten aufgeteilt werden müssen, werden lediglich die Daten der Patienten über 65 J. diskutiert. In dieser Gruppe war kein Patient zwischen 65 und 69 J., so dass als Referenzgruppe die Bevölkerung ≥ 70 J. verwendet wurde.

Tabelle 7.1: Mittelwerte der Globalen Lebensqualität, der Funktions- und Symptomskalen sowie der Single Items der mit Oxaliplatin behandelten älteren Studienpatienten und der Referenzgruppe über 70 J. [195] getrennt nach Geschlecht

	Männer (n=9)						Frauen (n=4)					
	vor CTx	vor Zyk 3	vor Zyk 6	vor Zyk 9	vor Zyk 12	Referenzwert	vor CTx	vor Zyk 3	vor Zyk 6	vor Zyk 9	vor Zyk 12	Referenzwert
Globale Lebensqualität	66,7	69,9	64,8	61,5	51,4	61,5	52,1	52,8	72,2	75,0	62,5	55,1
Funktionsskalen												
Physisch	76,9	83,0	75,0	77,9	70,4	78,3	72,1	69,4	60,0	76,7	70,0	69,4
Rollen	57,4	79,6	79,6	77,1	68,5	78,3	58,3	44,4	38,9	75,0	66,7	69,2
Emotional	70,4	80,6	79,6	80,2	81,5	81,5	66	91,7	77,8	95,8	62,5	72,4
Kognitiv	87,0	81,5	83,3	89,6	90,7	84,3	62,5	94,4	72,2	83,3	75,0	78
Sozial	85,2	81,5	90,7	89,6	88,9	85,3	79,2	88,9	77,8	75,0	83,3	82,7
Symptom Skalen												
Fatigue	37,6	32,1	27,2	38,9	44,4	27,8	30,6	37,0	48,1	27,8	50,0	37,8
Nausea/Vomiting	1,9	11,1	9,3	20,8	5,6	2,3	29,2	22,2	5,6	8,3	8,3	6,2
Schmerz	38,9	18,5	7,4	18,8	16,7	27	,00	5,6	,0	33,3	25,0	33,2
Single Items												
Dyspnoe	,00	3,7	3,7	25,0	14,8	18,7	8,3	11,1	11,1	16,7	16,7	24,1
Schlaflosigkeit	22,2	25,9	22,2	20,8	29,2	25,7	33,3	22,2	22,2	50,0	16,7	37,7
Appetitverlust	25,9	11,1	25,9	25,0	22,2	6,3	41,7	11,1	22,2	16,7	16,7	13,1
Verstopfung	25,0	14,8	7,4	4,2	7,4	8,3	16,7	22,2	33,3	,0	16,7	8
Durchfall	55,6	33,3	18,5	25,0	16,7	2,7	8,3	22,2	33,3	16,7	50,0	4
Finanzielle Probleme	,0	11,1	3,7	,0	11,1	9	,0	,0	,0	16,7	16,7	13,3

Die älteren Patienten hatten vor Beginn der CTx eine der gesunden Referenzbevölkerung entsprechende Globale Lebensqualität. Die Diagnose Krebs und die vorausgegangene Operation hatten also keinen bemerkbaren Einfluss auf die Lebensqualität ausgeübt. Amemiya et al. zeigten vergleichbare Ergebnisse. Sie untersuchten den Einfluss eines chirurgischen Eingriffs auf die Lebensqualität von 237 Patienten über 75 J., die aufgrund eines Magen- oder kolorektalen Karzinoms operiert wurden. Sie erhoben die LQ mittels SF-12 Fragebogen vor der Operation sowie einen Monat, drei und sechs Monate postoperativ. Die Patienten zeigten zunächst eine Abnahme der LQ. Sie erholten sich jedoch nach dem Eingriff und erreichten so wieder den Ausgangswert, bzw. sogar eine bessere Lebensqualität als vor der OP [196].

Diskussion Teil 2: Oxaliplatin

Im Verlauf der CTx verschlechterte sich die Globale Lebensqualität der Männer über 65 J. (- 15,3 Punkte), während sich die der Frauen über 65 J. verbesserte (+ 10,4 Punkte). Die gemessenen Differenzen sind für beide Geschlechter gemäß den publizierten Interpretationshilfen als moderate Veränderungen einzustufen [192, 194].

Die Rollenfunktion der Männer verbesserte sich zwar moderat während der CTx, war jedoch immer noch deutlich schlechter als die der Referenzbevölkerung. Die Rollenfunktion der Frauen verbesserte sich leicht während der CTx und erreichte so vor dem letzten Zyklus der CTx das Niveau der allgemeinen weiblichen Bevölkerung ≥ 70 J. Auch die Emotionale Funktionalität der Männer verbesserte sich während der CTx so weit, dass sie das Niveau der Referenzwerte erreichte, wohingegen die Frauen eine schlechtere Emotionale Funktionalität gegenüber der Referenzbevölkerung aufwiesen. Die anderen Funktionsskalen zeigten keine nennenswerten Abweichungen von den Referenzwerten oder Veränderungen während der CTx.

So lässt sich zusammenfassen, dass die Männer vor dem letzten CTx-Zyklus eine mäßig schlechtere Lebensqualität hatten als die männliche Referenzbevölkerung, die Frauen eine leicht bessere als die weibliche Referenzbevölkerung. Die Lebensqualität der männlichen Patienten verschlechterte sich also, die der Frauen verbesserte sich im Verlauf der CTx. Die Männer wiesen Einschränkungen im Bereich der alltäglichen Tätigkeiten und Freizeitaktivitäten (Rollenfunktion) auf, was möglicherweise die Verschlechterung der Lebensqualität erklärt. Die Frauen waren emotional belasteter, was aber die Globale Lebensqualität nicht beeinflusste. Die Ergebnisse dieser kleinen Stichprobe decken sich z.T. mit denen einer größeren Untersuchung, welche die unterschiedlichen Bewältigungsstrategien von Männern und Frauen mit Darmkrebs untersuchte. 341 Patienten wurden während der stationären Rehabilitation befragt. Es zeigte sich ein Unterschied zwischen Männern und Frauen bezüglich der Bewältigung und der psychischen Konsequenzen der Krebserkrankung [197].

Die Symptom-Skalen und Single Items zeigten einen deutlichen Einfluss der CTx auf die älteren Patienten im Bereich Diarrhoe, Fatigue, Nausea/Vomiting und Appetitverlust. Hier wiesen die chemotherapeutisch behandelten Patienten im Verlauf der CTx und/oder vor dem letzte Zyklus ein deutlich höheres Maß an

Belastung auf als die Referenzbevölkerung. Dies entspricht den Erwartungen, da es sich bei diesen Symptomen um typische Nebenwirkungen der systemischen CTx handelt. Interessant wäre an dieser Stelle ein follow-up der Patienten, um zu prüfen, ob und wie schnell die Patienten sich im Bereich der Symptom-Skalen und Single Items von der CTx erholen. Hier stehen bislang nur wenige Daten zur Verfügung. Eine französische Arbeit zeigte, dass die Lebensqualität von Patienten mit Rektum-Karzinom 4,6 Jahre, nachdem die präoperative Behandlung begonnen worden war, als insgesamt moderat einzustufen war [198]. Ein Review fasste die Lebensqualität-Daten von Patienten mit Langzeitüberleben (≥ 5 Jahre) nach KRK zusammen. Die Analyse ergab eine gute bis exzellente Lebensqualität. Je nach Studie wurden jedoch unterschiedliche Messinstrumente zur Erhebung der Lebensqualität eingesetzt und nur drei der 14 in den Review eingeflossenen Studien berücksichtigten den Zusammenhang zwischen Behandlungsregime und Lebensqualität. Neben der insgesamt guten Lebensqualität traten spezifische physische und psychische Probleme auf. Die Autoren kamen ebenfalls zu dem Schluss, dass weitere Studien nötig sind, um zu prüfen, ob bestimmte Faktoren einen größeren Einfluss auf die Lebensqualität von Krebspatienten als auf die von Nicht-Krebspatienten haben [199]. Eine deutsche Arbeitsgruppe um Jansen et al. untersuchte die Lebensqualität von Langzeitdarmkrebsüberlebenden. Diese wurde mittels EORTC QLQ-C30 ein Jahr und drei, fünf und zehn Jahre nach Diagnosestellung erhoben. Jüngere zeigten gegenüber der gesunden Referenzbevölkerung Einschränkungen, vor allem bezüglich der Funktionsskalen und stärkere Belastung durch z.B. Diarrhoe und Fatigue. Die älteren Patienten hatten innerhalb der ersten 3-5 Jahre eine vergleichbare oder sogar bessere Lebensqualität als die gesunde Referenzbevölkerung. Nach 5-10 Jahren erreichte die Lebensqualität jedoch das Niveau der Referenzbevölkerung oder war gar schlechter [200].

Auch wenn aus o.g. Gründen kein direkter Vergleich der Lebensqualitätdaten der Patienten unter 65 J. mit den entsprechenden Referenzwerten erfolgt, können die Ergebnisse an dieser Stelle bewertet werden. In der vorliegenden Untersuchung wiesen die Patienten unter 65 J. nahezu durchgängig schlechtere Werte auf als die älteren Patienten. Die Referenzwerte der allgemeinen deutschen Bevölkerung zeigen aber, dass die Lebensqualität und die Funktionalität mit zunehmendem Alter abnehmen, das Maß an Belastung aber steigt. Da in vielen Bereichen die älteren Patienten das Niveau der Referenzbevölkerung erreichten, kann davon ausgegangen werden, dass die jüngeren Patienten eine deutlich schlechtere Lebensqualität aufwiesen als Menschen gleichen Alters und Geschlechts ohne adjuvante CTx. Die von Jansen et al. erhobenen Daten der Langzeitüberlebenden bekräftigen diese Hypothese [200].

Die Frage, ob die Chemotherapie der Grund für die Verbesserung, bzw. Verschlechterung der Globalen Lebensqualität und der Funktionsskalen war, könnte nur abschließend beantwortet werden, wenn mehr Daten zur Verfügung stünden. Zum Einen wurden die Referenzwerte nur einmalig erhoben, die Messwertwiederholung in der vorliegenden Studie zeigte aber interindividuelle Schwankungen zwischen den Messpunkten. Es wäre wünschenswert, dass auch die Referenzwerte mehrmals bei einem Individuum erhoben worden wären. Damit ließe sich die Frage, ob die Schwankungen durch die CTx verursacht worden waren, besser beantworten. Es stehen auch keine Vergleichsdaten zur Verfügung, in denen die Lebensqualität prospektiv während einer adjuvanten CTx mit FolFOx4 während der gesamten Therapiedauer erhoben wurde. Lediglich liegt eine Studie zur Lebensqualität bei Patienten mit mKRK und FolFOX6-Behandlung vor. Ziel dieser Studie war die Nicht-Unterlegenheit von XelOx gegenüber FolFOx6 nachzuweisen und zu prüfen, ob für die Lebensqualität der Patienten ein Unterschied zwischen FolFOX6- und XelOx-Behandlung besteht. Die Lebensqualität wurde viermal gemessen (Baseline, Zyklus 4 und 8 sowie letzter Zyklus). In jener Untersuchung veränderte sich die Lebensqualität zwischen den Messpunkten nicht so deutlich wie in der vorliegenden Studie. Die Globale Lebensqualität, die Funktionsskalen sowie die Symptom Skalen und Single Items änderten sich nicht klinisch relevant und/oder zeigten den Trend zur Verschlechterung [201]. Die Ergebnisse sind jedoch nur bedingt auf vorliegende Arbeit übertragbar. So wurde ein anderes Protokoll appliziert und die Patienten wiesen eine andere Ausgangssituation auf (Alter, Metastasierung). Dennoch müssen die schwankenden Werte dieser Untersuchung hinterfragt werden. Trotz z.T. statistischer Signifikanz könnten sie auch der kleinen Gesamtstichprobe geschuldet sein und sich bei größerer Fallzahl herausmitteln.

Dennoch ist es durchaus denkbar, dass Männer und Frauen unterschiedlich auf die CTx reagierten, diese anders emotional verarbeiteten. Vorstellbar ist auch, dass die Nebenwirkungen je nach Geschlecht in unterschiedlichem Ausmaß auftraten, was die Lebensqualität und die Funktionsskalen unterschiedlich beeinflusst haben könnte. In der Regel erfolgt die Darstellung von Nebenwirkungen großer Studien nach Häufigkeiten und Schweregraden aufgetrennt, nicht jedoch nach Alter und Geschlecht. Diese Informationen wären in Zukunft wünschenswert.

7.1.3.2 Bedeutung der Unterschiede der Ergebnisse des EORTC QLQ-C30 zwischen den Altersgruppen

Die statistisch signifikanten Unterschiede zwischen den Altersgruppen sind gemäß der Kriterien von Osoba und Cocks auch klinisch relevant. In der vorliegenden Arbeit wiesen die jüngeren Patienten also in vielen Bereichen eine deutlich schlechtere Lebensqualität als die Patienten über 65 J. auf - besonders im Bereich der Emotionalen und der Sozialen Funktionalität. Dieses Ergebnis mag zunächst überraschen, doch lässt es sich durchaus plausibel erklären. Die Patienten über 65 J. waren, sofern sie gearbeitet hatten, zur Zeit der Diagnose und CTx bereits in Rente, im Gegensatz zu den jüngeren Patienten. Arbeit spielt eine wichtige Rolle in Bezug auf die Lebenszufriedenheit und Lebensqualität von Krebspatienten [202]. Die (vorübergehende) Arbeitsunfähigkeit bedeutet einen Verlust persönlicher Identität, sozialer Beziehungen sowie den Verlust an finanzieller Sicherheit [202]. Die Chemotherapie bedeutete für die jüngeren Patienten demnach einen deutlicheren Einschnitt in den gewohnten Alltag. So lassen sich die abnehmende Soziale Funktionalität und zunehmenden finanziellen Probleme erklären. Ein weiterer Einflussfaktor könnte die familiäre Situation gewesen sein. So wurde ein Zusammenhang zwischen einer Elternschaft (Kinder bis 18 Jahre) und der Lebensqualität von Krebspatienten beobachtet. Es gibt zwar bisher insgesamt wenig Befunde auf diesem Gebiet, doch zeigte eine aktuelle Untersuchung, dass an krebserkrankte Eltern mit minderjährigen Kindern niedrigere Werte bei allen Funktionen der Lebensqualität aufwiesen als Krebspatienten ohne minderjährige Kinder [203]. Dies könnte in der vorliegenden Arbeit ebenfalls die LQ der jüngeren Patienten beeinflusst haben, da diese Patienten z.T. minderjährige Kinder hatten. Denkbar ist jedoch auch, dass Krebspatienten in Abhängigkeit ihres Lebensalters die Diagnose Krebs und die UAW der CTx unterschiedlich verarbeiten. Es ist z.B. bekannt, dass jüngere Patientinnen mit Brustkrebs gegenüber Älteren weniger effektiv Coping, also die Bewältigung der Krankheit, betreiben [204].

7.1.3.3 Zusammenhang zwischen Lebensqualität und geriatrischem Status

Vor Beginn der CTx korrelierte die Lebensqualität signifikant mit dem Ergebnis des Geriatrischen Assessments. Fittere Patienten hatten also erwartungsgemäß eine höhere Lebensqualität. Andere Autoren zeigten den selben Zusammenhang zwischen Gebrechlichkeit und Lebensqualität [205]. Die Messung der Lebensqualität ist jedoch streng von der Bestimmung des Allgemeinzustandes zu unterscheiden. Vereinzelt kann ein schlechter körperlicher Allgemeinzustand mit einer relativ guten Lebensqualität einhergehen und umgekehrt [31]. Interessanterweise ließ sich in der vorliegenden Untersuchung der statistische Zusammenhang zwischen Lebensqualität und Gebrechlichkeit vor dem 12. Zyklus nicht mehr nachweisen. Dies ist überraschend, zumal sich der Geriatrische Zustand der Patienten während der CTx nicht signifikant verändert hatte. Zwar waren auch die Schwankungen der Lebensqualität während der CTx meist nicht statistisch signifikant, doch muss sich die Lebensqualität soweit verändert haben, dass die Korrelation mit den Ergebnissen des geriatrischen Assessments verschwand.

7.1.3.4 Zusammenhang zwischen Lebensqualität und Toxizität

Ein direkter Zusammenhang zwischen dem Auftreten der Toxizitäten und der Lebensqualität ließ sich in dieser Arbeit nicht zeigen. Insbesondere von den anhaltenden Neuropathien hätte man erwartet, dass diese die Globale Lebensqualität oder die Physische Funktionalität negativ beeinflussen. Die Effekte der Neuropathie auf die Lebensqualität sind bisher nicht beschrieben [206]. Bouvier et al. untersuchten den Einfluss einer adjuvanten CTx auf die Lebensqualität bei älteren Patienten mit KRK. 209 Patienten über 75 J. wurden mittels EORTC QLQ-C30 zu vier Messpunkten zu ihrer Lebensqualität befragt. Die erste Messung erfolgte zum Zeitpunkt der Diagnosestellung, weitere folgten nach 3, 6 und 12 Monaten. Die adjuvante CTx zeigte keinen negativen Einfluss auf die LQ [207]. In jener Studie erhielt jedoch nur ein kleiner Teil der Patienten eine oxaliplatin-basierte CTx. Die bereits in Kapitel 5.1.1 erwähnte Studie von Rosati et al. untersuchte auch die LQ während der CTx. Patienten, die mit CapOx behandelt wurden, verzeichneten eine Verbesserung der Rollen-, Emotionalen- und Sozialen Funktionalität während der CTx. Nausea/Vomiting und Schlaflosigkeit nahmen hingegen während der Therapie zu [173]. Um einen Effekt auf die Globale Lebensqualität definitiv ausschließen zu können, sind differenziertere Untersuchungen mit größeren Fallzahlen nötig.

Ob eine bessere Baseline-Lebensqualität vor Beginn der CTx mit weniger Nebenwirkungen einhergeht, wurde in dieser Studie nicht geprüft. Auch andere Studien haben sich bisher nicht mit dem direkten Zusammenhang der Lebensqualität und dem Auftreten der Nebenwirkungen beschäftigt. Untersuchungen zur Lebensqualität konnten aber zeigen, dass die Physische Funktionalität bei Patienten mit mKRK mit dem Gesamtüberleben korreliert [208].

7.1.4 Prädiktive Marker

Ziel dieser Arbeit war es unter anderem zu prüfen, ob anhand patientenindividueller Parameter Voraussagen über die Verträglichkeit der oxaliplatin-basierten CTx bei Älteren gemacht werden können. Keiner der untersuchten Parameter erwies sich als prädiktiver Marker für das Auftreten von Toxizitäten.

7.1.4.1 Nierenfunktion und Neurotoxizität

Diese Arbeit konnte keinen Zusammenhang zwischen der Nierenfunktion und dem Auftreten (der Schweregrade) der Neurotoxizität nachweisen. Im Gegensatz zu einer Doktorarbeit, die einen Zusammenhang zwischen reduzierter Nierenfunktion und höhergradiger Neuropathie zeigte [209]. Jene Arbeit berücksichtigte jedoch nicht die bereits applizierte kumulative Oxaliplatin-Dosis. Die Patienten waren z.T. bereits mit Oxaliplatin vorbehandelt, wiesen also eine unterschiedlich große Gesamtbelastung auf. Da es sich um eine multizentrische Studie handelte, wurden die Schweregrade der Neuropathie mit zwei verschiedenen Fragebögen erhoben. Messungen der Leitfähigkeit der Nerven oder Reflextestungen wurden wie in der vorliegenden Arbeit nicht durchgeführt. Die objektive Beurteilung der Schweregrade der Neuropathie mit Fragebögen ist schwierig. Es besteht immer die Möglichkeit, dass Patienten nicht alle Symptome schildern oder die Intensität anders widergeben als sie sie empfunden haben. Dennoch zeigten zwei weitere Arbeiten, dass eine reduzierte Nierenfunktion zwar die Pharmakokinetik des Oxaliplatins verändert, jedoch keine Auswirkungen auf dessen Gesamttoxizität hat [67, 68].

Wesentlich größere Einflussfaktoren auf das Auftreten von Neuropathien scheinen die Applikationsdauer und die Gesamtdosis des Oxaliplatins zu sein [210]. So konnten verschiedene Arbeiten verbesserte Verträglichkeit, also geringere Schweregrade der Neuropathie, durch verlängerte Infusionsdauer oder Verteilung der 2-wöchentlichen Oxaliplatin-Dosis auf niedrigere dafür aber wöchentliche Dosen zeigen [84, 211]. Dies korreliert mit den Ergebnissen der vorliegenden Arbeit, welche auf einen Zusammenhang zwischen dem zeitlichen Verlauf der kumulativen Dosis und dem Auftreten der Neuropathie hindeuten.

7.1.4.2 Geriatrischer Status

Das Ergebnis des Geriatrischen Assessments vor Beginn der CTx korrelierte nicht mit den Schweregraden der Nebenwirkungen. Interessanterweise konnte eine Untersuchung jedoch einen Zusammenhang zwischen Alter, Komorbidität, funktioneller Beeinträchtigung und schlechterem Überleben von Krebspatienten zeigen [212]. Eine weitere Arbeit kam zu dem Schluss, dass das CGA hilfreich war, unerwartete Gesundheitsprobleme, wie z.B. Mangelernährung bei Krebspatienten aufzudecken [205]. Andere Arbeiten kamen ebenfalls zu dem Schluss, dass das Geriatrische Assessment Morbidität und Mortalität von Krebspatienten voraussagen kann [7, 9] und ein hilfreiches Instrument ist für die Entscheidung, ob ein älterer Patient eine CTx bekommen sollte [4]. Dies verdeutlicht, wie wichtig es dennoch ist, vor Beginn der CTx ein Geriatrisches Assessment durchzuführen und ggf. während der CTx zu wiederholen, auch wenn es keine direkte Aussage über die Verträglichkeit ermöglicht.

8 Zusammenfassung

Die vorliegende Arbeit beschäftigt sich mit der Verträglichkeit der Zytostatika Irinotecan und Oxaliplatin bei älteren Darmkrebspatienten. Als ältere Patienten wurden jene über 65 J. betrachtet. Zur Bestimmung der Verträglichkeit wurden Häufigkeiten und Schweregrade des Auftretens typischer Nebenwirkungen von Irinotecan und Oxaliplatin im Verlauf der Chemotherapie bei älteren und jüngeren Patienten prospektiv erhoben und miteinander verglichen. Sämtliche applizierten Dosen wurden dokumentiert. Ebenso wurde die Lebensqualität als Parameter der Verträglichkeit im Therapieverlauf regelmäßig bestimmt. Zur besseren Bewertung des biologischen Alters, wurde bei den älteren Patienten vor Beginn und am Ende der Chemotherapie oder nach 12 Zyklen ein Geriatrisches Assessment durchgeführt.

Die Ergebnisse aus der Irinotecangruppe zeigten zum Einen, dass eine Langzeittherapie unter Erhaltung einer akzeptablen Lebensqualität möglich ist. Zum anderen zeigte diese Arbeit, dass innerhalb einer kleinen Kohorte älterer Patienten die Verträglichkeit interindividuell stark variiert. Das geriatrische Assessment lieferte wichtige Zusatzinformationen über die physische und mentale Fitness der Patienten und ermöglichte eine Einschätzung der Belastbarkeit der Patienten.

Die Ergebnisse aus der Oxaliplatingruppe zeigten, dass sich die insgesamt applizierte Oxaliplatin-Dosis nicht zwischen den Altersgruppen unterschied. Jeder Patient erhielt im Therapieverlauf mindestens einmal eine Dosisreduktion. Diese wurden bei den Älteren bereits von Beginn der Therapie an verordnet, bei den jüngeren Patienten erst im weiteren Verlauf der Therapie, dann jedoch in größerem Ausmaß.
Ältere Patienten verzeichneten einen stärkeren Anstieg der Schweregrade der Thrombopenie und eine Zunahme der Stärke des Haarausfalls. Jüngere litten stärker unter Übelkeit und Erbrechen und erreichten früher als Ältere höhere Schweregrade der Neurotoxizität.
Die Lebensqualität variierte in beiden Altersgruppen im Therapieverlauf. Jüngere Patienten wiesen gegenüber den Älteren eine stärkere negative Beeinflus-

Zusammenfassung

sung der Sozialen, Emotionalen und der Kognitiven Funktionalität durch die Chemotherapie auf. Ebenso gaben sie mehr Einschränkungen in ihrer Rollenfunktion an und empfanden mehr finanzielle Belastung. Die älteren Patienten wiesen eine stärkere Belastung durch Dyspnoe auf. Die Lebensqualität der Älteren wurde insgesamt durch die Chemotherapie nicht negativ beeinflusst. Ebenso blieb das Ergebnis des geriatrischen Assessments unverändert.

Diese Arbeit hat somit gezeigt, dass qualitative und quantitative Unterschiede bezüglich der Verträglichkeit von Oxaliplatin zwischen Älteren und Jüngeren bestehen. Diese Unterschiede bedeuten jedoch nicht, dass ältere Patienten durch ihre Chemotherapie stets eine stärkere Beeinträchtigung als jüngere Patienten aufweisen. Das chronologische Alter alleine scheint keine Kontraindikation gegen eine Chemotherapie mit Irinotecan oder Oxaliplatin zu sein.

9 Summary

The present work focused on the tolerability of irinotecan and oxaliplatin in elderly patients with colorectal cancer. Patients aged 65 years or older were defined as „elderly". In order to compare tolerability of irinotecan and oxaliplatin between elderly and younger patients frequency and severity of certain adverse drug events were assessed prospectively during chemotherapy. Also, all applied dosages of chemotherapy were documented. Patients filled a quality of life questionnaire at defined time points during chemotherapy and elderly patients had geriatric assessment before starting and at the end of their therapy or before the 12th course.

Data of the patients treated with Irinotecan showed on the one hand, that longtime therapy is feasible with an acceptable quality of life even in elderly patients. On the other hand, results revealed a high interindividual variability in tolerance of chemotherapy in this small patient cohort. The geriatric assessment gave helpful additional information about the mental and physical fitness of the patients and allowed to measure the capacity oft he patients.

The results from patients treated with oxaliplatin showed no differences in administered oxaliplatin doses between elderly and younger patients. Every patient received at least one course with reduced dose. Elderly patients had minor dose reductions right from the beginning of therapy, whereas younger patients were treated with full doses until course 6 before receiving major reductions towards the end of their chemotherapy.

Elderly patients had more pronounced thrombopenia and alopecia while younger patients suffered higher grades of nausea and vomiting and reached higher grades of neurotoxicity at earlier CTx courses.

Quality of life varied during chemotherapy but, on average, was not different between both patient groups. Elderly patients reported better social, emotional, role and cognitive functioning. Younger patients were more afflicted with financial problems, elderly people with dyspnoea. Chemotherapy did not influence the results oft the geriatric assessment.

Summary

The present study reveals, qualitative and quantitative differences in the tolerability of elderly and younger patients with colorectal cancer towards oxaliplatin. However, quality of life of elderly people is not necessarily more impaired during chemotherapy than quality of life of younger patients. Chronologic age per se seems to be no contraindication against chemotherapy with irinotecan or oxaliplatin.

10 Literaturverzeichnis

[1] Bowie MW, Slattum PW. Pharmacodynamics in older adults: a review. Am J Geriatr Pharmacother. 2007 Sep;5(3):263-303.

[2] Patterson SM, Hughes C, Kerse N, Cardwell CR. Interventions to improve the appropriate use of polypharmacy for older people (Protocol). 2009 [updated 2009; cited 2011 14.08.]; Available from: http://onlinelibrary.wiley.com/doi/10.1002/14651858.CD008165/pdf.

[3] Hilmer SN, McLachlan AJ, Le Couteur DG. Clinical pharmacology in the geriatric patient. Fundam Clin Pharmacol. 2007 Jun;21(3):217-30.

[4] Friedrich C, Kolb G, Wedding U, Pientka L. Comprehensive geriatric assessment in the elderly cancer patient. Onkologie. 2003 Aug;26(4):355-60.

[5] Sieber CC. Der ältere Patient – wer ist das? Der Internist. 2007 Nov 01;48(11):1190-4.

[6] Nikolaus T. Das geriatrische Assessment. Zeitschrift für Gerontologie und Geriatrie. 2001 May 25;34(7):I036-I42.

[7] Stuck AE, Siu AL, Wieland GD, Adams J, Rubenstein LZ. Comprehensive geriatric assessment: a meta-analysis of controlled trials. Lancet. 1993 Oct 23;342(8878):1032-6.

[8] Extermann M, Aapro M, Bernabei R, Cohen HJ, Droz JP, Lichtman S, et al. Use of comprehensive geriatric assessment in older cancer patients: recommendations from the task force on CGA of the International Society of Geriatric Oncology (SIOG). Crit Rev Oncol Hematol. 2005 Sep;55(3):241-52.

[9] Extermann M, Hurria A. Comprehensive geriatric assessment for older patients with cancer. J Clin Oncol. 2007 May 10;25(14):1824-31.

[10] Arnoldi E, Dieli M, Mangia M, Minetti B, Labianca R. Comprehensive geriatric assessment in elderly cancer patients: an experience in an outpatient population. Tumori. 2007 Jan-Feb;93(1):23-5.

[11] Audisio RA, Pope D, Ramesh HS, Gennari R, van Leeuwen BL, West C, et al. Shall we operate? Preoperative assessment in elderly cancer patients (PACE) can help. A SIOG surgical task force prospective study. Crit Rev Oncol Hematol. 2008 Feb;65(2):156-63.

[12] Balducci L. Management of cancer in the elderly. Oncology (Williston Park). 2006 Feb;20(2):135-43; discussion 44, 46, 51-2.

[13] Extermann M, Chen H, Cantor AB, Corcoran MB, Meyer J, Grendys E, et al. Predictors of tolerance to chemotherapy in older cancer patients: a prospective pilot study. Eur J Cancer. 2002 Jul;38(11):1466-73.

[14] Repetto L, Venturino A, Fratino L, Serraino D, Troisi G, Gianni W, et al. Geriatric oncology: a clinical approach to the older patient with cancer. Eur J Cancer. 2003 May;39(7):870-80.

[15] Ferrucci L, Guralnik JM, Cavazzini C, Bandinelli S, Lauretani F, Bartali B, et al. The frailty syndrome: a critical issue in geriatric oncology. Crit Rev Oncol Hematol. 2003 May;46(2):127-37.

[16] Wedding U, Merkel U, Farker K, Höffken K. Onkologische Pharmakotherapie alter Patienten. Der Internist. 2003 Aug 01;44(8):977-85.

[17] McLean AJ, Le Couteur DG. Aging biology and geriatric clinical pharmacology. Pharmacol Rev. 2004 Jun;56(2):163-84.

[18] Wasil T, Lichtman SM. Treatment of elderly cancer patients with chemotherapy. Cancer Invest. 2005;23(6):537-47.

[19] Franken C, Hartmann M. Klinische Pharmazie : ein Kompendium. München: Urban & Vogel; 2007.

[20] Kaufman G. Polypharmacy in older adults. Nurs Stand. 2011 May 25-31;25(38):49-55.

[21] Maggiore RJ, Gross CP, Hurria A. Polypharmacy in older adults with cancer. Oncologist. 2010;15(5):507-22.

[22] Liukas A, Kuusniemi K, Aantaa R, Virolainen P, Niemi M, Neuvonen PJ, et al. Pharmacokinetics of intravenous paracetamol in elderly patients. Clin Pharmacokinet. 2011 Feb 1;50(2):121-9.

[23] Gill J, Malyuk R, Djurdjev O, Levin A. Use of GFR equations to adjust drug doses in an elderly multi-ethnic group--a cautionary tale. Nephrol Dial Transplant. 2007 Oct;22(10):2894-9.

[24] Wasil T, Lichtman SM. Clinical pharmacology issues relevant to the dosing and toxicity of chemotherapy drugs in the elderly. Oncologist. 2005 Sep;10(8):602-12.

[25] Fulton MM, Allen ER. Polypharmacy in the elderly: a literature review. J Am Acad Nurse Pract. 2005 Apr;17(4):123-32.

[26] Wehling M, Peiter A. Arzneimitteltherapie im Alter aus der Sicht des klinischen Pharmakologen. Der Internist. 2003 Aug 01;44(8):1003-10.

[27] Schnider TW, Minto CF, Shafer SL, Gambus PL, Andresen C, Goodale DB, et al. The influence of age on propofol pharmacodynamics. Anesthesiology. 1999 Jun;90(6):1502-16.

[28] Holt S, Schmiedl S, Thurmann PA. Potentially inappropriate medications in the elderly: the PRISCUS list. Dtsch Arztebl Int. 2010 Aug;107(31-32):543-51.

[29] Wall ME, Wani MC, Cook CE, Palmer KH, McPhail AT, Sim GA. Plant Antitumor Agents. I. The Isolation and Structure of Camptothecin, a Novel Alkaloidal Leukemia and Tumor Inhibitor from Camptotheca acuminata. J Am Chem Soc. 1966;88(16):3888-90.

[30] Schmoll H-J, Höffken K, Possinger K. Kompendium Internistische Onkologie Standards in Diagnostik und Therapie. Vierte, völlig überarbeitete und erweiterte Auflage. ed. Berlin, Heidelberg: Springer Berlin Heidelberg; 2006.

[31] Berger DP, Engelhardt R, Mertelsmann R, Engelhardt M. Das Rote Buch : Hämatologie und Internistische Onkologie ; [mit 145 Therapie-Protokollen]. 4., überarb. und erw. Aufl. ed. Heidelberg [u.a.]: ecomed Medizin; 2010.

[32] Santos A, Zanetta S, Cresteil T, Deroussent A, Pein F, Raymond E, et al. Metabolism of irinotecan (CPT-11) by CYP3A4 and CYP3A5 in humans. Clin Cancer Res. 2000 May;6(5):2012-20.

[33] Haaz MC, Rivory L, Riche C, Vernillet L, Robert J. Metabolism of irinotecan (CPT-11) by human hepatic microsomes: participation of cytochrome P-450 3A and drug interactions. Cancer Res. 1998 Feb 1;58(3):468-72.

[34] Raymond E, Boige V, Faivre S, Sanderink GJ, Rixe O, Vernillet L, et al. Dosage adjustment and pharmacokinetic profile of irinotecan in cancer patients with hepatic dysfunction. J Clin Oncol. 2002 Nov 1;20(21):4303-12.

[35] Pfizer Pharma GmbH. Fachinformation Campto 20 mg/ml. [05/2009; cited 2011 14.04.]; Available from: www.fachinfo.de.

[36] Kuhn JG. Influence of anticonvulsants on the metabolism and elimination of irinotecan. A North American Brain Tumor Consortium preliminary report. Oncology (Williston Park). 2002 Aug;16(8 Suppl 7):33-40.

[37] Crews KR, Stewart CF, Jones-Wallace D, Thompson SJ, Houghton PJ, Heideman RL, et al. Altered irinotecan pharmacokinetics in pediatric high-grade glioma patients receiving enzyme-inducing anticonvulsant therapy. Clin Cancer Res. 2002 Jul;8(7):2202-9.

[38] Mathijssen RH, Sparreboom A, Dumez H, van Oosterom AT, de Bruijn EA. Altered irinotecan metabolism in a patient receiving phenytoin. Anticancer Drugs. 2002 Feb;13(2):139-40.

[39] Mathijssen RH, Verweij J, de Bruijn P, Loos WJ, Sparreboom A. Effects of St. John's wort on irinotecan metabolism. J Natl Cancer Inst. 2002 Aug 21;94(16):1247-9.

[40] van der Bol JM, Mathijssen RH, Loos WJ, Friberg LE, van Schaik RH, de Jonge MJ, et al. Cigarette smoking and irinotecan treatment: pharmacokinetic interaction and effects on neutropenia. J Clin Oncol. 2007 Jul 1;25(19):2719-26.

[41] Kehrer DF, Mathijssen RH, Verweij J, de Bruijn P, Sparreboom A. Modulation of irinotecan metabolism by ketoconazole. J Clin Oncol. 2002 Jul 15;20(14):3122-9.

[42] van der Bol JM, Loos WJ, de Jong FA, van Meerten E, Konings IR, Lam MH, et al. Effect of omeprazole on the pharmacokinetics and toxicities of irinotecan in cancer patients: A prospective cross-over drug-drug interaction study. Eur J Cancer. 2011 Apr;47(6):831-8.

[43] Rothenberg ML. Topoisomerase I inhibitors: review and update. Ann Oncol. 1997 Sep;8(9):837-55.

[44] Rivory LP. Irinotecan (CPT-11): a brief overview. Clin Exp Pharmacol Physiol. 1996 Oct-Nov;23(10-11):1000-4.

[45] Creemers GJ, Lund B, Verweij J. Topoisomerase I inhibitors: topotecan and irenotecan. Cancer Treat Rev. 1994 Jan;20(1):73-96.

[46] Goldberg RM, Rothenberg ML, Van Cutsem E, Benson AB, 3rd, Blanke CD, Diasio RB, et al. The continuum of care: a paradigm for the management of metastatic colorectal cancer. Oncologist. 2007 Jan;12(1):38-50.

[47] Cunningham D, Pyrhonen S, James RD, Punt CJ, Hickish TF, Heikkila R, et al. Randomised trial of irinotecan plus supportive care versus supportive care alone after fluorouracil failure for patients with metastatic colorectal cancer. Lancet. 1998 Oct 31;352(9138):1413-8.

[48] Rougier P, Van Cutsem E, Bajetta E, Niederle N, Possinger K, Labianca R, et al. Randomised trial of irinotecan versus fluorouracil by continuous infusion after fluorouracil failure in patients with metastatic colorectal cancer. Lancet. 1998 Oct 31;352(9138):1407-12.

[49] Omura K. Advances in chemotherapy against advanced or metastatic colorectal cancer. Digestion. 2008;77 Suppl 1:13-22.

[50] Wilke HW. Kombination mit Irinotecan - die Referenztherapie in der First-line-Therapie des fortgeschrittenen Kolorektalkarzinoms. Onkologie. 2000;23(Supplement 6):32-4.

[51] Berger D, Engelhardt M, Mertelsmann R. Das Blaue Buch : Chemotherapie-Manual Hämatologie und Internistische Onkologie ; mit CD-ROM. 2. Aufl. ed. Heidelberg: Springer Medizin; 2008.

[52] Pfizer Pharma GmbH. Campto- Management unerwünschter Wirkungen. 2011 [updated 2011; cited 2011 15.05.]; Available from: http://www.pfizer-oncology.de/fachbereich/darmkrebs/campto/vertraeglichkeit/unerwuenscht.htm.

[53] Gandia D, Abigerges D, Armand JP, Chabot G, Da Costa L, De Forni M, et al. CPT-11-induced cholinergic effects in cancer patients. J Clin Oncol. 1993 Jan;11(1):196-7.

[54] Tobin P, Rivory L, Clarke S. Inhibition of acetylcholinesterase in patients receiving irinotecan (camptothecin-11). Clin Pharmacol Ther. 2004 Nov;76(5):505-6; author reply 7-8.

[55] Dodds HM, Rivory LP. Comment on a Published Paper. British Journal of Pharmacology. 2001;134(2):448-9.

[56] Kris MG, Hesketh PJ, Somerfield MR, Feyer P, Clark-Snow R, Koeller JM, et al. American Society of Clinical Oncology guideline for antiemetics in oncology: update 2006. J Clin Oncol. 2006 Jun 20;24(18):2932-47.

[57] Giaccone G. Clinical perspectives on platinum resistance. Drugs. 2000;59 Suppl 4:9-17; discussion 37-8.

[58] Voigt W, Dietrich A, Schmoll H-J. Cisplatin und seine Analoga: Übersicht über den Entwicklungsstatus und klinischen Einsatz. Pharmazie in Unserer Zeit. 2006;35(2):134-43.

[59] O'Dwyer PJ, Stevenson JP, Johnson SW. Clinical pharmacokinetics and administration of established platinum drugs. Drugs. 2000;59 Suppl 4:19-27.

[60] Bouvet D, Michalowicz A, Crauste-Manciet S, Curis E, Nicolis I, Olivi L, et al. EXAFS characterization of oxaliplatin anticancer drug and its degradation in chloride media. J Synchrotron Radiat. 2006 Nov;13(Pt 6):477-83.

[61] Curis E, Provost K, Bouvet D, Nicolis I, Crauste-Manciet S, Brossard D, et al. Carboplatin and oxaliplatin decomposition in chloride medium, monitored by XAS. J Synchrotron Radiat. 2001 Mar 1;8(Pt 2):716-8.

[62] Raymond E, Chaney SG, Taamma A, Cvitkovic E. Oxaliplatin: a review of preclinical and clinical studies. Ann Oncol. 1998 Oct;9(10):1053-71.

[63] Graham MA, Lockwood GF, Greenslade D, Brienza S, Bayssas M, Gamelin E. Clinical pharmacokinetics of oxaliplatin: a critical review. Clin Cancer Res. 2000 Apr;6(4):1205-18.

[64] Alcindor T, Beauger N. Oxaliplatin: a review in the era of molecularly targeted therapy. Curr Oncol. 2011 Jan;18(1):18-25.

[65] Mani S, Graham MA, Bregman DB, Ivy P, Chaney SG. Oxaliplatin: a review of evolving concepts. Cancer Invest. 2002;20(2):246-63.

[66] Fachinformation Eloxatin. sanofi aventis; [2009; cited 2011 10.04.]; Available from: www.fachinfo.de.

[67] Massari C, Brienza S, Rotarski M, Gastiaburu J, Misset JL, Cupissol D, et al. Pharmacokinetics of oxaliplatin in patients with normal versus impaired renal function. Cancer Chemother Pharmacol. 2000;45(2):157-64.

[68] Takimoto CH, Graham MA, Lockwood G, Ng CM, Goetz A, Greenslade D, et al. Oxaliplatin pharmacokinetics and pharmacodynamics in adult cancer patients with impaired renal function. Clin Cancer Res. 2007 Aug 15;13(16):4832-9.

[69] Woynarowski JM, Faivre S, Herzig MC, Arnett B, Chapman WG, Trevino AV, et al. Oxaliplatin-induced damage of cellular DNA. Mol Pharmacol. 2000 Nov;58(5):920-7.

[70] Todd RC, Lippard SJ. Inhibition of transcription by platinum antitumor compounds. Metallomics. 2009;1(4):280-91.

[71] Andre T, Boni C, Mounedji-Boudiaf L, Navarro M, Tabernero J, Hickish T, et al. Oxaliplatin, fluorouracil, and leucovorin as adjuvant treatment for colon cancer. N Engl J Med. 2004 Jun 3;350(23):2343-51.

[72] Grothey A, Goldberg RM. A review of oxaliplatin and its clinical use in colorectal cancer. Expert Opin Pharmacother. 2004 Oct;5(10):2159-70.

[73] Fischel JL, Formento P, Ciccolini J, Rostagno P, Etienne MC, Catalin J, et al. Impact of the oxaliplatin-5 fluorouracil-folinic acid combination on respective intracellular determinants of drug activity. Br J Cancer. 2002 Apr 8;86(7):1162-8.

[74] de Gramont A, Figer A, Seymour M, Homerin M, Hmissi A, Cassidy J, et al. Leucovorin and fluorouracil with or without oxaliplatin as first-line treatment in advanced colorectal cancer. J Clin Oncol. 2000 Aug;18(16):2938-47.

[75] Masi G, Vasile E, Loupakis F, Cupini S, Fornaro L, Baldi G, et al. Randomized trial of two induction chemotherapy regimens in metastatic colorectal cancer: an updated analysis. J Natl Cancer Inst. 2010 Jan 5;103(1):21-30.

[76] Reinacher-Schick A. Therapie des metastasierten kolorektalen Karzinoms. 2008 Mar 01(2):135-43.

[77] Hu J, Zhao G, Wang HX, Tang L, Xu YC, Ma Y, et al. A meta-analysis of gemcitabine containing chemotherapy for locally advanced and metastatic pancreatic adenocarcinoma. J Hematol Oncol. 2011 Mar 26;4(1):11.

[78] Li XD, Shen H, Jiang JT, Zhang HZ, Zheng X, Shu YQ, et al. Paclitaxel based vs oxaliplatin based regimens for advanced gastric cancer. World J Gastroenterol. 2011 Feb 28;17(8):1082-7.

[79] Gralla RJ, Osoba D, Kris MG, Kirkbride P, Hesketh PJ, Chinnery LW, et al. Recommendations for the use of antiemetics: evidence-based, clinical practice guidelines. American Society of Clinical Oncology. J Clin Oncol. 1999 Sep;17(9):2971-94.

[80] Herrstedt J, Koeller JM, Roila F, Hesketh PJ, Warr D, Rittenberg C, et al. Acute emesis: moderately emetogenic chemotherapy. Support Care Cancer. 2005 Feb;13(2):97-103.

[81] Herrstedt J, Rapoport B, Warr D, Roila F, Bria E, Rittenberg C, et al. Acute emesis: moderately emetogenic chemotherapy. Support Care Cancer. 2010 Aug 2.

[82] Roila F, Warr D, Clark-Snow RA, Tonato M, Gralla RJ, Einhorn LH, et al. Delayed emesis: moderately emetogenic chemotherapy. Support Care Cancer. 2005 Feb;13(2):104-8.

[83] Gamelin E, Gamelin L, Bossi L, Quasthoff S. Clinical aspects and molecular basis of oxaliplatin neurotoxicity: current management and development of preventive measures. Semin Oncol. 2002 Oct;29(5 Suppl 15):21-33.

[84] Petrioli R, Pascucci A, Francini E, Marsili S, Sciandivasci A, Tassi R, et al. Neurotoxicity of FOLFOX-4 as adjuvant treatment for patients with colon and gastric cancer: a randomized study of two different schedules of oxaliplatin. Cancer Chemother Pharmacol. 2008 Jan;61(1):105-11.

[85] Grothey A. Oxaliplatin-safety profile: neurotoxicity. Semin Oncol. 2003 Aug;30(4 Suppl 15):5-13.

[86] Grolleau F, Gamelin L, Boisdron-Celle M, Lapied B, Pelhate M, Gamelin E. A possible explanation for a neurotoxic effect of the anticancer agent oxaliplatin on neuronal voltage-gated sodium channels. J Neurophysiol. 2001 May;85(5):2293-7.

[87] Grothey A. Clinical management of oxaliplatin-associated neurotoxicity. Clin Colorectal Cancer. 2005 Apr;5 Suppl 1:S38-46.

[88] Figer A, Perez-Staub N, Carola E, Tournigand C, Lledo G, Flesch M, et al. FOLFOX in patients aged between 76 and 80 years with metastatic colorectal cancer: an exploratory cohort of the OPTIMOX1 study. Cancer. 2007 Dec 15;110(12):2666-71.

[89] Maindrault-Goebel F, Tournigand C, Andre T, Carola E, Mabro M, Artru P, et al. Oxaliplatin reintroduction in patients previously treated with leucovorin, fluorouracil and oxaliplatin for metastatic colorectal cancer. Ann Oncol. 2004 Aug;15(8):1210-4.

[90] Pasetto LM, D'Andrea MR, Rossi E, Monfardini S. Oxaliplatin-related neurotoxicity: how and why? Crit Rev Oncol Hematol. 2006 Aug;59(2):159-68.

[91] Grothey A, Nikcevich DA, Sloan JA, Kugler JW, Silberstein PT, Dentchev T, et al. Intravenous calcium and magnesium for oxaliplatin-induced sensory neurotoxicity in adjuvant colon cancer: NCCTG N04C7. J Clin Oncol. 2011 Feb 1;29(4):421-7.

[92] Gamelin L, Boisdron-Celle M, Morel A, Poirier AL, Berger V, Gamelin E, et al. Oxaliplatin-related neurotoxicity: interest of calcium-magnesium infusion and no impact on its efficacy. J Clin Oncol. 2008 Mar 1;26(7):1188-9; author reply 9-90.

[93] Knijn N, Tol J, Koopman M, Werter MJ, Imholz AL, Valster FA, et al. The effect of prophylactic calcium and magnesium infusions on the incidence of neurotoxicity and clinical outcome of oxaliplatin-based systemic treatment in advanced colorectal cancer patients. Eur J Cancer. 2010 Feb;47(3):369-74.

[94] Hochster HS, Grothey A, Childs BH. Use of calcium and magnesium salts to reduce oxaliplatin-related neurotoxicity. J Clin Oncol. 2007 Sep 1;25(25):4028-9.

[95] Gamelin L, Boisdron-Celle M, Delva R, Guerin-Meyer V, Ifrah N, Morel A, et al. Prevention of oxaliplatin-related neurotoxicity by calcium and magnesium infusions: a retrospective study of 161 patients receiving oxaliplatin combined with 5-Fluorouracil and leucovorin for advanced colorectal cancer. Clin Cancer Res. 2004 Jun 15;10(12 Pt 1):4055-61.

[96] Chay WY, Tan SH, Lo YL, Ong SY, Ng HC, Gao F, et al. Use of calcium and magnesium infusions in prevention of oxaliplatin induced sensory neuropathy. Asia Pac J Clin Oncol. 2010 Dec;6(4):270-7.

[97] Wrzesinski SH, McGurk ML, Donovan CT, Ferencz TM, Saif MW. Successful desensitization to oxaliplatin with incorporation of calcium gluconate and magnesium sulfate. Anticancer Drugs. 2007 Jul;18(6):721-4.

[98] Tol J, Vincent A, Koopman M, Mol L, Werter M, de Klerk G, et al. Calcium and magnesium (Ca/Mg) infusions to reduce oxaliplatin-induced neurotoxicity and outcome in advanced colorectal cancer (ACC) patients (pts) treated with oxaliplatin- and cetuximab-based therapy. European Journal of Cancer Supplements. [Abstract]. 2009;7(2):1.

[99] Makrilia N, Syrigou E, Kaklamanos I, Manolopoulos L, Saif MW. Hypersensitivity reactions associated with platinum antineoplastic agents: a systematic review. Met Based Drugs. 2010;2010.

[100] Husmann G, Robert-Koch-Institut. Krebs in Deutschland 2005/2006 : Häufigkeiten und Trends ; eine gemeinsame Veröffentlichung des Robert Koch-Instituts und der Gesellschaft der Epidemiologischen Krebsregister in Deutschland e.V. 7. Ausg. ed. Berlin, Saarbrücken: Robert Koch-Inst., GEKID; 2010.

[101] Jemal A, Siegel R, Ward E, Hao Y, Xu J, Thun MJ. Cancer statistics, 2009. CA Cancer J Clin. 2009 Jul-Aug;59(4):225-49.

[102] Batzler WU, Robert-Koch-Institut, Gesellschaft der Epidemiologischen Krebsregister in Deutschland. Krebs in Deutschland 2003 - 2004 : Häufigkeiten und Trends. 6., überarb. Aufl. ed. Berlin: Robert Koch-Institut; 2008.

[103] Muto T, Bussey HJ, Morson BC. The evolution of cancer of the colon and rectum. Cancer. 1975 Dec;36(6):2251-70.

[104] Fearon ER, Vogelstein B. A genetic model for colorectal tumorigenesis. Cell. 1990 Jun 1;61(5):759-67.

[105] Toribara NW, Sleisenger MH. Screening for colorectal cancer. N Engl J Med. 1995 Mar 30;332(13):861-7.

[106] Wittekind C, Meyer H-J, International Union against Cancer. TNM : Klassifikation maligner Tumoren. 7. Aufl. ed. Weinheim: Wiley-Blackwell; 2010.

[107] Wittekind C, Oberschmid B. Gastrointestinale Tumoren - Neue N-Klassifikation der UICC. Der Chirurg. 2010 Feb 01;81(2):95-102.

[108] Wittekind C, Klimpfinger M, Sobin LH, International Union against Cancer. TNM-Atlas : illustrierter Leitfaden zur TNM/pTNM-Klassifikation maligner Tumoren. 5. Aufl. ed. Heidelberg: Springer; 2005.

[109] W. Schmiegel, C. Pox, A. Reinacher-Schick, G. Adler WF, U.R. Fölsch, P. Frühmorgen, et al. S3-Leitlinie „Kolorektales Karzinom". Z Gastroenterol. 2008(46):1-73.

[110] MASCC. Antiemetic Guidelines. [cited 2011 27.02.]; Available from: http://www.mascc.org/mc/page.do?sitePageId=112260&orgId=mascc.

[111] Kohne CH, Folprecht G, Goldberg RM, Mitry E, Rougier P. Chemotherapy in elderly patients with colorectal cancer. Oncologist. 2008 Apr;13(4):390-402.

[112] Merlin F, Prochilo T, Tondulli L, Kildani B, Beretta GD. Colorectal cancer treatment in elderly patients: an update on recent clinical studies. Clin Colorectal Cancer. 2008 Nov;7(6):357-63.

[113] Pallis AG, Papamichael D, Audisio R, Peeters M, Folprecht G, Lacombe D, et al. EORTC Elderly Task Force experts' opinion for the treatment of colon cancer in older patients. Cancer Treat Rev. 2010 Feb;36(1):83-90.

[114] Wedding U, Höffken K, Pientka L. Welcher onkologische Patient ist alt? Der Onkologe. 2007 Sep 01;13(9):776-82.

[115] Monfardini S. Prescribing anti-cancer drugs in elderly cancer patients. Eur J Cancer. 2002 Dec;38(18):2341-6.

[116] Hoffmann A, Rau B, Koswig S. Kolorektales Karzinom -Andere Therapiemodalitäten bei älteren Patienten? Der Onkologe. 2007 Sep 01;13(9):813-22.

[117] Lewis JH, Kilgore ML, Goldman DP, Trimble EL, Kaplan R, Montello MJ, et al. Participation of patients 65 years of age or older in cancer clinical trials. J Clin Oncol. 2003 Apr 1;21(7):1383-9.

[118] Hutchins LF, Unger JM, Crowley JJ, Coltman CA, Jr., Albain KS. Underrepresentation of patients 65 years of age or older in cancer-treatment trials. N Engl J Med. 1999 Dec 30;341(27):2061-7.

[119] Honecker F, Bokemeyer C. Register und Studienaktivitäten in der Geriatrischen Onkologie. Onkologie. 2009;32 Suppl 3:14-8.

[120] Wedding U, Honecker F, Bokemeyer C, Pientka L, Hoffken K. Tolerance to chemotherapy in elderly patients with cancer. Cancer Control. 2007 Jan;14(1):44-56.

[121] Hurria A, Lichtman SM, Gardes J, Li D, Limaye S, Patil S, et al. Identifying vulnerable older adults with cancer: integrating geriatric assessment into oncology practice. J Am Geriatr Soc. 2007 Oct;55(10):1604-8.

[122] Sanoff HK, Bleiberg H, Goldberg RM. Managing older patients with colorectal cancer. J Clin Oncol. 2007 May 10;25(14):1891-7.

[123] Meulenbeld HJ, Creemers GJ. First-line treatment strategies for elderly patients with metastatic colorectal cancer. Drugs Aging. 2007;24(3):223-38.

[124] Seymour MT, Thompson LC, Wasan HS, Middleton G, Brewster AE, Shepherd SF, et al. Chemotherapy options in elderly and frail patients with metastatic colorectal cancer (MRC FOCUS2): an open-label, randomised factorial trial. Lancet. 2011 May 21;377(9779):1749-59.

[125] Lamberti C, Lundin S, Bogdanow M, Gorschlüter M, Schmidt-Wolf IGH, Sauerbruch T. Adjuvante und palliative Chemotherapie des kolorektalen Karzinoms in Deutschland außerhalb kontrollierter Studien. Dtsch med Wochenschr. 2006;131(10):485-90.

[126] Honecker F, Wedding U, Kolb G, Bokemeyer C. [Chemotherapy of colorectal cancer--which therapy is justified for elderly patients?]. Onkologie. 2001 Feb;24(1):87-94.

[127] Cancer Therapy Evaluation Program, Common Terminology Criteria for Adverse Events, Version 3.0. DCTD, NCI, NIH, DHHS; 2006 [updated 2006; cited 2007]; Available from: http://ctep.cancer.gov/protocolDevelopment/electronic_applications/docs/ctcaev 3.pdf.

[128] Levi F, Misset JL, Brienza S, Adam R, Metzger G, Itzakhi M, et al. A chronopharmacologic phase II clinical trial with 5-fluorouracil, folinic acid, and oxaliplatin using an ambulatory multichannel programmable pump. High antitumor effectiveness against metastatic colorectal cancer. Cancer. 1992 Feb 15;69(4):893-900.

[129] Mahoney FI, Barthel DW. FUNCTIONAL EVALUATION: THE BARTHEL INDEX. Md State Med J. 1965 Feb;14:61-5.

[130] Instrumental Activities of Daily Living (IADL) Scale. Self-rated version. Incorporated in the Philadelphia Geriatric Center. Multilevel Assessment Instrument (MAI). Psychopharmacol Bull. 1988;24(4):789-91.

[131] Lawton MP, Brody EM. Assessment of older people: self-maintaining and instrumental activities of daily living. Gerontologist. 1969 Autumn;9(3):179-86.

[132] Podsiadlo D, Richardson S. The timed "Up & Go": a test of basic functional mobility for frail elderly persons. J Am Geriatr Soc. 1991 Feb;39(2):142-8.

[133] Folstein MF, Folstein SE, McHugh PR. "Mini-mental state". A practical method for grading the cognitive state of patients for the clinician. J Psychiatr Res. 1975 Nov;12(3):189-98.

[134] Kondrup J, Allison SP, Elia M, Vellas B, Plauth M. ESPEN guidelines for nutrition screening 2002. Clin Nutr. 2003 Aug;22(4):415-21.

[135] Aaronson NK, Ahmedzai S, Bergman B, Bullinger M, Cull A, Duez NJ, et al. The European Organization for Research and Treatment of Cancer QLQ-C30: a quality-of-life instrument for use in international clinical trials in oncology. J Natl Cancer Inst. 1993 Mar 3;85(5):365-76.

[136] Küchler T, Behrendt M. Der onkologische Patient – Lebensqualität und supportive Therapie. Im Focus Onkologie. 2001;4:49-52.

[137] European Organisation for Research and Treatment of Cancer. EORTC; [cited 2007]; Available from: http://www.eortc.be/qol/downloads/form.asp?d=1.

[138] European Organisation for Research and Treatment of Cancer. Übersicht Zusatzmodule des Lebensqualitätfragebogens. [cited 2011 13.02.]; Available from: http://groups.eortc.be/qol/questionnaires_modules.htm.

[139] Fayers PM, Aaronson NK, Bjordal K, Groenvold M, Curran D, Bottomley A on behalf of the EORTC Quality of Life Group. The EORTC QLQ-C30 Scoring Manual (3rd Edition). Brussels: European Organisation for Research and Treatment of Cancer; 2001.

[140] Hanioka N, Ozawa S, Jinno H, Tanaka-Kagawa T, Nishimura T, Ando M, et al. Interaction of irinotecan (CPT-11) and its active metabolite 7-ethyl-10-hydroxycamptothecin (SN-38) with human cytochrome P450 enzymes. Drug Metab Dispos. 2002 Apr;30(4):391-6.

[141] Lee J, Jung KH, Park YS, Ahn JB, Shin SJ, Im SA, et al. Simvastatin plus irinotecan, 5-fluorouracil, and leucovorin (FOLFIRI) as first-line chemotherapy in metastatic colorectal patients: a multicenter phase II study. Cancer Chemother Pharmacol. 2009 Sep;64(4):657-63.

[142] Rocha JA. Bevacizumab in combination with irinotecan, 5-fluorouracil and leucovorin given as first-line treatment of metastatic colorectal cancer. Anticancer Drugs. 2011 Jun;22 Suppl 2:S9-S13.

[143] Fuchs CS, Moore MR, Harker G, Villa L, Rinaldi D, Hecht JR. Phase III comparison of two irinotecan dosing regimens in second-line therapy of metastatic colorectal cancer. J Clin Oncol. 2003 Mar 1;21(5):807-14.

[144] Rosati G, Cordio S. Single-agent irinotecan as second-line weekly chemotherapy in elderly patients with advanced colorectal cancer. Tumori. 2006 Jul-Aug;92(4):290-4.

[145] Field KM, Kosmider S, Jefford M, Michael M, Jennens R, Green M, et al. Chemotherapy dosing strategies in the obese, elderly, and thin patient: results of a nationwide survey. J Oncol Pract. 2008 May;4(3):108-13.

[146] Seemann H, Meran JG. Meaningfullness and duration of palliative chemotherapy with regard to the quality of life of palliative patients. Wien Med Wochenschr. 2010 Feb;160(3-4):64-9.

[147] Balducci L, Extermann M. Management of cancer in the older person: a practical approach. Oncologist. 2000;5(3):224-37.

[148] Wedding U, Pientka L, Hoffken K. Quality-of-life in elderly patients with cancer: a short review. Eur J Cancer. 2007 Oct;43(15):2203-10.

[149] Tsunoda A, Yasuda N, Nakao K, Narita K, Watanabe M, Matsui N, et al. Health-related quality of life in patients with advanced colorectal cancer: results from a phase II study of S-1 combined with irinotecan (CPT-11). Int J Clin Oncol. 2010 Jun;15(3):280-6.

[150] Hjermstad MJ, Fayers PM, Bjordal K, Kaasa S. Using reference data on quality of life--the importance of adjusting for age and gender, exemplified by the EORTC QLQ-C30 (+3). Eur J Cancer. 1998 Aug;34(9):1381-9.

[151] Saltz LB, Cox JV, Blanke C, Rosen LS, Fehrenbacher L, Moore MJ, et al. Irinotecan plus fluorouracil and leucovorin for metastatic colorectal cancer. Irinotecan Study Group. N Engl J Med. 2000 Sep 28;343(13):905-14.

[152] Moehler M, Ababneh Y, Verpoort K, Schmidt B, Musch R, Soeling U, et al. Efficacy and safety of irinotecan-based chemotherapy for advanced colorectal cancer outside clinical trials: an observational study. Onkologie. 2010;33(12):684-90.

[153] Sastre J, Marcuello E, Masutti B, Navarro M, Gil S, Anton A, et al. Irinotecan in combination with fluorouracil in a 48-hour continuous infusion as first-line chemotherapy for elderly patients with metastatic colorectal cancer: a Spanish Cooperative Group for the Treatment of Digestive Tumors study. J Clin Oncol. 2005 May 20;23(15):3545-51.

[154] Aparicio T, Desrame J, Lecomte T, Mitry E, Belloc J, Etienney I, et al. Oxaliplatin- or irinotecan-based chemotherapy for metastatic colorectal cancer in the elderly. Br J Cancer. 2003 Oct 20;89(8):1439-44.

[155] Chau I, Norman AR, Cunningham D, Waters JS, Topham C, Middleton G, et al. Elderly patients with fluoropyrimidine and thymidylate synthase inhibitor-resistant advanced colorectal cancer derive similar benefit without excessive toxicity when treated with irinotecan monotherapy. Br J Cancer. 2004 Oct 18;91(8):1453-8.

[156] Bruce C, Kohne CH, Audisio RA. Treatment of advanced colorectal cancer in the elderly. Eur J Surg Oncol. 2007 Dec;33 Suppl 2:S84-7.

[157] Sastre J, Puente J, Garcia-Saenz JA, Diaz-Rubio E. Irinotecan in the treatment of elderly patients with advanced colorectal cancer. Crit Rev Oncol Hematol. 2008 Dec;68(3):250-5.

[158] Moore M, Kosmider S, Field K, Desai J, Lim L, Barnett F, et al. Response to "Disparities in the use of chemotherapy and monoclonal antibody therapy for elderly advanced colorectal cancer patients in the community oncology setting". Oncologist. 2009 Jan;14(1):104-5; author reply 6-7.

[159] Fornaro L, Baldi GG, Masi G, Allegrini G, Loupakis F, Vasile E, et al. Cetuximab plus irinotecan after irinotecan failure in elderly metastatic colorectal cancer patients: clinical outcome according to KRAS and BRAF mutational status. Crit Rev Oncol Hematol. 2011 Jun;78(3):243-51.

[160] McKibbin T, Frei CR, Greene RE, Kwan P, Simon J, Koeller JM. Disparities in the use of chemotherapy and monoclonal antibody therapy for elderly advanced colorectal cancer patients in the community oncology setting. Oncologist. 2008 Aug;13(8):876-85.

[161] Van Cutsem E, Labianca R, Bodoky G, Barone C, Aranda E, Nordlinger B, et al. Randomized phase III trial comparing biweekly infusional fluorouracil/leucovorin alone or with irinotecan in the adjuvant treatment of stage III colon cancer: PETACC-3. J Clin Oncol. 2009 Jul 1;27(19):3117-25.

[162] Ychou M, Raoul JL, Douillard JY, Gourgou-Bourgade S, Bugat R, Mineur L, et al. A phase III randomised trial of LV5FU2 + irinotecan versus LV5FU2 alone in adjuvant high-risk colon cancer (FNCLCC Accord02/FFCD9802). Ann Oncol. 2009 Apr;20(4):674-80.

[163] Saltz LB, Niedzwiecki D, Hollis D, Goldberg RM, Hantel A, Thomas JP, et al. Irinotecan fluorouracil plus leucovorin is not superior to fluorouracil plus leucovorin alone as adjuvant treatment for stage III colon cancer: results of CALGB 89803. J Clin Oncol. 2007 Aug 10;25(23):3456-61.

[164] Gasparini G, D'Andrea MR, Toffoli G. Irinotecan in the adjuvant treatment of colon cancer: is the story finished or does personalized therapy open new opportunities? J Clin Oncol. 2009 Apr 20;28(12):e199.

[165] Jansman FG, Idzinga FS, Smit WM, de Graaf JC, Coenen JL, Sleijfer DT, et al. Classification and occurrence of clinically significant drug interactions with

irinotecan and oxaliplatin in patients with metastatic colorectal cancer. Clin Ther. 2005 Mar;27(3):327-35.

[166] van der Bol JM, Visser TJ, Loos WJ, de Jong FA, Wiemer EA, van Aken MO, et al. Effects of methimazole on the elimination of irinotecan. Cancer Chemother Pharmacol. 2010 Jan;67(1):231-6.

[167] Shouji D, Matsusaka S, Watanabe C, Suenaga M, Shinozaki E, Matsuda M, et al. [Relative dose intensity of FOLFOX4 regimen]. Gan To Kagaku Ryoho. 2008 Nov;35(11):1895-900.

[168] Goldberg RM, Tabah-Fisch I, Bleiberg H, de Gramont A, Tournigand C, Andre T, et al. Pooled analysis of safety and efficacy of oxaliplatin plus fluorouracil/leucovorin administered bimonthly in elderly patients with colorectal cancer. J Clin Oncol. 2006 Sep 1;24(25):4085-91.

[169] Sastre J, Aranda E, Massuti B, Tabernero J, Chaves M, Abad A, et al. Elderly patients with advanced colorectal cancer derive similar benefit without excessive toxicity after first-line chemotherapy with oxaliplatin-based combinations: comparative outcomes from the 03-TTD-01 phase III study. Crit Rev Oncol Hematol. 2009 May;70(2):134-44.

[170] Jakob A, Bokemeyer C, du Bois A. Antiemetische Therapie. Der Onkologe. 2003 May 25(5):482-94.

[171] Twelves CJ, Butts CA, Cassidy J, Conroy T, Braud F, Diaz-Rubio E, et al. Capecitabine/oxaliplatin, a safe and active first-line regimen for older patients with metastatic colorectal cancer: post hoc analysis of a large phase II study. Clin Colorectal Cancer. 2005 Jul;5(2):101-7.

[172] Cassidy J, Tabernero J, Twelves C, Brunet R, Butts C, Conroy T, et al. XELOX (capecitabine plus oxaliplatin): active first-line therapy for patients with metastatic colorectal cancer. J Clin Oncol. 2004 Jun 1;22(11):2084-91.

[173] Rosati G, Cordio S, Bordonaro R, Caputo G, Novello G, Reggiardo G, et al. Capecitabine in combination with oxaliplatin or irinotecan in elderly patients with advanced colorectal cancer: results of a randomized phase II study. Ann Oncol. 2009 Apr;21(4):781-6.

[174] Strauß B. Lehrbuch medizinische Psychologie und medizinische Soziologie. Göttingen [u.a.]: Hogrefe; 2004.

[175] Kriston L. Lineare Regression I und II - Skript des Methodenworkshops. Methodenworkshop 2011; *Institut und Poliklinik für Medizinische Psychologie, Universitätsklinikum Hamburg Eppendorf.* protokolliert von Anneke Ulrich und Johanna Hissbach; 2011. p. 13.

[176] Sargent DJ, Goldberg RM, Jacobson SD, Macdonald JS, Labianca R, Haller DG, et al. A pooled analysis of adjuvant chemotherapy for resected colon cancer in elderly patients. N Engl J Med. 2001 Oct 11;345(15):1091-7.

[177] D'Andre S, Sargent DJ, Cha SS, Buroker TR, Kugler JW, Goldberg RM, et al. 5-Fluorouracil-based chemotherapy for advanced colorectal cancer in elderly patients: a north central cancer treatment group study. Clin Colorectal Cancer. 2005 Jan;4(5):325-31.

[178] Power DG, Lichtman SM. Chemotherapy for the elderly patient with colorectal cancer. Cancer J. 2010 May-Jun;16(3):241-52.

[179] Kahn KL, Adams JL, Weeks JC, Chrischilles EA, Schrag D, Ayanian JZ, et al. Adjuvant chemotherapy use and adverse events among older patients with stage III colon cancer. JAMA. 2010 Mar 17;303(11):1037-45.

[180] Lemmens VE, van Halteren AH, Janssen-Heijnen ML, Vreugdenhil G, Repelaer van Driel OJ, Coebergh JW. Adjuvant treatment for elderly patients with stage III colon cancer in the southern Netherlands is affected by socioeconomic status, gender, and comorbidity. Ann Oncol. 2005 May;16(5):767-72.

[181] Schmiegel W, Reinacher-Schick A, Arnold D, Graeven U, Heinemann V, Porschen R, et al. S3-Leitlinie Kolorektales Karzinom" Aktualisierung 2008 = Update S3-guideline colorectal cancer" 2008. 2008.

[182] Allegra CJ, Yothers G, O'Connell MJ, Sharif S, Colangelo LH, Lopa SH, et al. Initial safety report of NSABP C-08: A randomized phase III study of modified FOLFOX6 with or without bevacizumab for the adjuvant treatment of patients with stage II or III colon cancer. J Clin Oncol. 2009 Jul 10;27(20):3385-90.

[183] McCleary NJ, Meyerhardt J, Green E et al. Impact of older age on the efficacy of newer adjuvant therapies in >12500 patients with stage II/III colon cancer: findings from the ACCENT database. J Clin Oncol 2009;27(suppl)(15s):Abstract 4010.

[184] Copur MS. Impact of older age on the efficacy of newer adjuvant chemotherapy regimens in colon cancer, a subgroup analysis of a meta-analysis: Practice changing? Certainly not; Hypothesis generating? Perhaps. Clin Colorectal Cancer. 2009 Oct;8(4):190-1.

[185] Zaniboni A. Adjuvant chemotherapy for elderly patients with colon cancer: a vanishing paradigm? Clin Colorectal Cancer. 2009 Oct;8(4):192-3.

[186] Berretta M, Cappellani A, Fiorica F, Nasti G, Frustaci S, Fisichella R, et al. FOLFOX4 in the treatment of metastatic colorectal cancer in elderly patients: a prospective study. Arch Gerontol Geriatr. 2011 Jan-Feb;52(1):89-93.

[187] Santini D, Graziano F, Catalano V, Di Seri M, Testa E, Baldelli AM, et al. Weekly oxaliplatin, 5-fluorouracil and folinic acid (OXALF) as first-line chemotherapy for elderly patients with advanced gastric cancer: results of a phase II trial. BMC Cancer. 2006;6:125.

[188] Choi IS, Oh DY, Kim BS, Lee KW, Kim JH, Lee JS. Oxaliplatin, 5-FU, folinic acid as first-line palliative chemotherapy in elderly patients with metastatic or recurrent gastric cancer. Cancer Res Treat. 2007 Sep;39(3):99-103.

[189] Zhao JG, Qiu F, Xiong JP, Zhang L, Xiang XJ, Yu F, et al. A phase II study of modified FOLFOX as first-line chemotherapy in elderly patients with advanced gastric cancer. Anticancer Drugs. 2009 Apr;20(4):281-6.

[190] Liu ZF, Guo QS, Zhang XQ, Yang XG, Guan F, Fu Z, et al. Biweekly oxaliplatin in combination with continuous infusional 5-fluorouracil and leucovorin (modified FOLFOX-4 regimen) as first-line chemotherapy for elderly patients with advanced gastric cancer. Am J Clin Oncol. 2008 Jun;31(3):259-63.

[191] Dong N, Jiang W, Li H, Liu Z, Xu X, Wang M. Triweekly oxaliplatin plus oral capecitabine as first-line chemotherapy in elderly patients with advanced gastric cancer. Am J Clin Oncol. 2009 Dec;32(6):559-63.

[192] Cocks K, King MT, Velikova G, Martyn St-James M, Fayers PM, Brown JM. Evidence-based guidelines for determination of sample size and interpretation of the European Organisation for the Research and Treatment of Cancer Quality of Life Questionnaire Core 30. J Clin Oncol. 2010 Jan 1;29(1):89-96.

[193] King MT. The interpretation of scores from the EORTC quality of life questionnaire QLQ-C30. Qual Life Res. 1996 Dec;5(6):555-67.

[194] Osoba D, Rodrigues G, Myles J, Zee B, Pater J. Interpreting the significance of changes in health-related quality-of-life scores. J Clin Oncol. 1998 Jan;16(1):139-44.

[195] Schwarz R, Hinz A. Reference data for the quality of life questionnaire EORTC QLQ-C30 in the general German population. Eur J Cancer. 2001 Jul;37(11):1345-51.

[196] Amemiya T, Oda K, Ando M, Kawamura T, Kitagawa Y, Okawa Y, et al. Activities of daily living and quality of life of elderly patients after elective surgery for gastric and colorectal cancers. Ann Surg. 2007 Aug;246(2):222-8.

[197] Murken S, Namini S, Gross S, Korber J. [Gender specific differences in coping with colon cancer--empirical findings with special consideration of religious coping]. Rehabilitation (Stuttg). Apr;49(2):95-104.

[198] Tiv M, Puyraveau M, Mineur L, Calais G, Maingon P, Bardet E, et al. Long-term quality of life in patients with rectal cancer treated with preoperative (chemo)-radiotherapy within a randomized trial. Cancer Radiother. 2010 Oct;14(6-7):530-4.

[199] Jansen L, Koch L, Brenner H, Arndt V. Quality of life among long-term (>/=5 years) colorectal cancer survivors--systematic review. Eur J Cancer. 2010 Nov;46(16):2879-88.

[200] Jansen L, Herrmann A, Stegmaier C, Singer S, Brenner H, Arndt V. Health-related quality of life during the 10 years after diagnosis of colorectal cancer: a population-based study. J Clin Oncol. 2011 Aug 20;29(24):3263-9.

[201] Conroy T, Hebbar M, Bennouna J, Ducreux M, Ychou M, Lledo G, et al. Quality-of-life findings from a randomised phase-III study of XELOX vs FOLFOX-6 in metastatic colorectal cancer. Br J Cancer. 2010 Jan 5;102(1):59-67.

[202] Mehnert A. Rückkehr zur Arbeit bei Patienten mit einer Krebserkrankung. Forum : das offizielle Magazin der Deutschen Krebsgesellschaft. 2011;26:23-6.

[203] Ernst J, Richter D, Dorst J, Schmidt R, Brähler E. Lebensqualität krebskranker Eltern mit minderjährigen Kindern. Onkologische Welt. 2011;2:34-6.

[204] Wenzel LB, Fairclough DL, Brady MJ, Cella D, Garrett KM, Kluhsman BC, et al. Age-related differences in the quality of life of breast carcinoma patients after treatment. Cancer. 1999 Nov 1;86(9):1768-74.

[205] Kim YJ, Kim JH, Park MS, Lee KW, Kim KI, Bang SM, et al. Comprehensive geriatric assessment in Korean elderly cancer patients receiving chemotherapy. J Cancer Res Clin Oncol. 2010 May;137(5):839-47.

[206] Tofthagen C. Surviving chemotherapy for colon cancer and living with the consequences. J Palliat Med. 2010 Nov;13(11):1389-91.

[207] Bouvier AM, Jooste V, Bonnetain F, Cottet V, Bizollon MH, Bernard MP, et al. Adjuvant treatments do not alter the quality of life in elderly patients with colorectal cancer: a population-based study. Cancer. 2008 Aug 15;113(4):879-86.

[208] Comella P, Casaretti R, Manzo R, Sandomenico C, Licenziato M, Avallone A, et al. Baseline physical functioning status of metastatic colorectal cancer patients predicts the overall survival but not the activity of a front-line oxaliplatin-fluoropyrimidine doublet. Acta Oncol. 2010;49(1):50-6.

[209] Junker A. Klinische Untersuchungen zur Dosis-Konzentrations-Effektbeziehung von Oxaliplatin. Bonn: Rheinische Friedrich-Wilhelms-Universität; 2006.

[210] Kanbayashi Y, Hosokawa T, Okamoto K, Konishi H, Otsuji E, Yoshikawa T, et al. Statistical identification of predictors for peripheral neuropathy associated with administration of bortezomib, taxanes, oxaliplatin or vincristine using ordered logistic regression analysis. Anticancer Drugs. 2010 Oct;21(9):877-81.

[211] Mattioli R, Massacesi C, Recchia F, Marcucci F, Cappelletti C, Imperatori L, et al. High activity and reduced neurotoxicity of bi-fractionated oxaliplatin plus 5-fluorouracil/leucovorin for elderly patients with advanced colorectal cancer. Ann Oncol. 2005 Jul;16(7):1147-51.

[212] Wedding U, Rohrig B, Klippstein A, Pientka L, Hoffken K. Age, severe comorbidity and functional impairment independently contribute to poor survival in cancer patients. J Cancer Res Clin Oncol. 2007 Dec;133(12):945-50.

Abbildungsverzeichnis

Abbildung 1.1: Chemische Struktur von Irinotecan............ 7

Abbildung 1.2: Umwandlung von Irinotecan zu SN-38. 8

Abbildung 1.3: Oxidative Metabolisierung von Irinotecan (CPT-11) unter CYP3A4-Einwirkung zu APC und NPC. 9

Abbildung 1.4: Schematische Darstellung der Funktion der Topoisomerase-I...11

Abbildung 1.5: Chemische Struktur Oxaliplatin. 14

Abbildung 1.6: Biotransformation von Oxaliplatin in die aktiven Aquokomplexe............ 15

Abbildung 1.7: Schematische Darstellung der DNA-Platinaddukte des Oxaliplatins............ 18

Abbildung 1.8: schematische Darstellung der Tumorlokalisationen kolorektaler Karzinome mit Verteilungshäufigkeit und ICD-10 23

Abbildung 1.9: Anzahl der Neuerkrankungen der Diagnosen ICD-10 C18-21 pro Jahr in Deutschlandaufgetrennt nach Geschlecht und Altersgruppen. 25

Abbildung 1.10: Schematische Darstellung der Karzinogenese des kolorektalen Karzinoms nach Fearon und Vogelstein............ 26

Abbildung 1.11: Schematische und histologische Darstellung eines Adenokarzinoms der Dickdarmschleimhaut im T3-Stadium. 29

Abbildung 1.12: Makroskopische Aufnahme eines Adenokarzinoms der Dickdarmschleimhaut. 29

Abbildung 1.13: Zeitlicher Verlauf des Therapieschemas FolFOx4. 32

Abbildung 1.14: Zeitlicher Verlauf des Therapieschemas FuFOx. 32

Abbildung 1.15: Zeitlicher Verlauf des Therapieschemas FolFIri-Avastin,14—tägig. 32

Abbildung 1.16: Zeitlicher Verlauf des Therapieschemas Avastin-FolFIri. 33

Abbildung 1.17: Zeitlicher Verlauf des Therapieschemas FolFIri, Avastin. Wdh. d50. 33

Abbildung 1.18: Zeitlicher Verlauf des Therapieschemas FolFIri-AIO 500. 33

Abbildung 1.19: Zeitlicher Verlauf des Therapieschemas FolFIri-AIO 200. 33

Abbildungsverzeichnis

Abbildung 1.20: Schematische Darstellung der Zusammenhänge zwischen Alter, geriatrischem Status der Patienten und dem Auftreten, bzw. der Therapie von KRK.. 36

Abbildung 3.1: Schematische Darstellung des Studienablaufs..................... 43

Abbildung 3.2: Schema des zeitlichen Routineablaufs der ambulanten CTx ohne Studienteilnahme aus Sicht des Patienten. 49

Abbildung 3.3: Schema des zeitlichen Routine-Ablaufs der ambulanten CTx bei Studienteilnahme.. 50

Abbildung 4.1: Verlauf der Globalen Lebensqualität (LQ) von 2 Patienten mit Langzeit-Irinotecan-Therapie... 73

Abbildung 4.2: Im Beobachtungszeitraum insgesamt pro Patient applizierte Irinotecan-Dosis. 75

Abbildung 4.3: Verlauf der Globalen Lebensqualität (LQ) der Irinotecan-Patienten... 78

Abbildung 6.1: Bei der Behandlung mit Oxaliplatin eingesetzte Therapieschemata... 88

Abbildung 6.2: Die applizierte kumulative Oxaliplatin-Dosis......................... 91

Abbildung 6.3: Übersicht der in den Patientengruppen applizierten Oxaliplatin-Dosis. 92

Abbildung 6.4: Verlauf der kumulativen Oxaliplatin-Dosis [mg/m^2 KOF] der FolFOx4-Patienten getrennt nach Altersgruppen. 93

Abbildung 6.5: Verläufe der Dosisdichte.. 94

Abbildung 6.6: Häufigkeit der einzelnen Gründe der Oxaliplatin-Dosisreduktionen... 95

Abbildung 6.7: Häufigkeit der Ursachen der Oxaliplatin-Dosisreduktion getrennt nach Altersgruppen. 97

Abbildung 6.8: Anzahl der Patienten mit Dosisreduktion des Oxaliplatins im Therapieverlauf. 98

Abbildung 6.9: Prozentualer Anteil der Patienten mit Oxaliplatin-Dosisreduktion im Therapieverlauf getrennt nach Altersgruppen.. 99

Abbildung 6.10: Verlauf der Schweregrade der Anämie der Oxaliplatin-Patienten... 104

Abbildung 6.11: Verlauf der Schweregrade der Leukopenie der Oxaliplatin-Patienten. ... 105

Abbildung 6.12: Verlauf der Schweregrade der Thrombopenien der Oxaliplatin-Patienten. ... 106

Abbildung 6.13: Verlauf der Schweregrade der Übelkeit der Oxaliplatin-Patienten. ... 107

Abbildung 6.14: Verlauf der Schweregrade des Erbrechens der Oxaliplatin-Patienten. ... 108

Abbildung 6.15: Verlauf der Schweregrade der Diarrhoe der Oxaliplatin-Patienten. ... 109

Abbildung 6.16: Verlauf der Schweregrade der Mukositis der Oxaliplatin-Patienten. ... 110

Abbildung 6.17: Verlauf der Schweregrade des Haarausfalls der Oxaliplatin-Patienten. ... 111

Abbildung 6.18: Verlauf der Schweregrade des Fiebers der Oxaliplatin-Patienten. ... 111

Abbildung 6.19: Verlauf der Schweregrade der Allergie der Oxaliplatin-Patienten. ... 112

Abbildung 6.20: Verlauf der Schweregrade der Infektion der Oxaliplatin-Patienten. ... 113

Abbildung 6.21: Verlauf der Schweregrade der Neurotoxizität der Oxaliplatin-Patienten. ... 113

Abbildung 6.22: Verlauf der Schweregrade des Albuminverlustes der Oxaliplatin-Patienten. ... 114

Abbildung 6.23: Die Nierenfunktion im Verlauf der Chemotherapie im Vergleich der Altersgruppen.. ... 115

Abbildung 6.24: Darstellung der Glomerulären Filtrationsrate und der Neurotoxizität ... 116

Abbildung 6.25: Paarweise Darstellung der kumulativen Oxaliplatin-Dosis und dem Schweregrad der Neurotoxizität, die nach der jeweiligen kumulativen Oxaliplatin-Dosis auftrat ... 117

Abbildung 6.27: Vergleich der Entwicklung der Globalen Lebensqualität im Verlauf der Chemotherapie in den Patientengruppen über 65 J. und unter 65 J. ... 119

Abbildung 6.28: Abhängigkeit der Lebensqualität vom Patientenalter. 121

Abbildung 6.29: Die Physische Funktionalität der Oxaliplatin-Patienten im Verlauf der CTx. 124

Abbildung 6.30: Die Rollenfunktion der Oxaliplatin-Patienten im Verlauf der CTx.125

Abbildung 6.31: Die Emotionale Funktionalität der Oxaliplatin-Patienten im Verlauf der CTx. 126

Abbildung 6.32: Die Kognitive Funktionalität der Oxaliplatin-Patienten im Verlauf der CTx. 127

Abbildung 6.33: Die Soziale Funktionalität der Oxaliplatin-Patienten im Verlauf der CTx. 128

Abbildung 6.34: Die Symptomskalen/Single Items der Oxaliplatin-Patienten im Verlauf der CTx. 130

Abbildung 6.35: Zuordnung der Patienten zu der Gruppe „nicht gebrechlich" oder „leicht gebrechlich". 134

Abbildung 6.36: Lineare Regression der Verläufe der Schweregrade der Nebenwirkungen der Oxaliplatin-Patienten. 136

Tabellenverzeichnis

Tabelle 1.1: Physiologische Veränderungen der Patienten im Alter und deren potentielle Auswirkungen auf die Pharmakokinetik von Arzneistoffen 5

Tabelle 1.2: ICD-10-WHO 2011 Einzelnachweise des KRK 24

Tabelle 1.3: Stadieneinteilung der KRK gemäß UICC 28

Tabelle 3.1: Einstufung der oxaliplatin-induzierten Neuropathie in Schweregrade 45

Tabelle 3.2: Schweregrade der symptomatischen Nebenwirkungen 46

Tabelle 3.3: Schweregrade der Hämatotoxizität gemäß NCI CTCAE v3.0 46

Tabelle 3.4: Schweregrade der Organtoxizitäten gemäß NCI CTCAE v3.0 47

Tabelle 3.5: Einstufung der Albuminwerte gemäß NCI CTCAE v3.0 47

Tabelle 3.6: Skalen des EORTC QLQ C-30 (Version 3.0) nach [139] 52

Tabelle 3.7: Tabelle zur Zuordnung der Patienten zu der Gruppe „nicht gebrechlich" oder „leicht gebrechlich" anhand der Ergebnisse der einzelnen Geriatrischen Assessment Tools 56

Tabelle 3.8: Interpretation der Stärke des Zusammenhanges zweier Variablen anhand des Korrelationskoeffizienten r 59

Tabelle 4.1: Patientencharakteristik der mit Irinotecan behandelten Patienten 61

Tabelle 4.2: Übersicht der Therapieverläufe der mit Irinotecan behandelten Patienten 62

Tabelle 4.3: Verlauf der Schweregrade der Nebenwirkungen und der Globalen Lebensqualität (LQ) der Patientin Fallnummer 1 63

Tabelle 4.4: Verlauf der Schweregrade der Nebenwirkungen und der Globalen Lebensqualität (LQ) von Patient Fallnummer 2 65

Tabelle 4.5: Verlauf der Schweregrade der Nebenwirkungen Patientin Fallnummer 3 68

Tabelle 4.6: Verlauf der Schweregrade der Nebenwirkungen und der Globalen Lebensqualität (LQ) von Patient Fallnummer 4 69

Tabelle 4.7: Verlauf der Schweregrade der Nebenwirkungen und der Lebensqualität (LQ) von Patient Fallnummer 5 71

Tabelle 4.8: Übersicht über die Anzahl der pro Patient applizierten Irinotecan-Infusionen und die Anzahl und Ursachen der vorgenommenen Dosisreduktionen des Irinotecans 76

Tabelle 4.9: Maximale Toxizität der hämatologischen, metabolischen und symptomatischen Nebenwirkungen der mit Irinotecan behandelten Patienten 77

Tabelle 4.10: Pharmakokinetisches (pk) und pharmakodynamisches (pd) Interaktionspotential zwischen der verordneten Hausmedikation und Irinotecan... 80

Tabelle 6.1: Patientencharakteristik der mit Oxaliplatin behandelten Patienten 89

Tabelle 6.2: Anzahl der pro Patient applizierten Oxaliplatin-Infusionen und der vorgenommenen Oxaliplatin-Dosisreduktionen mit Ursache..................... 96

Tabelle 6.3: Maximale Toxizität der hämatologischen, renalen, metabolischen und symptomatischen Nebenwirkungen der mit Oxaliplatin behandelten Patienten 100

Tabelle 6.4: Kreuztabelle der maximalen Toxizität pro Patient in den Altersgruppen 102

Tabelle 6.5: Signifikante Korrelationen zwischen dem Alter und der maximalen Toxizität 103

Tabelle 6.6: Signifikante Korrelationen zwischen dem Alter und der maximalen Toxizität unter Berücksichtigung der maximalen kumulativen Oxaliplatin-Dosis als Störgröße 103

Tabelle 6.7: Ausgangs-, Minimal- und Maximalwert der Globalen Lebensqualität der Oxaliplatin-Patienten 118

Tabelle 6.8: Abweichungen der Minimal- und Maximalwerte der Lebensqualität vom Ausgangswert in den Altersgruppen 120

Tabelle 6.9: Korrelationen zischen dem Patientenalter und der globalen Lebensqualität (Global Health Status).. 122

Tabelle 6.10: Korrelation zwischen den Ergebnissen des geriatrischen Assessments und der globalen Lebensqualität vor Beginn der CTx. Signifikante Korrelationen sind mit * gekennzeichnet..................................... 123

Tabelle 6.11: : Korrelation zwischen den Ergebnissen des Geriatrischen Assessments vor dem letzten Therapiezyklus und der Globalen Lebensqualität vor dem letzten Zyklus der CTx... 123

Tabelle 6.12: Ergebnisse des geriatrischen Assessments vor Beginn der Chemotherapie und vor Therapie 12 133

Tabelle 7.1: Mittelwerte der Globalen Lebensqualität, der Funktions- und Symptomskalen sowie der Single Items der mit Oxaliplatin behandelten älteren Studienpatienten und der Referenzgruppe über 70 J. 155

Anlage A Patientenaufklärung

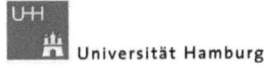
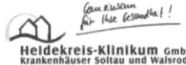

„Untersuchungen zur Verträglichkeit von FOLFOX/FOLFIRI bei Patienten über 65 J. unter besonderer Berücksichtigung von Oxaliplatin und Irinotecan"

PATIENTENAUFKLÄRUNG

Sehr geehrte Frau,

sehr geehrter Herr,

unerwünschte Arzneimittelwirkungen („Nebenwirkungen") spielen eine große Rolle bei der medikamentösen Krebsbehandlung. Die Häufigkeit und das Ausmaß des Auftretens solcher unerwünschter Arzneimittelwirkungen sind von Patient zu Patient unterschiedlich und lassen sich nicht voraussagen. Ebenso gibt es Unterschiede zwischen verschiedenen Patientengruppen, z.B. älteren und jüngeren Patienten.

Die Arbeitsgruppe Klinische Pharmazie an der Universität Hamburg und die Abteilung für Innere Medizin am Heidekreisklinikum Soltau planen daher die Durchführung einer wissenschaftlichen Untersuchung, die herausfinden soll, ob es signifikante Unterschiede in der Verträglichkeit bestimmter Chemotherapien zwischen älteren und jüngeren Patienten gibt und ob sich die Verträglichkeit anhand von Merkmalen des Patienten voraussagen lässt.

Wir möchten Sie einladen, an dieser Studie teilzunehmen. Ihre Behandlung wird dadurch nicht beeinflusst. Auch die Entscheidung, ob Sie teilnehmen wollen oder nicht, hat keinerlei Auswirkung auf Ihre Therapie. In jedem Fall wird Ihr Arzt Ihnen die für Sie am besten geeignete Behandlung anbieten. Auch können Sie Ihre Teilnahmeerklärung jederzeit widerrufen, ohne dass Ihnen daraus Nachteile entstehen. In dem Fall werden alle bis dahin gespeicherten personenbezogenen Daten sofort gelöscht.

Für die Durchführung dieser wissenschaftlichen Untersuchung benötigen wir persönliche Angaben von Ihnen, wie z.B. Geburtsdatum, Angaben zu Ihrer Erkrankung und Ihren Medikamenten und wichtige Laborwerte. Diese Daten fallen zum Teil unter die ärztliche Schweigepflicht. Im Rahmen der Untersuchung wird es nötig sein, dass Apothekerin Frau Marquardt von Ihrem behandelnden Arzt Dr. XXXXX diese Daten erhält. Wir bitten Sie daher Herrn Dr. XXXXX gegenüber Frau Marquardt von der ärztlichen Schweigepflicht zu befreien. Er wird die benötigten Daten, insbesondere die Laborwerte in schriftlicher Form an Frau Marquardt weitergeben, die diese sofort pseudonymisiert und nur in der Form speichert .Zusätzlich wird es im Laufe der

Anhang

UHH Universität Hamburg 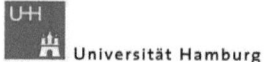 Heidekreis-Klinikum GmbH
krankenhäuser Soltau und Walsrode

Behandlung nötig sein, regelmäßig in einem Patienteninterview Angaben über aufgetretene Nebenwirkungen zu machen und einen standardisierten Fragebogen zur Lebensqualität auszufüllen. Wir bitten Sie um Ihre Unterstützung bei der

Beantwortung dieser Fragen. Sie brauchen keine zusätzliche Zeit einzuplanen, die genannten Patienteninterviews bzw. Fragebögen können im Rahmen der ambulanten Therapie, während Sie sich ohnehin im Heidekreisklinikum Soltau aufhalten, beantwortet werden.

Auch die im Patienteninterview gemachten Angaben werden unverzüglich von Frau Marquardt pseudonymisiert und gespeichert.

Die von Ihnen erhaltenen Angaben werden dazu beitragen, dass wir feststellen können, ob es Unterschiede in der Verträglichkeit zwischen verschiedenen Patientengruppen gibt und dabei helfen, dass auch in Zukunft jeder Patient das für ihn am besten verträgliche Medikament in der richtigen Dosierung erhält.

Wenn Sie es wünschen, werden wir Ihnen jederzeit über den aktuellen Stand der Untersuchung Auskunft geben. Für Fragen zum Ablauf der Untersuchung oder dem Verbleib Ihrer Daten stehen Ihnen Herr Dr. XXXXX und Frau Apothekerin Goentje-Gesine Marquardt unter Telefon 05191/602-3618 gerne zur Verfügung.

> Die von Ihnen angegebenen Daten werden ausschließlich zum Zweck der Durchführung dieser Untersuchung gespeichert und ausgewertet. Alle persönlichen Angaben, die Sie uns gegenüber machen, unterliegen der ärztlichen Schweigepflicht und werden nur in codierter Form wiedergegeben. Die Regelungen des Datenschutzgesetzes werden eingehalten.

Anlage B Einverständniserklärung

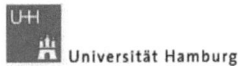 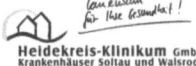

„Untersuchungen zur Verträglichkeit von FOLFOX / FOLFIRI bei Patienten über 65 J. unter besonderer Berücksichtigung von Oxaliplatin und Irinotecan"

EINVERSTÄNDNISERKLÄRUNG

Name des Patienten (Druckbuchstaben): ....

Patientennummer:

Durch Herrn Dr.................... bzw. Herrn/Frau .... wurde ich vollständig über das Wesen und die Bedeutung der geplanten Untersuchung aufgeklärt. Ich konnte dabei alle mich interessierenden Fragen stellen. Ferner hatte ich Gelegenheit, das Aufklärungsblatt genau durchzulesen und auch dazu Fragen zu stellen. Ein Exemplar der Aufklärung/Einwilligung ist mir zum Verbleib ausgehändigt worden. Ich weiß, dass ich meine Einwilligung jederzeit <u>ohne Angabe von Gründen</u> widerrufen kann, ohne dass mir daraus Nachteile bezüglich der laufenden oder zukünftigen Behandlung entstehen. Ich weiß, dass die im Rahmen dieser Studie erhobenen Daten und persönlichen Mitteilungen der ärztlichen Schweigepflicht unterliegen und zur Auswertung nur ohne meinen Namen (anonymisiert) zusammengeführt werden. Ich befreie Herrn Dr. XXXXX gegenüber Frau Apothekerin Marquardt von der ärztlichen Schweigepflicht.
Zugleich erkläre ich, dass ich mit der im Rahmen der wissenschaftlichen Untersuchung erfolgenden Aufzeichnung von Krankheitsdaten einverstanden bin.
Ich bestätige durch meine Unterschrift, dass ich die Aufklärung verstanden habe und mich mit der Durchführung der vorgenannten Untersuchung einverstanden erkläre.

Datum   Datum

Unterschrift der aufklärenden Person   Unterschrift des/der Patienten/in

Ein Exemplar der Information und Einwilligungserklärung wurde ausgehändigt.

Anlage C Dokumentationsbogen für Irinotecanpatienten

Dokumentationsbogen für Irinotecanpatienten

1. Erfassung Medikation

Schema:

Medikament	Dosierung / m^2 KOF	Dosierung in mg	Dosisreduktion Ja	Dosisreduktion nein	Zyklus
Irinotecan					
Folinsäure					
5- Fluorouracil					
5- Fluorouracil					

Medikament	Dosierung mg /kg KG	Dosierung in mg	Dosisreduktion Ja	Dosisreduktion nein	Zyklus
Avastin					

Begleitmedikation:

_____

_____

2. Erfassung der Hämatotoxizität (nach NCI CTCAEv3.0; kleines Blutbild)

Hämoglobin (g/dl)	Datum:	Wert:	Grad*:
Leukozyten (x 10^9 / l)	Datum:	Wert:	Grad*:
Thrombozyten (x 10^9 / l)	Datum:	Wert:	Grad*:

Erfassung der Organtoxizität (nach NCI CTCAEv3.0)

AST (U/L) *Aspartat Aminotransferase*	Datum:	Wert:	Geschlecht:	Grad
ALT (U/L) *Alanin Aminotransferase*	Datum:	Wert:	Geschlecht:	Grad
AP (U/L) *Alkalische Phosphatase*	Datum:	Wert:	Geschlecht:	Grad
Bilirubin ges. (mg/dl)	Datum:	Wert:	Geschlecht:	Grad

4. Toxizitätsbewertung (nach NCI CTCAEv3.0)

Toxizität	0= keine	1 = gering	2 = mäßig	3 = stark	4 =lebens-bedrohlich	5
Übelkeit		gering, normale Nahrungsaufnahme, Appetitverlust	mäßig, Nahrungsaufnahme vermindert	stark, inadäquate Nahrungsaufnahme	lebensbedrohlich	Tod
Erbrechen		gering (1x / 24 h)	mäßig (2-5x / 24 h) < 24 h	stark (≥ 6/ 24 h) ≥24 h	lebensbedrohlich	Tod
Diarrhö		gering vermehrt (2-3 Stühle /Tag)	mäßig vermehrt (4-6 Stühle/ T)	stark vermehrt (7-10 Stühle /T)	bedrohlich (>10 Stühle /T)	Tod
Mukositis / Schleimhäute		schwache Symptome, normale Nahrungsaufnahme möglich	starke Symptome, eingeschränkte Nahrungsauf-nahme möglich	Symptome so stark, dass adäquate orale Ernährung nicht möglich	starke Symptome mit lebensbedrohlichen Konsequenzen	Tod
Haarausfall		dünner werdend oder fleckig	komplett			
Fieber		38,0 – 39,0 °C	> 39,0 – 40,0°C	> 40,0 °C für ≤ 24h	> 40°C für > 24h	Tod

5. Erfassung des Ernährungsstatus

aktuelles Körpergewicht: _____ kg

Gewichtsabnahme ☐ Gewichtszunahme ☐ unverändertes Gewicht ☐

Toxizität	0=keine	1 = gering	2 = mäßig	3 = stark	4 =lebens-bedrohlich	5
Ge-wichts-verlust		5-10%; keine Intervention nötig	10 - < 20%, Supportivnah-rung nötig	> 20%, TPN oder Sondenkost indiziert	—	—

6. Dokumentation aller eingenommen Medikamente

Änderungen in der Hausmedikation :   Ja * ☐   Nein: ☐

* neuen Anamnesebogen ausfüllen → neuer Interaktionscheck

Anlage D Dokumentationsbogen für Oxaliplatinpatienten

Dokumentationsbogen für Oxaliplatinpatienten

1. Erfassung Medikation

Schema: Datum:

Medikament	Dosierung / m² KOF	Dosierung in mg	Applikation	Dosisreduktion Ja	Dosisreduktion nein	Zyklus
Oxaliplatin						
Folinsäure						
5-Fluorouracil						
5-Fluorouracil						

Begleitmedikation:

2. Erfassung der Hämatotoxizität (nach NCI CTCAEv3.0; kleines Blutbild)

Hämoglobin (g/dl)	Datum:	Wert:	Grad*:
Leukozyten (x 10^9 /l)	Datum:	Wert:	Grad*:
Thrombozyten (x 10^9 /l)	Datum:	Wert:	Grad*:

3. Erfassung der Organtoxizität (*nach NCI CTCAEv3.0)

Kreatinin (mg/dl)	Datum:	Wert:	Geschlecht:	Grad*:	GFR*[1]:

*[1]GFR nach Cockroft-Gault

4. Toxizitätsbewertung (nach NCI CTCAEv3.0-Kriterien)   Datum:

Toxizität	0= keine	1 = gering	2 = mäßig	3 = stark	4 =lebens-bedrohlich	5
Übelkeit		gering, normale Nahrungsaufnahme, Appetitverlust	mäßig, Nahrungsaufnahme vermindert	stark, inadäquate Nahrungsaufnahme	lebensbedrohlich	Tod
Erbrechen		gering (1x / 24 h)	mäßig (2-5x / 24 h) < 24 h	stark (≥ 6/ 24 h) ≥24 h	lebensbedrohlich	Tod
Diarrhö		gering vermehrt (2-3 Stühle /Tag)	mäßig vermehrt (4-6 Stühle/ T)	stark vermehrt (7-10 Stühle /T)	bedrohlich (>10 Stühle /T)	Tod
Mukositis / Schleimhäute		schwache Symptome, normale Nahrungsaufnahme möglich	starke Symptome, eingeschränkte Nahrungsaufnahme möglich	Symptome so stark, dass adäquate orale Ernährung nicht möglich	starke Symptome mit lebensbedrohlichen Konsequenzen	Tod
Haarausfall		dünner werdend oder fleckig	komplett	—	—	—
Fieber		38,0 – 39,0 °C	> 39,0 – 40,0 °C	> 40,0 °C für ≤ 24h	> 40°C für > 24h	Tod
Allergie		vorübergehender Ausschlag oder Rötung, Schüttelfrost, Fieber < 38,0°C	Urtikaria, Ausschlag, Rötung, Fieber > 38,0°C, leichter Bronchospasmus	Bronchospasmus, mit / ohne Urtikaria, parenterale Medikation nötig, Hypotension, Ödeme	Anaphylaxie	Tod
Infektion		—	lokale Infektion, lokale Therapie nötig	i.v. Therapie nötig	lebensbedrohlich (Sepsis)	Tod

Anhang

3. Erfassung der Neurotoxizität (modifiziert nach NCI CTCAEv3.0 und Levi-Skala)

	Grad 0	Grad 1	Grad 2	Grad 3	Grad 4	Grad 5
Neuropathie	Keinerlei Beschwerden	Kribbeln, Missempfindungen nur bei Kälte; Dauer weniger als sieben Tage; keine Funktionseinschränkungen	moderate, aber dauerhafte Parästhesien / Dysästhesien→ verschwinden nicht nach Berühren der kalten Gegenstände, Dauer 8 – 14 Tage oder Zusätzlich zu Grad 1 kurzzeitige Symptome wie Laryngospasmen, Atemnot, kardiale Symptome oder Wenn die Symptome nach Berühren der kalten Gegenstände sofort wieder verschwinden, aber als „schwer" bezeichnet werden	Parästhesien / Dysästhesien mit unvollständiger Erholung zwischen den Therapietagen, die außerdem als „schwer" bezeichnet wurden und die täglichen Tätigkeiten stören	Parästhesien / Dysästhesien, die zu Behinderung bei den täglichen Tätigkeiten führen	Tod

Erfassung des Albuminwertes

aktueller Albuminwert:_____ g/dl

Toxizität	0 =keine	1 = gering	2 = mäßig	3 = stark	4 =lebensbedrohlich	5
Albumin		<LLN – 3 g/dl	< 3 – 2 g/dl	< 2g / dl		Tod

4. Erfassung des Ernährungsstatus

aktuelles Körpergewicht: _____ kg

Gewichtsabnahme ☐   Gewichtszunahme ☐   unverändertes Gewicht ☐

Toxizität	0=keine	1 = gering	2 = mäßig	3 = stark	4 =lebensbedrohlich	5
Gewichtsverlust		5-10%; keine Intervention nötig	10 - < 20%, Supportivnahrung nötig	> 20%, TPN oder Sondenkost indiziert	—	—

Anlage E Dokumentationsbogen Geriatrisches Assessment

Datum: Patientencode:

ADL

Essen	Unabhängig, isst selbständig, benutzt Geschirr und Besteck	10
	Braucht etwas Hilfe, z.B. Fleisch oder Brot schneiden	5
	Nicht selbständig, auch wenn o.g. Hilfe gewährt wird	0
Bett/(Roll-)Stuhltransfer	Unabhängig in allen Phasen der Tätigkeit	15
	Geringe Hilfen oder Beaufsichtigung erforderlich	10
	Erhebliche Hilfe beim Transfer, Lagewechsel, Liegen/Sitz selbständig	5
	Nicht selbständig, auch wenn o.g. Hilfe gewährt wird	0
Waschen	Unabhängig beim Waschen von Gesicht, Händen; Kämmen, Zähneputzen	5
	Nicht selbständig bei o.g. Tätigkeit	0
Toilettenbenutzung	Unabhängig in allen Phasen der Tätigkeit (incl. Reinigung)	10
	Benötigt Hilfe, z.B. wg. unzureich. Gleichgewichtes od. bei Kleidung/Reinig.	5
	Nicht selbständig, auch wenn o.g. Hilfe gewährt wird	0
Baden	Unabhängig bei Voll- oder Duschbad in allen Phasen der Tätigkeit	5
	Nicht selbständig bei o.g. Tätigkeit	0
Gehen auf Flurebene bzw. Rollstuhlfahren	Unabhängig beim Gehen über 50 m, Hilfsmittel erlaubt, nicht Gehwagen	15
	Geringe Hilfe oder Überwachung erforderlich, kann mit Hilfsmittel 50 m gehen	10
	Nicht selbständig beim Gehen, kann aber Rollstuhl selbständig bedienen, auch um Ecken und an einen Tisch heranfahren, Strecke mind. 50 m	5
	Nicht selbständig beim Gehen oder Rollstuhlfahren	0

Anhang

Datum: Patientencode:

Treppensteigen	Unabhängig bei der Bewältigung einer Treppe (mehrere Stufen)	10
	benötigt Hilfe oder Überwachung beim Treppensteigen	5
	Nicht selbständig, kann auch mit Hilfe nicht Treppe steigen	0
An- und Auskleiden	Unabhängig beim An- und Auskleiden (ggf. auch Korsett oder Bruchband)	10
	Benötigt Hilfe, kann aber 50% der Tätigkeit selbständig durchführen	5
	Nicht selbständig, auch wenn o.g. Hilfe gewährt wird	0
Stuhlkontrolle	Ständig kontinent	10
	Gelegentlich inkontinent, maximal einmal/Woche	5
	Häufiger/ständig inkontinent	0
Urinkontrolle	Ständig kontinent, ggf. unabhängig bei Versorgung eines DK/Cystofix	10
	Gelegentlich inkontinent, max. einmal/Tag, Hilfe bei ext. Harnableitung	5
	Häufiger/ ständig inkontinent	0

Gesamtsumme (Punkte)

1. IADL

Telefon	Benutzt Telefon aus eigener Initiative 1
	Wählt einige bekannte Nummern 1
	Nimmt ab, wählt nicht selbständig..................... 1
	Benutzt das Telefon überhaupt nicht 0
Einkaufen	Kauft selbständig die meisten benötigten Sachen ein 1
	Tätigt wenige Einkäufe 0
	Benötigt bei jedem Einkauf Begleitung 0
	Unfähig zum Einkaufen 0
Wäsche	Wäscht sämtliche eigene Wäsche 1
	Wäscht kleine Sachen 1
	Gesamte Wäsche Muss auswärts versorgt werden 0

Datum: Patientencode:

Kochen	Plant und kocht erforderliche Mahlzeiten selbständig 1
	Kocht erforderliche Mahlzeiten nur nach Vorbereitung durch Drittpersonen 0
	Kocht selbständig, hält aber benötigte Diät nicht ein 0
	Benötigt vorbereitete und servierte Mahlzeiten.. 0
Haushalt	Hält Haushalt instand oder benötigt zweitweise Hilfe bei schweren Arbeiten 1
	Führt selbständig kleine Hausarbeiten aus 1
	Führt selbständig kleine Hausarbeiten aus, kann aber die Wohnung nicht rein halten 1
	Benötigt Hilfe in allen Haushaltsverrichtungen....... 1
	Nimmt überhaupt nicht teil an tgl. Verrichtungen im Haushalt 0
Geldhaushalt	Regelt finanzielle Geschäfte selbständig (Budget, Schecks, Einzahlungen, Gang zur Bank) 1
	Erledigt täglich kleine Ausgaben. Benötigt Hilfe bei Einzahlungen, Bankgeschäften 1
	Ist nicht mehr fähig mit Geld umzugehen 0
Medikamente	Nimmt Medikamente in genauer Dosierung und zum korrekten Zeitpunkt eigenverantwortlich 1
	Nimmt vorbereitete Medikamente korrekt 0
	Kann korrekte Einnahme von Medikamenten nicht handhaben 0
Transportmittel	Benutzt unabhängig öffentliche Verkehrsmittel, eigenes Auto 1
	Bestellt und benutzt selbständig Taxi, benutzt aber keine öffentlichen Verkehrsmittel 1
	Benutzt öffentliche Verkehrsmittel in Begleitung 1
	Beschränkte Fahrten in Taxi oder Auto in Begleitung 0
	Reist überhaupt nicht 0
Gesamtsumme (maximal 8 Punkte)	

Datum: Patientencode:

2. MMSE

(0 / 1) 1. Was für ein Datum ist heute?
(0 / 1) 2. Welche Jahreszeit?
(0 / 1) 3. Welches Jahr haben wir?
(0 / 1) 4. Welcher Wochentag ist heute?
(0 / 1) 5. Welcher Monat?

(0 / 1) 6. Wo sind wir jetzt ? welches Bundesland?
(0 / 1) 7. welcher Landkreis/welche Stadt?
(0 / 1) 8. welche Stadt/welcher Stadtteil?
(0 / 1) 9. welches Krankenhaus?
(0 / 1) 10. welche Station/welches Stockwerk?

(0 / 1) 11. Bitte merken Sie sich: Apfel
(0 / 1) 12. Pfennig
(0 / 1) 13. Tisch
Anzahl der Versuche:

Ziehen Sie von 100 jeweils 7 ab oder buchstabieren Sie Stuhl rückwärts:
(0 / 1) 14. 93 L
(0 / 1) 15. 86 H
(0 / 1) 16. 79 U
(0 / 1) 17. 72 T
(0 / 1) 18. 65 S

Was waren die Dinge, die Sie sich vorher gemerkt haben?

(0 / 1) 19. Apfel
(0 / 1) 20. Pfennig
(0 / 1) 21. Tisch

(0 / 1) 22. Was ist das? Uhr
(0 / 1) 23. Bleistift/Kugelschreiber
(0 / 1) 24. Sprechen Sie nach: "Kein wenn und oder aber."

Machen Sie bitte folgendes:
(0 / 1) 25. Nehmen Sie bitte das Blatt in die Hand,
(0 / 1) 26. Falten Sie es in der Mitte und
(0 / 1) 27. Lassen Sie es auf den Boden fallen

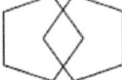

(0 / 1) 28. Lesen Sie und machen Sie es bitte ("**Augen zu!**")
(0 / 1) 29. Schreiben Sie bitte einen Satz (mind. Subjekt und Prädikat)
(0 / 1) 30. Kopieren Sie bitte die Zeichnung (zwei Fünfecke)

Gesamtpunktzahl (maximal 30) : _____

Datum: Patientencode:

3. Timed up and go

Handlungsanleitung
Der Proband sitzt auf einem Stuhl mit Armlehne (Sitzhöhe ca. 46 cm). Er darf gegebenenfalls ein Hilfsmittel (z.B. Stock) benutzen. Die Arme liegen locker auf den Armstützen und der Rücken liegt der Rücklehne des Stuhles an. Beim Erreichen dieser Position hilft der Untersucher nicht mit. Nach Aufforderung soll der Proband mit einem normalen und sicheren Gang bis zu einer Linie laufen, die in drei Metern Entfernung vor dem Stuhl auf dem Boden angezeichnet ist, sich dort umdrehen, wieder zurück zum Stuhl gehen und sich in die Ausgangsposition begeben. Die dafür benötigte Zeit wird in Sekunden notiert; es ist keine Stoppuhr vorgeschrieben. Vor der eigentlichen Zeitmessung kann der Proband den Bewegungsablauf üben. Der Untersucher kann den Bewegungsablauf einmal demonstrieren.

Patient hat _____ Sekunden gebraucht

Datum: Patientencode:

4. MNA

		Einteilung	Punkte
A	Hat der Patient während der letzten 3 Monate wegen Appetitverlust, Verdauungsproblemen, Schwierigkeiten beim Kauen oder Schlucken weniger gegessen?	0 = schwerer Appetitverlust 1 = leichter Appetitverlust 2 = kein Appetitverlust	
B	Gewichtsverlust in den letzten 3 Monaten	0 = Gewichtsverlust > 3 kg 1 = weiß es nicht 2 = Gewichtsverlust zwischen 1 und 3 kg 3 = kein Gewichtsverlust	
C	Mobilität / Beweglichkeit	0 = vom Bett zum Stuhl 1 = in der Wohnung mobil 2 = verlässt die Wohnung	
D	Akute Krankheit oder psychischer Stress während oder letzten 3 Monate?	0 = ja 2 = nein	
E	Psychische Situation	0 = schwere Demenz oder Depression 1 = leichte Demenz oder Depression 2 = keine Probleme	
F	Körpermassenindex (Body Mass Index, BMI) (Körpergewicht / (Körpergröße)^2, in kg/m^2)	0 = BMI <19 1 = 19 ≤ BMI < 21 2 = 21 ≤ BMI < 23 3 = BMI ≥ 23	
Summe (max. 14 Punkte)			

12 oder mehr Punkte: Normal — kein Risiko
11 oder weniger Punkte: mögliche Malnutrition

Gesamtergebnis

Anlage F EORTC QLQ-C30

erhältich über http://groups.eortc.be/qol/questionnaires_qlqc30.htm

Anlage G Verlauf der Nebenwirkungen der Langzeit-Irinotecan-Patienten

Therapie	Hb		Leu		Thro		AST		ALT		AP		Bili		Nausea		Erbrechen		Diarrhoe		Mukositis		Haarausfall		Fieber	
	2	5	2	5	2	5	2	5	2	5	2	5	2	5	2	5	2	5	2	5	2	5	2	5	2	5
1	1	0	0	0	1	0	k.A.	1	k.A.	1	k.A.	0	k.A.	0	0	1	0	0	1	0	1	1	0	0	0	0
2	k.A.	0	k.A.	0	k.A.	0	k.A.	1	k.A.	1	k.A.	0	k.A.	0	0	1	0	0	1	0	1	0	1	1	0	0
3	1	0	1	0	1	0	1	1	0	1	0	0	0	0	0	0	k.A.	0	k.A.	0	1	1	0	0	0	0
4	1	0	1	0	1	0	1	1	0	0	0	0	0	0	0	1	0	0	1	0	1	1	0	0	0	0
5	1	0	1	0	1	0	1	1	0	0	0	0	0	0	0	1	0	0	1	0	1	1	0	0	0	0
6	1	0	1	0	1	0	1	1	0	0	0	0	0	0	0	2	0	0	1	0	0	0	1	1	1	0
7	1	0	0	0	0	0	1	1	1	0	0	0	0	0	0	1	0	0	1	0	1	0	1	1	0	0
8	1	0	0	0	0	0	1	1	1	1	0	0	0	0	0	1	0	0	1	0	1	0	0	1	0	0
9	1	0	0	0	1	0	1	1	0	1	0	0	0	0	0	1	0	0	1	1	1	0	0	1	0	0
10	1	1	0	1	0	1	1	1	1	0	1	0	0	0	0	1	0	0	1	0	1	0	1	1	0	0
11	1	1	1	0	1	0	1	1	0	0	0	0	0	0	0	1	0	0	0	0	0	0	0	1	0	0
12	1	0	0	0	0	0	0	0	0	0	0	0	0	0	0	1	0	0	1	1	0	1	1	0	0	0
13	1	0	0	0	1	0	1	1	0	1	0	0	0	0	0	1	0	0	1	0	1	0	0	2	0	0
14	0	0	1	0	1	0	1	1	0	1	0	0	0	0	0	1	0	0	2	0	1	0	1	2	0	0
15	1	1	1	0	1	0	1	1	0	1	0	0	0	0	0	1	0	0	1	0	1	0	1	2	0	0
16	1	1	1	0	1	0	1	1	0	0	0	0	0	0	k.A.	0	k.A.	1	k.A.	1	k.A.	1	k.A	0	k.A.	
17	1	1	1	0	1	0	1	1	0	0	0	0	0	0	0	1	0	0	1	0	1	0	1	2	0	0
18	1	1	0	0	1	0	1	1	0	0	0	0	0	0	0	1	0	0	1	0	0	1	1	2	0	0
19	1	1	1	0	1	0	1	1	0	1	0	0	0	0	0	1	0	0	0	0	1	0	1	2	0	0
20	1	1	0	0	1	0	1	1	0	1	0	0	0	0	0	1	0	0	0	0	0	0	1	2	0	0
21	1	1	1	0	1	0	1	1	0	1	0	0	0	0	0	1	0	0	1	0	1	0	1	2	0	0
22	1	1	1	0	1	0	1	1	0	0	0	0	0	0	0	1	0	0	1	0	0	0	1	2	0	0
23	1	0	1	0	1	0	1	1	0	0	0	0	0	0	2	0	0	1	0	0	0	1	1	0	1	
24	1	0	1	0	1	0	1	1	0	1	0	0	0	0	0	0	0	0	1	0	1	2	0	0		
25	1	0	1	0	1	0	1	1	1	1	0	0	0	0	1	0	0	1	0	1	0	1	2	0	1	
26	1	0	0	0	2	0	1	1	0	1	0	0	0	0	0	1	1	0	1	0	1	2	0	0		
27	1	1	1	0	1	0	1	1	0	0	0	0	0	0	0	0	0	1	1	0	1	2	0	0		
28	1	0	1	0	1	0	1	1	k.A.	0	0	0	0	0	1	0	0	1	1	0	0	2	0	0		
29	1	0	1	0	1	0	1	1	0	1	0	0	0	0	0	1	0	0	2	1	1	0	0	2	0	0
30	1	0	1	0	1	0	1	1	0	1	0	0	0	0	0	1	0	0	2	0	0	0	1	2	0	0
31	1	0	1	0	0	0	1	1	0	1	0	0	0	0	2	0	0	1	0	1	0	1	2	0	0	
32	1	0	0	0	0	0	1	1	0	1	0	0	0	0	1	0	0	1	2	1	0	1	1	0	0	
33	1	0	1	0	1	0	1	1	0	0	0	0	0	0	2	0	0	1	2	0	0	1	2	0	1	
34	1	0	1	0	0	0	0	1	0	0	0	0	0	0	0	1	0	0	1	0	0	0	1	2	0	0
35	1	0	1	0	0	0	1	1	0	0	0	0	k.A.	0	0	1	0	0	2	0	0	0	1	2	0	0
36	1	0	1	0	1	0	1	1	0	1	0	0	0	0	0	0	0	0	1	0	0	0	0	2	0	0
37	1	0	0	0	1	0	1	1	0	1	0	0	0	0	2	0	0	0	0	0	0	1	2	1	0	
38	1	0	0	0	1	0	1	1	0	1	0	0	0	0	2	0	1	0	2	1	1	1	2	0	0	

Anhang

	Hb		Leu		Thro		AST		ALT		AP		Bili		Nausea		Erbrechen		Diarrhoe		Mukositis		Haarausfall		Fieber	
	2	5	2	5	2	5	2	5	2	5	2	5	2	5	2	5	2	5	2	5	2	5	2	5	2	5
39	1	0	1	0	0	0	0	1	0	1	0	0	0	0	0	2	0	0	0	0	0	0	1	2	0	0
40	1	0	1	0	0	0	1	1	0	1	0	0	0	0	0	1	0	0	1	0	0	0	1	1	0	0
41	1	0	1	0	1	0	1	1	0	1	0	0	0	0	0	1	0	0	1	1	0	1	1	0	0	0
42	1	0	0	0	0	0	1	1	0	1	0	0	0	0	0	1	0	0	1	0	0	0	1	0	0	0
43	1	0	0	0	1	0	1	1	0	1	0	0	0	0	0	1	0	0	1	0	0	1	1	0	0	0
44	1	0	1	0	1	0	1	1	1	1	0	0	0	0	0	1	0	0	1	0	0	1	1	0	0	0
45	1	0	1	0	1	0	1	k.A.	0	k.A.	0	k.A.	0	k.A.	0	1	0	0	1	0	0	0	1	0	0	0
46	1	0	1	0	0	0	1	1	0	1	0	0	0	0	0	1	0	0	1	0	1	1	1	0	0	0
47	1	0	1	0	1	0	1	1	0	1	0	0	0	0	0	2	0	0	2	0	1	0	0	0	0	0
48	1	1	1	0	0	0	1	1	0	1	0	0	0	0	0	1	0	0	1	1	0	0	0	0	0	0
49	1	0	1	0	0	0	1	1	0	0	0	0	0	0	0	1	0	0	1	1	0	0	0	0	0	0
50	1	1	0	0	1	0	1	k.A.	0	k.A.	0	k.A.	0	k.A.	0	1	0	0	1	0	0	0	0	0	0	0
51	1	0	1	0	1	0	1	1	0	1	0	0	0	0	0	1	0	0	0	1	0	1	0	0	0	0
52	1	0	1	0	1	0	1	1	0	1	0	0	0	0	0	2	0	0	2	0	0	0	1	0	1	0
53	1	0	1	0	0	0	1	2	0	0	0	0	0	0	0	2	0	0	1	0	0	1	1	0	0	0
54	1	0	0	0	0	0	1	1	0	1	0	0	0	0	0	0	0	0	0	0	0	0	0	0	0	0
55	1	0	1	0	1	0	1	1	0	1	0	0	0	0	0	1	0	0	1	0	1	0	0	0	0	0
56	1	0	3	0	1	0	1	1	0	1	0	0	0	0	0	1	0	0	0	0	1	0	0	0	0	0
57	1	0	1	0	1	0	1	1	0	1	0	0	0	0	1	1	0	0	1	0	1	0	0	0	0	0
58	1	0	1	0	0	0	1	1	1	1	0	0	0	0	0	2	0	0	1	0	1	0	0	1	0	0
59	1	0	1	0	0	0	1	1	0	1	0	0	0	0	0	1	0	0	2	0	1	0	0	0	0	0
60	1	0	1	0	0	0	1	1	0	1	0	0	0	0	0	k.A.	0	k.A.	1	k.A.	0	k.A.	1	k.A.	0	k.A.
61	1	0	0	0	0	0	1	1	0	1	0	0	0	0	1	1	0	0	2	1	0	1	0	0	0	0
62	1	0	1	0	0	0	1	1	0	1	0	0	0	0	1	k.A.	1	k.A.	1	k.A.	0	k.A.	0	k.A.	0	k.A.
63	1	0	1	0	1	0	1	1	0	1	0	0	0	0	0	0	0	0	1	0	1	0	1	0	0	0
64	1	0	0	0	1	0	1	1	0	1	0	0	0	0	0	2	0	0	1	0	1	0	0	0	0	0
65	1	0	0	0	1	0	1	1	0	0	0	0	0	0	0	2	0	0	1	0	1	0	0	1	0	0
66	1	0	0	0	0	0	1	k.A.	0	k.A.	0	k.A.	0	k.A.	0	1	0	0	1	0	2	0	0	0	0	0
67	1	0	0	0	0	0	1	1	0	1	0	0	0	0	0	2	0	0	0	1	2	0	0	1	0	0
68	1	1	0	0	0	0	1	1	0	1	0	0	0	0	0	1	0	0	2	1	2	1	0	1	0	0
69	1	0	0	0	0	0	0	1	0	1	0	0	0	0	0	1	0	0	1	0	2	0	0	0	0	1
70	1	0	0	0	0	0	1	1	0	1	0	0	0	0	0	1	0	0	0	1	1	0	1	0	0	0
71	1	0	0	0	0	0	0	1	0	1	0	0	0	0	0	1	0	0	0	0	1	0	1	0	0	0
72	1	0	0	0	0	0	1	1	0	1	0	0	0	0	0	1	0	0	1	2	1	0	1	0	0	0
73	1	1	0	0	0	0	1	1	0	1	0	0	0	0	0	1	0	0	1	0	1	0	1	0	0	0
74	1	0	0	0	0	0	1	1	0	1	0	0	0	0	0	0	1	0	0	2	0	0	0	0	0	0
75	1	0	0	0	0	0	0	1	0	1	0	0	0	0	0	k.A.	0	k.A.	1	k.A.	1	k.A.	0	k.A.	0	k.A.
76	1	.	0	.	0	.	1	.	0	.	0	.	0	.	0	.	0	.	0	.	1	.	0	.	0	.
77	1	.	0	.	1	.	1	.	0	.	0	.	1	.	0	.	0	.	1	.	0	.	0	.	0	.
78	1	.	1	.	0	.	1	.	0	.	0	.	0	.	0	.	0	.	1	.	1	.	0	.	0	.

Toxizität [Schweregrad]

Anhang

Anlage H Verläufe der Toxizitäten und der Lebensqualität der Oxaliplatin-Patienten dargestellt mittels linearer Regression

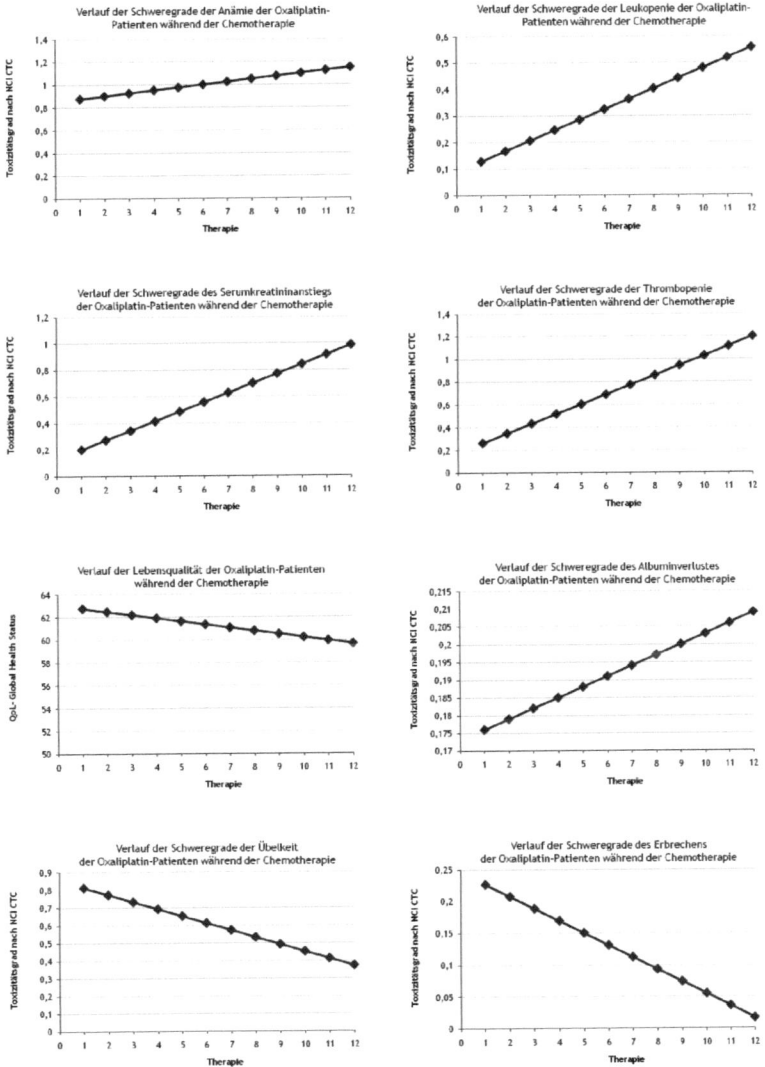

Anhang

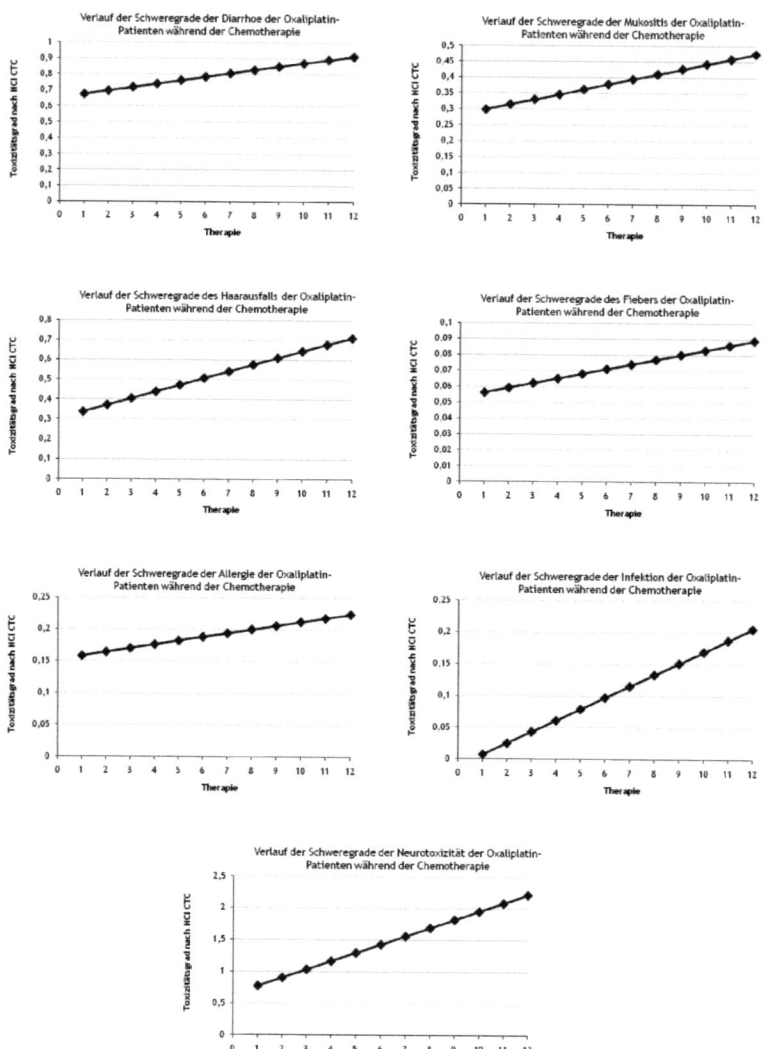

Anlage I: Modellgüte der linearen Regression der Verläufe der Toxizitäten der Oxaliplatin-Patienten

UAW	R	R-Quadrat	korrigiertes R-Quadrat	Standardfehler des Schätzers
Anämie	,174	,030	,025	,383
Leukopenie	,268	,072	,067	,575
Thrombopenie	,373	,139	,135	,641
Serumkreatinin	,076	,006	,001	,451
Serum-Albumin	,003	,000	-,005	,367
Übelkeit	,193	,037	,032	,781
Erbrechen	,082	,007	,002	,508
Diarrhoe	,058	,003	-,002	,867
Mukositis	,033	,001	-,004	,489
Haarausfall	,172	,029	,024	,505
Fieber	,037	,001	-,004	,361
Allergie	,062	,004	-,001	,436
Infekt	,072	,005	,000	,354
Neurotoxizität	0,526	0,277	0,273	0,781
Lebensqualität	,036	,001	-,012	20,52962

Anlage J Korrelationen zwischen dem Patientenalter und den Verlaufsparametern (Intercept, Slope) der Schweregrade der Toxizitäten der Oxaliplatin-Patienten

Korrelationen

		Alter bei Beginn der Chemotherapie
Intercept Hb	Korrelation nach Pearson	-,255
	Signifikanz (2-seitig)	,308
	N	18
Steigung Hb	Korrelation nach Pearson	,076
	Signifikanz (2-seitig)	,765
	N	18
Intercept Leukos	Korrelation nach Pearson	-,127
	Signifikanz (2-seitig)	,615
	N	18
Steigung Leukos	Korrelation nach Pearson	,204
	Signifikanz (2-seitig)	,418
	N	18
Intercept Thrombos	Korrelation nach Pearson	,424
	Signifikanz (2-seitig)	,080
	N	18
Steigung Thrombos	Korrelation nach Pearson	,324
	Signifikanz (2-seitig)	,190
	N	18
Intercept krea	Korrelation nach Pearson	-,297
	Signifikanz (2-seitig)	,231
	N	18
Steigung krea	Korrelation nach Pearson	,307
	Signifikanz (2-seitig)	,215
	N	18
Intercept Albumin	Korrelation nach Pearson	-,071
	Signifikanz (2-seitig)	,779
	N	18
Steigung Albumin	Korrelation nach Pearson	,328
	Signifikanz (2-seitig)	,184
	N	18
Intercept Übelkeit	Korrelation nach Pearson	-,465
	Signifikanz (2-seitig)	,060
	N	17
Steigung Übelkeit	Korrelation nach Pearson	,203
	Signifikanz (2-seitig)	,435
	N	17
Intercept Erbrechen	Korrelation nach Pearson	-,091
	Signifikanz (2-seitig)	,729
	N	17
Steigung Erbrechen	Korrelation nach Pearson	-,208
	Signifikanz (2-seitig)	,422
	N	17
Intercept Diarrhoe	Korrelation nach Pearson	-,026
	Signifikanz (2-seitig)	,921
	N	17
Steigung Diarrhoe	Korrelation nach Pearson	,082
	Signifikanz (2-seitig)	,755
	N	17

Intercept Mukositits	Korrelation nach Pearson	-,069
	Signifikanz (2-seitig)	,794
	N	17
Steigung Mukositis	Korrelation nach Pearson	,018
	Signifikanz (2-seitig)	,945
	N	17
Intercept Haarausfall	Korrelation nach Pearson	-,266
	Signifikanz (2-seitig)	,302
	N	17
Steigung Haarausfall	Korrelation nach Pearson	,594
	Signifikanz (2-seitig)	,012
	N	17
Intercept Fieber	Korrelation nach Pearson	-,125
	Signifikanz (2-seitig)	,622
	N	18
Steigung Fieber	Korrelation nach Pearson	,211
	Signifikanz (2-seitig)	,401
	N	18
Intercept Allergie	Korrelation nach Pearson	,118
	Signifikanz (2-seitig)	,652
	N	17
Steigung Allergie	Korrelation nach Pearson	-,155
	Signifikanz (2-seitig)	,552
	N	17
Intercept Infekt	Korrelation nach Pearson	-,647
	Signifikanz (2-seitig)	,005
	N	17
Steigung Infekt	Korrelation nach Pearson	,169
	Signifikanz (2-seitig)	,518
	N	17
Intercept Neurotoxizität	Korrelation nach Pearson	-,311
	Signifikanz (2-seitig)	,224
	N	17
Steigung Neurotoxizität	Korrelation nach Pearson	-,408
	Signifikanz (2-seitig)	,104
	N	17

Anlage K Korrelation zwischen dem Geriatrischen Assess-ment vor Beginn der CTx und den Parametern der Globalen Lebensqualität (LQ) der Oxaliplatin-Patienten

Korrelationen

		QoL vor CTx	QoL vor Zyklus 3	QoL vor Zyklus 6	QoL vor Zyklus 9	QoL vor Zyklus 12	max. Zunahme QoL im Vergleich zum Ausgangswert	max. Abnahme QoL im Vergleich zum Ausgangswert	Minimum QoL	Intercept QoL	Steigung QoL	Maximum QoL
Activities of daily living	Korrelation nach Pearson	,431	-,071	-,076	-,198	-,177	-,261	,333	,128	,152	-,253	,227
	Signifikanz (2-seitig)	,142	,828	,814	,584	,603	,389	,267	,676	,637	,427	,456
	N	13	12	12	10	11	13	13	13	12	12	13
Instrumental activities of daily living	Korrelation nach Pearson	,585	-,126	,000	-,401	-,090	-,374	,453	,173	,183	-,353	,295
	Signifikanz (2-seitig)	,036	,697	1,000	,250	,792	,208	,120	,571	,569	,260	,328
	N	13	12	12	10	11	13	13	13	12	12	13
Mini Mental Status Examination	Korrelation nach Pearson	,487	-,115	-,161	-,501	-,264	-,165	,489	,042	,062	-,431	,345
	Signifikanz (2-seitig)	,091	,722	,617	,141	,432	,590	,090	,891	,848	,162	,248
	N	13	12	12	10	11	13	13	13	12	12	13
Timed up and go Test	Korrelation nach Pearson	-,391	,201	-,265	-,181	-,249	,244	,046	-,434	-,035	-,206	-,202
	Signifikanz (2-seitig)	,186	,531	,406	,616	,460	,422	,881	,139	,915	,521	,509
	N	13	12	12	10	11	13	13	13	12	12	13
Mini nutritional assessment	Korrelation nach Pearson	,607	,131	,269	,131	-,134	-,345	,230	,398	,657	-,356	,335
	Signifikanz (2-seitig)	,028	,686	,397	,717	,696	,248	,449	,178	,020	,256	,263
	N	13	12	12	10	11	13	13	13	12	12	13

Anlage L: Korrelationen zwischen der Globalen Lebensqualität (LQ) der Oxaliplatin-Patienten und den Schweregraden der symptomatischen Toxizitäten im Verlauf der CTx

		Übelkeit nach Zyklus 2	Erbrechen nach Zyklus 2	Diarrhoe nach Zyklus 2	Mukositis nach Zyklus 2	Haarausfall nach Zyklus 2	Fieber nach Zyklus 2	Allergie nach Zyklus 2	Infektion nach Zyklus 2	Neurotoxizität nach Zyklus 2
QoL vor Zyklus 3	Korrelationskoeffizient	-,294	-,479	-,285	-,166	-,251	,088	-,021	-,254	,026
	Sig. (2-seitig)	,270	,060	,285	,540	,348	,747	,939	,342	,925
	N	16	16	16	16	16	16	16	16	16

		Übelkeit nach Zyklus 5	Erbrechen nach Zyklus 5	Diarrhoe nach Zyklus 5	Mukositis nach Zyklus 5	Haarausfall nach Zyklus 5	Fieber nach Zyklus 5	Allergie nach Zyklus 5	Infektion nach Zyklus 5	Neurotoxizität nach Zyklus 5
QoL vor Zyklus 6	Korrelationskoeffizient	-,239	-,374	-,281	-,320	-,101	.	-,434	,000	-,202
	Sig. (2-seitig)	,373	,154	,292	,227	,711	.	,093	1,000	,453
	N	16	16	16	16	16	16	16	16	16

		Übelkeit nach Zyklus 8	Erbrechen nach Zyklus 8	Diarrhoe nach Zyklus 8	Mukositis nach Zyklus 8	Haarausfall nach Zyklus 8	Fieber nach Zyklus 8	Allergie nach Zyklus 8	Infektion nach Zyklus 8	Neurotoxizität nach Zyklus 8
QoL vor Zyklus 9	Korrelationskoeffizient	-,228	,312	-,034	-,167	-,299	-,627	-,173	-,390	-,290
	Sig. (2-seitig)	,453	,299	,913	,586	,321	,022	,572	,188	,337
	N	13	13	13	13	13	13	13	13	13

		Übelkeit nach Zyklus 11	Erbrechen nach Zyklus 11	Diarrhoe nach Zyklus 11	Mukositis nach Zyklus 11	Haarausfall nach Zyklus 11	Fieber nach Zyklus 11	Allergie nach Zyklus 11	Infektion nach Zyklus 11	Neurotoxizität nach Zyklus 11
QoL vor Zyklus 12	Korrelationskoeffizient	-,260	-,207	,231	-,428	,233	.	-,474	,124	-,356
	Sig. (2-seitig)	,350	,460	,408	,111	,402	.	,074	,658	,193
	N	15	15	15	15	15	15	15	15	15

Anlage M Ergebnisse der t-Tests der Vergleiche der Parameter (Intercept, Slope) der linearen Regression des Verlaufes der UAW zwischen leicht gebrechlichen und nicht gebrechlichen Oxaliplatin-Patienten

Gruppenstatistiken

	Gebrechlichkeit	N	Mittelwert	Standardabweichung	Standardfehler des Mittelwertes	Sig. (2-seitig)
Intercept Hb	keine	7	,87912	,257674	,097392	0,966
	gering	11	,87296	,313485	,094519	
Steigung Hb	keine	7	,02198	,032720	,012367	0,891
	gering	11	,02613	,073448	,022145	
Intercept Leukos	keine	7	,28938	,313413	,118459	0,085
	gering	11	,02681	,284861	,085889	
Steigung Leukos	keine	7	,02098	,052097	,019691	0,396
	gering	11	,05022	,077812	,023461	
Intercept Thrombos	keine	7	,24359	,222797	,084209	0,052
	gering	11	,26190	,344513	,103875	
Steigung Thrombos	keine	7	,05744	,066888	,025281	0,238
	gering	11	,10708	,092423	,027867	
Intercept Albumin	keine	7	,18428	,299476	,113191	0,93
	gering	11	,17064	,324245	,097764	
Steigung Albumin	keine	7	-,01547	,030391	,011487	0,101
	gering	11	,01465	,038636	,011649	
Intercept Übelkeit	keine	7	,96439	,785624	,296938	0,456
	gering	10	,70400	,617700	,195334	
Steigung Übelkeit	keine	7	-,05309	,053253	,020128	0,47
	gering	10	-,03022	,068124	,021543	
Intercept Erbrechen	keine	7	,26043	,705584	,266686	0,824
	gering	10	,20183	,356149	,112624	
Steigung Erbrechen	keine	7	-,00385	,050981	,019269	0,385
	gering	10	-,02938	,062097	,019637	
Intercept Diarrhoe	keine	7	,88311	1,028883	,388881	0,397
	gering	10	,52564	,670995	,212187	
Steigung Diarrhoe	keine	7	-,02298	,074704	,028236	0,434
	gering	10	,05323	,240851	,076164	
Intercept Mukositits	keine	7	,33895	,276073	,104346	0,72
	gering	10	,26866	,450545	,142475	
Steigung Mukositis	keine	7	,00177	,017235	,006514	0,451
	gering	10	,02642	,082333	,026036	

	Gebrechlichkeit	N	Mittelwert	Standardabweichung	Standardfehler des Mittelwertes	Sig. (2-seitig)
Intercept Haarausfall	keine	7	,32856	,350711	,132556	0,939
	gering	10	,34320	,403461	,127586	
Steigung Haarausfall	keine	7	,00990	,034213	,012931	0,086
	gering	10	,05161	,052567	,016623	
Intercept Fieber	keine	7	,07326	,110215	,041657	0,548
	gering	11	,03923	,117323	,035374	
Steigung Fieber	keine	7	-,00250	,015468	,005847	0,422
	gering	11	,00585	,023658	,007133	
Intercept Allergie	keine	7	,11051	,358451	,135482	0,689
	gering	10	,19193	,433020	,136933	
Steigung Allergie	keine	7	,00300	,026729	,010103	0,833
	gering	10	,00794	,056114	,017745	
Intercept Infekt	keine	7	,04612	,214382	,081029	0,353
	gering	10	-,01978	,041736	,013198	
Steigung Infekt	keine	7	,01141	,027424	,010365	0,645
	gering	10	,02204	,054698	,017297	

Anlage N Kumulative Oxaliplatin-Dosen (mg/m^2 KOF) während der CTx

Fall nr.	Zyklus												gesamt
	1	2	3	4	5	6	7	8	9	10	11	12	
1	85,0	170,0	255,0	340,0	425,0	488,8	552,5	637,5	701,3	786,3	871,3	871,3	871,3
2	50,0	100,0	150,0	200,0	250,0	300,0	350,0	387,5	437,5	475,0	512,5	550,0	822,5
3	85,0	170,0	255,0	340,0	408,0	480,3	565,3	650,3	735,3	820,3	905,3	905,3	905,3
4	85,0	170,0	238,0	306,0	378,3	446,3	514,3	586,5	586,5	658,8	726,8	794,8	794,8
5	37,5	75,0	Therapieabbruch										75,0
6	85,0	170,0	255,0	340,0	425,0	510,0	595,0	680,0	765,0	850,0	935,0	935,0	935,0
7	85,0	170,0	255,0	340,0	425,0	510,0	595,0	595,0	595,0	595,0	595,0	595,0	595,0
8	85,0	170,0	255,0	340,0	425,0	510,0	595,0	680,0	765,0	850,0	935,0	998,8	998,8
9	37,5	87,5	137,5	187,5	237,5	287,5	337,5	387,5	425,0	462,5	500,0	537,5	740,0
10	85,0	170,0	255,0	340,0	425,0	510,0	578,0	663,0	748,0	833,0	896,8	981,8	981,8
11	85,0	170,0	255,0	340,0	425,0	497,3	582,3	667,3	752,3	752,3	752,3	752,3	752,3
12	85,0	170,0	255,0	318,8	403,8	403,8	488,8	573,8	658,8	743,8	816,0	875,5	875,5
13	85,0	170,0	233,8	318,8	403,8	488,8	573,8	658,8	743,8	828,8	913,8	998,8	998,8
14	85,0	170,0	255,0	340,0	425,0	510,0	595,0	680,0	765,0	850,0	913,8	998,8	998,8
15	85,0	170,0	255,0	340,0	412,3	476,0	Therapieabbruch						476,0
16	85,0	170,0	255,0	340,0	403,8	488,8	552,5	637,5	722,5	807,5	892,5	956,3	956,3
17	85,0	170,0	255,0	340,0	425,0	488,8	552,5	637,5	680,0	680,0	680,0	680,0	680,0
18	63,8	127,5	199,8	263,5	327,3	391,0	454,8	518,5	582,3	646,0	709,8	773,5	773,5

Anlage O Im Beobachtungszeitraum im HKK eingesetzte Fertigarzneimittel

Wirkstoff	verwendete Fertigarzneimittel
Bevacizumab	Avastin®
Oxaliplatin	Eloxatin®, Oxaliplatin Winthrop, Oxaliplatin Ebewe, Medoxa, Croloxat
Irinotecan	Campto®, Irinomedac, Irinotecan Actavis
Calciumfolinat	Calciumfolinat-GRY, Folinsäure-Actavis, Calciumfolinat Hexal
5-FU	5-FU medac, 5-FU hexal

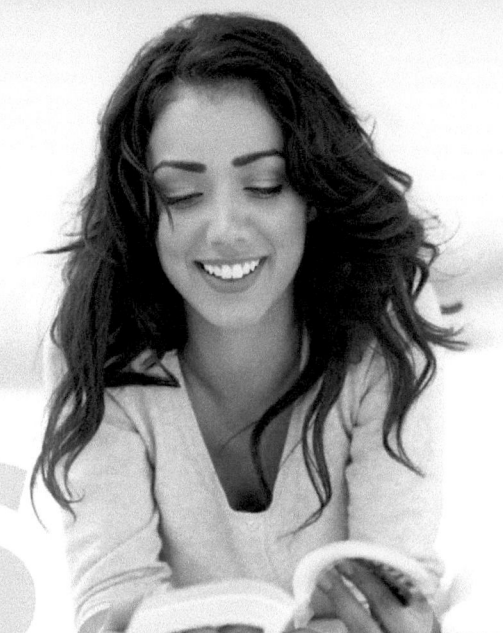

i want morebooks!

Buy your books fast and straightforward online - at one of world's fastest growing online book stores! Environmentally sound due to Print-on-Demand technologies.

Buy your books online at
www.get-morebooks.com

Kaufen Sie Ihre Bücher schnell und unkompliziert online – auf einer der am schnellsten wachsenden Buchhandelsplattformen weltweit! Dank Print-On-Demand umwelt- und ressourcenschonend produziert.

Bücher schneller online kaufen
www.morebooks.de

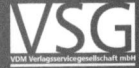 VDM Verlagsservicegesellschaft mbH
Heinrich-Böcking-Str. 6-8　　Telefon: +49 681 3720 174　　info@vdm-vsg.de
D - 66121 Saarbrücken　　　Telefax: +49 681 3720 1749　　www.vdm-vsg.de

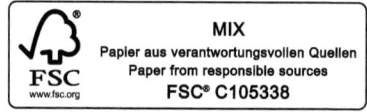

Printed by Books on Demand GmbH, Norderstedt / Germany